第2版
最新版

THE BIPOLAR DISORDER SURVIVAL GUIDE

双相情感障碍

你和你家人需要知道的

[美] 戴维 · J.米克罗维兹 / David J.Miklowitz◎著
陈幼堂◎译

重庆大学出版社

The Bipolar Disorder Survival Guide: What You and Your Family Need to Know

版贸核渝字（2008）第 067 号

图书在版编目(CIP)数据

双相情感障碍:你和你家人需要知道的/(美)米克罗维兹(Miklowitz, D. J.)著;陈幼堂译.—重庆:重庆大学出版社:2013.9(2024.11 重印)
(心理自助系列)
书名原文:The bipolar disorder survival guide
ISBN 978-7-5624-7653-5

Ⅰ.①双… Ⅱ.①米…②陈… Ⅲ.①情感性精神病—研究 Ⅳ.①R749.4

中国版本图书馆 CIP 数据核字(2013)第 206799 号

双相情感障碍
——你和你家人需要知道的
Shuangxiang Qinggan Zhang'ai
［美］戴维 J.米克罗维兹 著
陈幼堂 译
责任编辑:王 斌 敬 京 版式设计:王 斌
责任校对:关德强 责任印制:赵 晟
*
重庆大学出版社出版发行
出版人:陈晓阳
社址:重庆市沙坪坝区大学城西路 21 号
邮编:401331
电话:(023) 88617190 88617185(中小学)
传真:(023) 88617186 88617166
网址:http://www.cqup.com.cn
邮箱:fxk@ cqup.com.cn (营销中心)
全国新华书店经销
重庆市正前方彩色印刷有限公司印刷
*
开本:720mm×1020mm 1/16 印张:19.5 字数:319千
2013 年 9 月第 1 版 2024 年 11 月第 11 次印刷
ISBN 978-7-5624-7653-5 定价:56.00 元

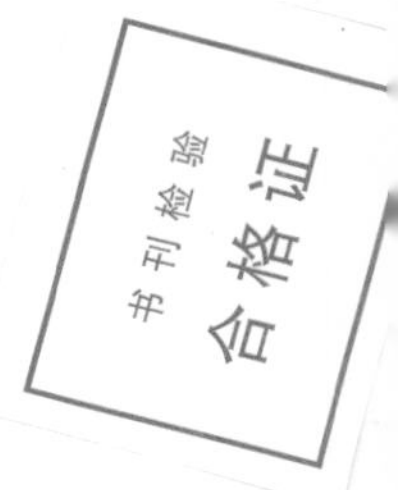

译者序

奉献给读者的这本书，是美国科罗拉多大学的心理学教授戴维 J.米克罗维兹博士继他之后于 1997 年推出《躁郁症：家族聚焦治疗方法》之后，关于双相情感障碍（以下称双相障碍）治疗的又一部力作。我在翻译的过程中，对这本著作有如下体会，现与读者分享。

首先，这本书资料翔实，论证严密，是双相障碍治疗领域中一本权威性著作。米克罗维兹博士在整合自己的临床实践和其他研究者的研究成果的基础上，论述了双相障碍的遗传学、生物学和心理学方面的致病因素，描述了这种疾病的诊断标准和过程，并阐释了药物治疗、心理治疗、社会支持和自我管理工具在使患者康复并重新融入家庭、工作和社会之中时所发挥的作用，使读者对这种疾病有了更全面和更准确的认识。尤其值得一提的是，作者指出，家族聚焦治疗方法对双相障碍的疗效要优于个体治疗方法。就这点而言，它彰显了社会支持尤其是患者亲属的支持对患者康复的重要性。

其次，本书的语言通俗易懂，可读性非常强，令人耳目一新。本书自始至终穿插了大量的案例，用丰富多彩的语言，描绘了双相障碍患者与他们的家人、医生、雇主和同事进行交往的情形。作者往往通过只言片语，就能使案例中人物的某些特征跃然纸上，让读者感受到扑面而来的生活气息，有身临其境之感。另外，本书提供了各种各样的表格，便于读者记录自己每天的心境状态和服药的详细情况，并做某些预防练习，具有非常强的操作性。因此，这本书不愧是一部方便而实用的“指南”，不仅可以供精神科医生和心理治疗师用作治疗参考，而且可以供双相障碍患者及其家人用作自助书籍。

再次，在阅读这本书的过程中，读者不仅会觉得作者是一位具有扎实的理论功底和丰富的临床经验的专家，而且会觉得他宛如一位和蔼可亲的老朋友，坐在沙发上和自己聊家常。在这种坦诚的沟通之中，读者就不知不觉地领悟了双相障碍的起因、治疗及其他相关的应对措施。作者这种平易近人的风格，体现了他在本书中所提到的一种理念——患者与医生之间是平等合作的关系，而不是“依从”与“被依从”的关系。本书的字里行间，处处流露出作者对患者的深切的人文关怀。正如作者在本书中所提倡的那样，我们不仅要治疗双相障碍患者的疾病，而且要适当地对待患者的“人”本身。

最后，正如作者在本书中一再强调的那样，这本书不仅仅是关于双相障碍治疗的书，而且是一本关于对健康的生活充满希望的书。作者用饱蘸乐观主义精神的笔触论述，尽管双相障碍患者目前面临着各种各样的困境，但是，随着诊断愈来愈精确，疗效高而副作用低的新药不断涌现，以及人们对双相障碍这种疾病的认识愈来愈深刻和对这种疾病的患者愈来愈宽容，他们完全有理由期待自己会有更美好的未来。因为作者坚信，只要患者充分了解这种疾病的知识，保持一贯的药物治疗，合理利用心理治疗，依赖良好的社会支持，使用自我管理工具，他们就能成功地应对这种疾病，度过更加完整的人生。

我在翻译本书的过程中，得到了我的导师张掌然教授和钟年教授的热心支持，他们以宽厚仁爱之心，勉励我心无旁骛地翻译完这本书。非常感谢两位师长的厚爱和指点。另外，我的师妹叶颖、云燕和张秀文以及师弟汤平和张沛超为我查阅了大量的相关资料，我在此表示诚挚的谢意。我还要特别感谢重庆大学出版社的编辑王斌先生和陈进先生，他们深厚的学养和高瞻远瞩，使我获益匪浅。没有他们的辛勤劳动，本书的面世是一项不可能的任务。此外，为了便于我在春节期间对译稿杀青，我年届古稀的父母特意从乡下赶来武昌与我团聚，令我深感愧疚和感动。对这种恩情和亲情的感激之情，是任何言语也难以表达的。

译者衷心希望，《双相情感障碍——你和你家人需要知道的》这本书，能为双相障碍患者架设理解的桥梁和编织牢固的支持网络，使他们得以重新扬起生活的风帆。

由于本人才疏学浅，译文定有纰漏之处，敬请读者不吝指正。

陈幼堂记于武昌珞珈山

2013 年 6 月

前 言

我首次对“双相障碍”产生兴趣是在 1982 年。当时我作为心理学专业博士前实习生在加州大学洛杉矶分校医学中心见习。这段经历启迪我选择将这种疾病,特别是最近出院的青春期晚期和成年早期的患者的家庭关系,作为我博士论文的研究对象。自那时起的 15 年当中,我在自己的研究背景和临床实践中,照料了几百位双相障碍患者及其家人,或督导了此类照料工作。来我办公室就诊的人具有各种各样的临床症状,每个人关于这种疾病的表现都很独特,并且对这种疾病的治疗方法、它的遗传学、生物学或家庭背景因素以及它对他们的未来意味着什么,每个人都抱有独特的信念。很多患者对这种疾病又爱又恨:他们对躁狂给其带来的那种强烈的情感体验念念不忘,但对情绪的低落时期、疾病的无法预料的变化以及它对他们的生活所造成的情感伤害、实际损害和财产损失则恨得咬牙切齿。

我曾与加州大学洛杉矶分校已故的迈克尔 · 戈尔茨坦博士进行过长期(1979—1997 年)的合作,研制出了一种以家庭为中心的治疗方法。这是一种教育性干预的方法,它有助于这种疾病的患者及其家人在疾病出现后进行应对。我在科罗拉多大学进行的实验性研究以及我在加州大学洛杉矶分校的同事们所进行的实验性研究都表明,与接受个体支持性照料和药物治疗的患者相比,那些接受以家庭为中心的治疗和药物治疗的患者复发的比率更小,并且其症状也不如前者那么严重。在接受家庭治疗后长达两年的时间内,可以观察到他们的状态得到改善。此类研究由美国国立精神卫生研究所和美国国立精神分裂症与抑郁症研究联盟资助,而研究对象超过 150 人。被试对象年龄大小不一,既有青少年,也有退休人员;发病经历也各不同,既有初次发作躁狂或抑郁症状的人,也有大半生都遭受这种疾病折磨的人;被试受这种疾病影响的程度也轻重不一,轻者只是偶尔出现生活上的困境,而重者则需要长期地进行反反复复的住院治疗;被试的生活境况和家庭背景也各式各样。

我著述这本书,是为了响应几乎所有我所诊治的患者及其家人的呼吁。

罹患这种疾病的人希望得到亲属、朋友和同事的更多理解。而反过来，他们的家人也需要知晓如何在不变得愤怒、控制和过度保护的情况下，最好地帮助自己的罹患双相障碍的亲属。双方都提出了本书努力去回答的一个核心问题：双相障碍患者在服药和应对这种疾病所导致的严峻现实的同时，如何获得更稳定的心境并度过更完整的人生？

我坚信，凡是能很好地应对这种疾病的患者，都是那些学会了识别他们心境循环的触发因素并尽可能地降低此类触发因素的影响的人。他们恪守医生所推荐的药物治疗方案，并与他们的内科医师保持融洽的关系。他们会向固定的心理治疗师或支持团体寻求帮助。他们尽可能多地学习有关这种疾病的知识，参加那些报告此类疾病的最新调查结果的会议，与罹患此疾病的其他病友相互交流，并阅读有关最新治疗的书籍和文章。他们学会接受这种疾病，但并不会无谓地因这种疾病而限制自己的人生目标。

我数年前在双相障碍患者的支持团体中工作时，该团体成员相互照料以及自我照料的能力和自发精神给我留下了深刻印象。一个团体成员定期地造访当地的住院部，并告诉患者从加州大学洛杉矶分校情感障碍诊所获得药物治疗和社会心理治疗的好处。当该团体的某个成员的双相障碍开始循环发作，其他成员能很快识别预警征兆并提供帮助。虽然团体成员有时对彼此反应迟钝，但仍会相互告诉那些需要明说的事情。

我想这本书也应该发挥那个支持团体那样的作用。我衷心地希望，你在阅读本书后，会减少自己在与病魔作斗争时那种孤立无援的感觉，而意识到自己可以获得诸多有效的治疗，并且会娴熟运用那些预防跌宕起伏的心境去掌控你的生活的策略。我希望本书会告诉你需要说明的东西，并让你好好利用它们，即使你并非总是愿意听到它们。尤其是，我希望你和你的家人坚信，尽管你罹患这种疾病，但你还是能度过一个完整的人生并实现许多人生的目标。

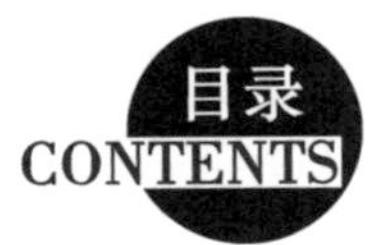
目录
CONTENTS

第 1 部分

双相障碍的诊断和过程

- 1.我为什么需要这本书
- 2.什么是双相障碍
- 3.可以从诊断中得到什么
- 4.如何对待双相障碍的诊断

1.我为什么需要这本书

- 为了理解你的双相障碍的症状、诊断和病因；
- 为了学习有效的药物治疗和心理治疗的知识；
- 为了学习自我管理的技巧，以帮助你应对心境循环；
- 为了改善你在家庭和工作环境中的机能。

玛莎，现年34岁，与丈夫和两个学龄孩子在一起生活。某一天她气冲冲地离家出走，并在离家有两小时车程的小镇上度过了悲惨的一晚，最后入院接受治疗。不过，她的问题在两周前就已经开始出现，当时她异常容易对丈夫埃里克发脾气。如他所形容的那样，"她在屋子里把门摔得震天响"，并越来越容易被孩子们鸡毛蒜皮的调皮惹得心烦意乱。接着，她开始睡得越来越少，并日益沉醉于她打算开展的一项新的"网络"业务的许多想法。尽管玛莎这样努力地聚精会神，但她的注意力似乎非常容易分散。另外，她说话时开始变得像机关枪似的急促。

某天晚上，她的问题到了无以复加的地步。在刚吃过晚饭后，她怒气冲天地离开家门，并冲动地乘上一辆公共汽车到离家100英里左右的一家赌场。据她的诉说，她当晚在吧台与一位男士邂逅，并同他上床睡觉。第二天早晨，她打电话给丈夫，哭着向他解释所发生的一切。不用说，埃里克相当恼怒，驾车到赌场去接她。当他在约好的时间抵达约定的地点时，却发现玛莎并不在那儿，只好只身返回——到家时却发现妻子蓬头垢面、缺乏睡眠、怒气冲天。她在抽泣了好几个小时后，终于同意跟他一起到当地一家医院接受检查。她被收治在住院部，并被诊断为患有双相人格障碍，而病情处于躁狂期。

双相障碍是一种心境障碍。在每70个人当中，至少有一个人受到这种疾病的影响。患者在家庭、社交和工作场所中都极可能出现像玛莎所遇到的那类问题。双相障碍患者也是身体疾病、酒精和物质使用障碍乃至自杀的高危群体。幸运的是，仍然存在很多希望。借助药物治疗、心理治疗和自我管理的技术，你是可以做到如下几点的：控制自己的心境从躁狂的高峰急剧地跌向重度抑郁的低谷（称为"心境障碍发作"）；预防心境障碍的进一步发作；降低"环境触发因素"的影响；有效地应对双相障碍以便你能享受一个完整的人生。

无论你是被诊断为患有双相障碍，还是你以为自己可能患了这种疾病，或是牵挂某个患有这种疾病的人，这本书将有助于你理解这种疾病并帮助你有效地对它进行管理。在下面的章节中，你将发现如下方面的最新信息：这种疾病的性质、它的起因、药物治疗和心理治疗以及你可以做出的有助于管理这种疾病的生活方式的改变。无论你是像玛莎那样住院治疗，还是接受那种变得越来越普遍的门诊治疗，这种信息都应该与你相关。

了解双相障碍的事实：它的症状、病因、治疗和自我管理

那位应诊玛莎的住院内科医师很快将她诊断为患有双相障碍，并向她推荐一种采用心境稳定药物（锂盐）和安定药（氟哌啶醇）的治疗方案。仅仅过了几天，她的病情就明显有了起色。然而，当医生拟订让她出院的计划时，玛莎就自己身上所发生的一切向他提出一连串问题和顾虑。她为什么被"判这种死刑"（对她的诊断）？为什么"如此匆匆地服药和出院"？当她觉得自己的大多数行为都可以被归因于她的人格或人际交往风格时，为什么她被标识为躁狂？她向她的医生、丈夫和几乎所有遇到的人抱怨："我向来过分自信，从什么时候起我所做的每一件事情都被认为是心理疾病的表现呢？虽然医生对玛莎表示同情，但并未向她提供足以让她满意的信息。由于面临让患者尽快入院和出院的压力，尽管他向她提供了药物治疗方案，但几乎并未使她明白她身上所发生的一切到底是怎么回事，以及她一旦回家后会预期发生什么情况。

如果你处于玛莎的境地，那么你多半会像她那样，发现医院的经历令人困惑而沮丧。根据我的经验，双相障碍患者及其家人通常都渴望了解这种疾病的信息，特别是当患者处于躁狂或抑郁发作之中或此后的阶段时。当然，这种

疾病的患者一旦度过了病情最糟糕的阶段，便有更充裕的时间来吸收这种疾病的有关信息。但是，即使在玛莎的住院期间，她和她丈夫也会通过了解如下某些基本事实而获益匪浅：她的医生如何知道她患有此病？这种疾病的患者对症状的体验与其他人有何不同？这种疾病的发展过程是什么？他们也可以通过了解她出院后会出现什么情况而受益，这包括她循环进入新的双相障碍发作的风险。假如没有这种信息的话，玛莎是难以理解她对这种疾病的体验的来龙去脉的。因此，她开始怀疑诊断的准确性，乃至进一步怀疑遵从医生推荐的治疗方式是否是明智的。

本书的一个主要假设就是：了解你的疾病的有关事实将有助于你接受它和顺应它。由于提供心理健康服务的业界没有时间，所以如下的重要问题往往未能得到解答：

- 双相障碍的症状是什么？
- 除了我的疾病外，我是一个什么样的人？
- 这种疾病的起因是什么？
- 我如何知晓自己生病了？
- 是什么因素触发了我的心境循环？
- 我能采取什么措施来尽量减少我的病情复发的几率？
- 我如何向其他人解释我的病情？
- 我能预期自己会有什么样的未来？

能够从知识性背景中理解你的疾病，将有助于你预防今后复发，或至少能尽量降低今后复发这种疾病的相关损害，并为你未来生活设定合适的近期和长期的目标。

适应心境障碍发作的后果

玛莎出院时，医生给她开了锂盐和氟哌啶醇的处方，并让她两周后找另外一位医生看病。尽管她在出院时同意遵从住院部工作人员的叮嘱继续服药，但她对药物的功效或服用的药物到底是什么都几乎一无所知。她感到震颤、焦急不安和急躁，并且觉得头脑混乱。虽然此类不舒适的感觉基本上是她的疾病的持续症状所导致的，但是由于缺乏任何与她的想法相反的信息，玛莎还以为她的混乱完全是由于服用锂盐所造成的。

她接着注意到自己的心境开始变得低落，最初是慢慢的。她感到麻木、对事物失去兴趣、疲劳,并且尽管她瞌睡得要命,但是怎么也睡不着。她开始在白天花更多的时间"贪睡",以试图弥补前一天晚上失去的睡眠。她在下午醒来,感到更加难受,并难以担负起平时的职责,譬如做晚饭或辅导孩子做家庭作业。她的脑海中首次闪过自杀的念头。她为自己的疾病对孩子的影响感到愧疚,并想知道如果没有她的话,他们是否会过得更好。

玛莎得了上呼吸道感染,这害得她在夜深人静的时候还在不断地咳嗽。使这种紧张的局面雪上加霜的是,邻居的房子在施工,清晨噪声就把她从断断续续的睡眠中吵醒。她的睡眠变得越来越没有规律,而她的白天和晚间的例程——什么时候上床睡觉和什么时候醒来——开始一天一天地改变。

在出院后一周左右,玛莎的心境再次攀升。她的思绪开始奔逸,她又开始思考网络业务的事情。接着,如她后来所描绘的那样,她突然"灵光一现",觉得她所有的问题——不仅包括头脑混乱,而且包括她的循环的心境、睡眠障碍和没精打采的状态——都是由锂盐导致的。在没有与内科医生协商或告知任何人的情况下,她减少了自己所服锂盐的剂量。而当她看到没有明显的负面后果时,就完全停止了服用这种药物。玛莎再次变得非常急躁,并开始睡得越来越少,而最终在出院仅仅三周后就再次入院接受治疗。

玛莎的故事再平常不过了。因为并没有人向她充分说明这种疾病的性质,所以她以为这种发作只是一种"神经衰弱"的表现,只需暂时的服药治疗就行了。她并不了解这种疾病是可以复发的。在第 2 章、第 3 章和第 4 章,你将逐渐熟悉双相障碍的预期进程及心境复发的各种形式。这种知识将帮助你坚持那些或许有助于拖延病情复发的治疗和自我管理计划。

如我将在第 5 章中论述的那样,我们认为,遗传背景、个体的生物化学机能和生活压力等因素之间错综复杂的相互作用导致了双相障碍的循环。了解有关此类因素的知识,会对玛莎有好处。很多双相障碍患者陷于愧疚和自责的泥沼,因为他们认为自己的心境障碍完全是由心理因素甚至完全是由性格的缺陷所导致的。假如玛莎知道双相障碍与大脑中神经递质的失调有关,而这种失调会加剧心境出现跌宕起伏的波动,她就会避免此类自责。假如她考虑到如下的家谱背景,她就能更好地理解自己的体验:她的母亲得过抑郁症,而她的祖父曾因“精神苦恼”和“精神衰竭”而住院治疗。

了解疾病的生物学起因也会使你明白，为什么进行一致的药物治疗对保持良好的心境稳定性至关重要。虽然玛莎知道自己需要服药，但不知道为什么要这样做。我将在第6章和第7章中阐述双相障碍的药物治疗。现在有很多药物可供利用，其组合方式和剂量大小也各式各样。由于公认的关于这种疾病的治疗方针变化太快，所以医生必须不断更新关于哪些治疗适用于哪些病人的知识。如果你能够就哪些药物对你最为有效、它们的副作用以及你服药后可能会出现的各式各样的情绪，坦诚地与你的内科医生进行沟通，那么你将会更为有效地管理自己的疾病。

自我管理策略

除了服药和与精神病医生会晤外，尚有良好的和不利的管理疾病的其他方式。自我管理涉及识别你自己独特的触发障碍发作的因素和相应调整你的生活。本书将教给你许多自我管理的工具，它们或许会增加你将心境保持在稳定状态的时间。例如，玛莎将会从监控醒睡周期或遵照惯常的白天和晚间的例程而获益，这包括每天在同一时刻上床睡觉和醒来——第8章所描述的策略(Frank et al., 1994)。同样，填写心境表格(在第8章中予以讨论)会提供一种架构，以记载她每日情绪的变化，以及此类变化如何随着睡眠的波动、药物治疗方案的一致性和紧张事件而改变(Leverich & Post, 1998; Sachs, 1993, 1996)。我们回顾一下，玛莎不断恶化的心境是由呼吸道感染和邻居家传来的噪声促成的。此类因素是令人紧张的，并干扰了她的醒睡周期模式。除了识别此类作为触发因素的事件外，玛莎和丈夫会制定一份预警征兆清单，使他们提防可能重新出现的躁狂发作。在玛莎的案例中，此类征兆包括急躁和突然出现对开展一项业务的兴趣。我将在第9章中全面地综述躁狂症可能的预警征兆。

当玛莎刚开始变得抑郁时，某些行为策略可能使她避免陷入更严重的抑郁，这包括在第10章中介绍的行为激活练习和认知重构技术。如第11章所描述的那样，自杀的想法和感觉——双相障碍综合征的一个常见成分——可以通过那些涉及密友和亲属的支持、心理咨询和药物治疗等预防策略来预防。了解这方面的知识会对她有所帮助。

在家庭和工作环境中有效地应对

玛莎在医院里再待了5天，但这次出院时拥有了一项更为清晰的跟进计划。她以门诊病人的身份与一位内科医生会面，并让后者监测她的药物治疗情况和血清水平。住院部的社会工作小组帮助她预约了一位专治心境障碍的心理学家给她进行门诊。虽然她对这次住院的经历感觉好些，但是对她回家后会出现什么情况颇为谨慎。

玛莎在出院后与密友谈论所发生的一切。虽然她们对她表示了同情，但说了诸如以下的话“我估计每个人都有一点躁狂和抑郁”和“兴许你只是工作太卖命了”。当她向一个朋友透露她在服用锂盐，这个朋友对她说，“不要上瘾了”。尽管她知道她的朋友们试图给她提供支持，但是此类信息让她感到困惑。她是真的生病了还是只不过要度过一段艰难的时期？她的问题真是一种疾病还是只是她的人格的一种极端情况？内科医生不是告诉她必须长期服药吗？

玛莎的丈夫埃里克似乎对如何与她相处缺乏信心。虽然他真心实意地关心她并想帮助她，但是经常在诸如她是否已经服药之类的问题上表现出冒昧的行动。他指出她对事物的情绪反应中的细微变化。要是在以前，他不会留意到此类变化，但现在他将其重新贴上“你的快速循环”之类的标签。反过来，玛莎觉得自己被告知“不再允许有正常的情绪反应”。她对他说：“你总不能每次在我看电影放声大笑或哭泣时就给我递来一碟锂盐让我吃吧。”

在其他时候，埃里克变得愤怒并责备玛莎越来越不会照料小孩。的确，她没有足够的精力带他们参加各种活动或按时送他们上学。她感到自己达不到为人父母的社会标准。埃里克说：“你不够努力，你必须振作起来，战胜这种疾病。”而在其他时候，他会告诉她不要承担太多的责任，因为她现在生病了。玛莎对丈夫对她所抱的期望毫无头绪。他们也不了解，大多患者在住院后需要一段有节制的和低要求的康复期，以便他们能从双相障碍的发作中完全康复过来。

她的孩子们用多疑的眼光看着玛莎，预期她会爆发一阵恼怒的激烈言论，如她在住院前所做的那样。她开始感到家人正串通一气地对付她。在她出现症状后，家中出现的紧张气氛使她变得抑郁并导致她想离群索居。

虽然玛莎试图重返那份兼职的电脑编程的工作岗位,但却感到无力应付长距离的交通。当她到达工作场所时,常对着电脑屏幕发呆。她抱怨说:"我之前轻车熟路的程序现在看起来像费解啰唆的语言。"她最终将自己入院进行精神治疗的事情告知了老板。虽然他刚开始似乎对她表示同情,但不久即催促她恢复到之前的工作水平。她对身边的同事感到不自在,如她所说那样,他们在"小心翼翼地应付她"时显得急躁不安和唯恐避之而不及。工作时间表的变更,对她之前的工作来说是家常便饭,而现在似乎开始导致她的心境出现波动。

玛莎在住院治疗后,面临着在家庭、工作和社区中重建关系的重大问题。糖尿病、心脏疾病、多样性硬化或高血压等其他慢性内科疾病的患者,也面临如何与他们的伴侣、孩子、其他家人、朋友和同事相处的难题。当你在发生双相障碍发作之后重返日常生活世界时,即使是最善意的家人也不知道如何理解你行为上的变化(例如,你变得急躁或缺乏动机)。他们往往错误地认为,你是故意这么做的,而假如你更努力一些的话,你是可以控制此类行为的。因此,他们对你变得吹毛求疵和品头论足。他们或许也会错误地认为,你不能照顾好自己,从而试图为你做那些你自己不费吹灰之力就能完成的事情。譬如说,他们或许会试图踊跃地管理你的时间,指导你的职业发展,打电话给你的医生汇报你的有关情况,或者对即使是你情绪状态最细微的变化也会草木皆兵。

在工作场所,你或许会发现,虽然你的雇主起初会对你表示同情,但是随后会变得不耐烦。你的同事或许会对你保持戒备、表示怀疑甚至感到害怕。此外,你或许会感到自己不能像生病之前那样专心地工作。在你双相障碍发作后进行康复的阶段,你都会遇到此类困境。十有八九,一旦你的心境变得稳定,你在专心方面的问题将会逐渐减少。但是,当你觉得自己并没有发挥你所知道的胜任的水平时,这种感觉是令人颇为苦恼的。

正如你也许知道的那样,双相障碍带有一种与内科疾病无涉的社会耻辱。尽管双相障碍明显是一种大脑疾病,而且其遗传学和生物学的基础得到了良好证明,但是它仍然被当作"精神疾病"来对待。很多人仍然错误地认为,这种疾病与你的个人选择或道德有关。因此,当其他人发现你患有双相障碍时,你或许会感到他们对你敬而远之。

从乐观的一面看，你能采取很多措施来向你的家人、同事和朋友传授有关你的疾病的知识。当然，虽然人们会用那些让你不舒服的方式对你的疾病做出反应，但是他们的反应将随着你向他们呈现疾病的方式而发生变化，至少在某种程度上是如此。本书的一个目标就是，让你熟悉那些会导致或改善双相障碍循环的家庭因素和社会因素的作用。第 12 章致力于探讨在家庭和工作环境中有效应对的方法。你将会学习如何与你的家人、朋友和同事谈论你的疾病，以便他们知道如何最妥当地帮助你，而不是持续对你抱有误解（如玛莎的情形那样）。你将学习有效地与家人进行沟通的特定策略，以便关于这种疾病的不同意见不会升级成徒劳而紧张的争吵。

玛莎：尾声

玛莎在两次住院治疗后的头一年中过得相当艰难，但现在几年过去了，她的情况好多了。她找到了一位令她感到惬意的精神病医生，仍在采用一种由锂盐、双丙戊酸钠和甲状腺补充物构成的治疗方案。虽然她的心境和行为仍然上下波动，但是她的症状不再使她丧失正常的能力。譬如说，她仍然对与丈夫的争论做出强烈的反应，并仍有感到情绪低落和缺乏动机的时期。在某种程度上归功于她愿意坚持服用心境稳定药物，她并不需要最初得到的精心的住院治疗。

玛莎和埃里克改善了两人之间的关系，定期找婚姻心理治疗师咨询。这位治疗师帮助他们辨别这种疾病如何影响他们之间的关系，他们关系中的冲突如何影响这种疾病，以及他们家庭生活中的什么问题与她的疾病无关。他们一起列出了一份她即将出现发作的征兆的清单，并制定此类征兆出现时应该采取什么措施（譬如说，打电话给她的内科医生预约急诊以避免她进行住院治疗）。她的孩子们更能承受她的喜怒无常的心境，而她也对抚养孩子更加热心。她在工作场所遭到挫折，并最后断言，“我不是一个朝九晚五的上班族”。她决定尝试从事自由职业者的工作，这种工作减少了她的压力并给她提供可预料的工作时间。

玛莎现在对这种疾病有了更深的了解，并知道如何更好地对它进行管理。例如，通过填写心境表格，她学会了区分日常的正常心境波动与双相障碍更为剧烈的心境波动——既为了她自己，也为了其他人。她学会了保持一个惯常的醒睡周期。她认识到，良好地控制这种障碍是到达她对自己期望的关键。当她感到抑郁或想自杀时，能更轻松地信任她的丈夫和朋友，也更乐意寻求他们的支持。

虽然玛莎意识到她的疾病是屡发性的，但是她也觉得自己可以在更大程度上主宰自己的命运。在总结自己逐渐形成应对这种疾病的能力时，她说："我已经学会接受自己得了某种会令我发狂的生物化学性疾病这个事实，但这不是我人格的全部。如果我能改变有关我自己的一件事，那就是其他人的心境和它们影响我的方式，即使这是他们的问题而不是我的问题。"

最重要的是，本书的主旨关涉希望。假如你刚被诊断为患有双相障碍，甚或假如你出现了多次发作，你或许会对未来的情况感到恐惧。玛莎的故事——尽管或许仅仅代表了这种疾病的一种形式和一种生活状况的类型——但是它记录了人们学会忍受双相障碍这种疾病的某些方法。你被诊断为双相障碍并不意味着你必须放弃希望和抱负。如你很快将看到的那样，你能与这种疾病达成妥协和形成应对它的技巧，并仍然享受最丰沛的人生体验。

本书的结构

本书共分为 3 个部分。在本部分"双相障碍的诊断和进程"的剩余章节（第 2 章、第 3 章和第 4 章）中，你将从自己的视角以及你的亲属和做出这种诊断的内科医生的视角，来了解这种疾病的症状和复发的性质。你将逐渐熟悉哪些行为被视为属于双相障碍的范围以及预期在诊断过程中会出现什么情况。第 4 章为你提供关于如下方面的忠告：如何应对这种诊断和如何回答很多患者自问的问题"这是一种疾病还是我的人格的表现"。

在第二部分"病因和治疗"中，第 5 章提供了关于这种疾病的遗传学、生物学和环境方面的决定因素的概述。你将会逐渐明白，这种疾病并非"仅仅"与生物学因素有关或"仅仅"与环境因素有关，而是与这二者的相互作用有关。第 6 章致力于探讨那些治疗这种疾病的生物学方面的药物（心境稳定剂、抗抑郁剂、安定药和更新型的非传统药剂），还包括它们的疗效，我们所认为的它们的作用方式及其副作用；以及心理治疗在帮助你更有效地应对心境波动及其触发因素中所起的作用。第 7 章处理关于接受和忍受长期药物治疗计划的事宜。对双相障碍以及许多其他的屡发性疾病的患者来说，定期服药和长期服药会产生很多情绪问题和实际难题。在本章中，你将会知晓，一致地服药为什么如此重要，以及关于终止服药的某些常见论证（譬如说，“当我感觉良好时我就无须服药”）为什么是错误的。

第三部分是“自我管理”。第 8 章“保持健康”描述了管理这种疾病的方法，第 9 章描述了阻止心境攀升至躁狂阶段的策略，第 10 章则描述了如何识别和处理抑郁症。我特意拿出一章的篇幅（第 11 章）来描述如何应对自杀的想法和感觉。对很多双相障碍患者来说，此类念头和感觉给他们带来了源源不断的痛苦（案例请参见凯·贾米森的杰作《生命逝如斯——揭开自杀的谜题》。你将学习如何在有自杀倾向时从他人那里获得帮助以及你自己可以采取哪些措施来控制此类感觉。最后一章“应对家庭和工作环境中的挑战”讨论了如何应对生病之后的阶段中通常伴有的家庭、社会和工作方面的压力，以及如何就你所面临的挑战对他人进行教育。

2.什么是双相障碍

尽管双相障碍的诊断非常困难,但是对它“教科书式”的描述使它看似不应该如此艰难——毕竟,一会儿表现出格外躁狂的行为,感到自己处于世界之巅并且精力过人,一会儿却感到抑郁、孤僻并且想自杀,还能有什么东西比心境的这种跌宕起伏的变化更具有戏剧性呢?

让我们来思考一个奇怪的事实:平均而言,当人们首次出现抑郁或躁狂症状发作后,要滞后 8 年时间才首次被诊断为患有双相障碍和得到治疗(Goodwin & Jamison,1990;Lewis,2000)。为什么双相障碍患者需要这么长的时间才能获得心理健康业界的注意呢? 在某种程度上,这个问题的答案是因为我们用术语“双相障碍”总结的行为会看起来颇为不同,取决于你的视角。然而,即使人们同意一个人的行为如何偏离常态,他们对到底是什么因素导致了这个人出现这样的行为也会持有迥异的看法。不妨以双相障碍患者劳伦为例来说明这种情况:

> 劳伦现龄 28 岁,是一位拥有 3 个孩子的母亲。她把自己描述为“健身迷”。在过去 3 周内,她一般这样度过每一天:驾车把孩子们送到学校,她就赶到体育馆,在健身自行车上锻炼两个小时之久。接着,她在狼吞虎咽地啃完一份速成酸乳酪后,将下午大部分时间用于徒步旅行。然后她会接孩子放学,为他们准备晚餐,然后在台阶器上打发掉晚上的大部分光阴。然而,直到第二周的周末,当她感到筋疲力尽而不能正常活动时,她才向她的精神病医生进行咨询。在这个时候,她把孩子们交给他们的祖父和祖母照料而自己睡了几天。她承认自己经历过几次此类周期性的变化。

现在我们不妨来设想一下劳伦自己、她的母亲和她的医生会如何描述她的行为。劳伦将她的问题概括为过分忠于职守所造成的。她争辩说:“照料这

3个小孩、操持家务和设法保持健康，令人难以置信地困难。我的前夫极少帮忙，而我并没有许多能帮我解决困难的朋友。我有时候会玩命地工作，但总能很快恢复。”她母亲觉得她“不负责任并且以自我为中心”，宁可“锻炼身体也不愿意照料她的小孩子们”，并怀疑她的孩子们是否得到足够的辅导和管教。劳伦的医生诊断她患有Ⅱ型双相障碍。

谁的观点是正确的呢？劳伦认为她的行为是环境影响的结果，而她母亲把同样的行为描述为她人格特质所导致的结果，精神病医生则认为她患有某种具有生物学基础的心境障碍。此类不同的观点向劳伦提出了一个难题，因为它们导致了迥然不同的应对这种局面的治疗方法。劳伦觉得其他人必须提供更多的支持，而她的母亲认为她必须变得更加认真负责，医生则认为她必须服用一种心境稳定剂。

几乎每一个我所诊治的病人对自己行为的描述，都与他或她的医生或家人的描述不同。布伦特就是这样一个例子。他一直难以保住他的饭碗。他说自己感到抑郁，但觉得这基本上都是由于不能与他的吹毛求疵的上司好好相处所导致的。因此，他认为自己必须跳槽并寻找一种更为宽容的工作环境。他的妻子爱丽丝则认为，他有躁狂的和急躁的症状，而不是有抑郁的症状，并且需要长期的心理治疗来应对他与男性权威人士之间的问题。此外，她认为他过度纵酒，需要参加匿名戒酒者协会的会议。布伦特的医生则认为他处于躁狂后的抑郁阶段，会从药物治疗和夫妻心理治疗这二者的结合治疗中受益。

精神病学家和心理学家通常认为，双相障碍是一系列必须成群出现的症状（即每次不只出现一种症状），并且症状往往会持续一段时间，而这段时间包括发作阶段、症状最严重的阶段和恢复阶段。第3章中所描述的精神病诊断的传统方法就是遵照这条思路。相形之下，双相障碍患者往往倾向于将这种疾病视为一连串的生活体验，觉得实际症状尚不如导致此类症状的因素那样重要。患者的家人或朋友或许会持有大相径庭的观点，该观点或许会强调患者的人格或以历史的视角来观看患者离经叛道的行为（譬如说，“她总是喜怒无常”）。尽管这三种观点往往颇为不同，但每一种观点都具有一定的效度。

在本章中你将了解人们在理解双相心境波动时所持有的不同观点，以及此类不同观点如何导致人们对应该采取哪些治疗措施产生迥然不同的感觉。此类观点包括诸如这种疾病的患者所描述的个人立场、观察者（通常指父母、配偶或密友）的观点以及医生的观点。当你阅读本章时，请思考如下问题：

- 我是如何体验我的心境的跌宕起伏的变化的?
- 它们是否与其他双相障碍患者的体验类似?
- 我如何理解我自己的行为?
- 我的理解与他人对我的理解有何不同?
- 我对自己的看法与医生对我的看法有何不同?
- 知觉中的此类差异会导致什么类型的问题?

不管你是首次发作还是多次发作,了解此类变化不一的观点会对你有用,因为你将比较透彻地理解自己的体验可能如何会与没有罹患此疾病的人的体验不同。你或许也会逐渐明白,你的家庭或工作(社会)环境中的其他人为什么认为你需要治疗,即使你不同意他们的观点。

具体细节:什么是双相障碍

让我们从界定双相障碍的症候群开始。双相障碍的关键特征是极端的心境波动,从躁狂的高峰跌到重度抑郁的低谷。它之所以被称为心境障碍,是因为它深深地影响一个人的情绪体验和“情感”(他或她向他人表达情绪的方式)。它之所以被称为“双相”障碍,是因为患者的心境在高峰与低谷这两极之间来回波动,与心境只沿着单极——低谷发生波动形成对比。

在躁狂的“高峰”状态,患者体验到如下心境的不同组合状态:兴高采烈或欣快的心境(极度快乐或欣喜若狂);急躁的心境(极度愤怒和敏感);睡眠的需要降低;对他们自己和他们的能力持有夸张的感觉;更加健谈;奔逸的思维或从一个想法跳跃到另一个想法;活动量和精力水平增加;思维、注意力和知觉上发生变化;冲动和鲁莽的行为。这些障碍间歇性地交替出现,而在间歇期内患者变得抑郁、难过、阴郁或“极度沮丧”、对他或她通常喜欢的东西不感兴趣、体重减轻和食欲减少、感到疲劳、难以入睡、对他或她自己感到愧疚或觉得自己罪孽深重、难以集中注意力或做出决定、往往想自杀,等等。

躁狂或抑郁的发作所持续的时间长短不一,短则几天,长则几个月。某些患者(据某些人估计为40%左右;Calabrese et al.,1996)并未交替地体验到抑郁与躁狂的心境,而是同时体验它们。我们把后一种情况称为“混合发作”,我将在下一章中予以讨论。

双相障碍发作不会在一夜之间形成,而躁狂或抑郁的严重程度会因人而发生很大变化。很多患者分阶段地加速进入躁狂状态。据加布里埃尔·卡森博士和弗雷德里克·古德温博士的观察,在躁狂的早期阶段,患者感到“极其兴奋”或精力充沛,瞬间思绪万千。他们开始越来越不需要睡眠,并感到眩晕或轻微急躁(“轻躁狂”)。随后他们加速进入完全的躁狂,其症状表现为欣快,诸如无节制地花钱等冲动行为以及在一段时间内出现紧张和癫狂的活动。在躁狂最晚期的阶段,患者会出现头脑混乱、幻想症(荒谬的信念)、幻觉(听到声音或看到事物)和严重的焦虑。并非每一个患者都会经历这些阶段,而许多患者在进入最晚期阶段前就接受治疗了。

此外,患者会逐渐螺旋般地陷入抑郁状态,尽管抑郁的阶段更少是泾渭分明的。对某些患者而言,当他们在其他方面感觉良好时却出现了严重的抑郁。对其他患者来说,在正在形成中的轻度抑郁症(被称为“精神抑郁症”,请参见第 10 章)的基础上,出现了严重的抑郁。

对某些患者来说,在躁狂发作与抑郁发作之间的时段内并没有表现出症状。对其他患者而言,有发作所遗留下来的症状,例如睡眠障碍、正在形成中的急躁、精神抑郁症或轻躁狂的症状。大多数患者因为这种疾病在社交生活和工作中遇到问题(Coryell et al.,1993; Goldberg et al.,1995)。

在总人口中,有 0.8%~1.6%的人患有“Ⅰ型双向”障碍,其症状表现为心境从极度抑郁转变为极度躁狂。约有 0.5%(每两百人中有一人)的人患有“Ⅱ型双向相障碍”,患者的心境从极度抑郁转变为轻躁狂(一种轻微的躁狂)(Kessler et al.,1994; Regier et al.,1990)。虽然在年幼的小孩和老年人中出现了双相障碍的新病例,但是疾病首次发作的典型年龄介于 15 岁与 19 岁之间(Goodwin & Jamison,1990)。这种疾病一般用如下系列的药物治疗结合心理治疗来进行处理:

- 心境稳定剂,例如:碳酸锂(lithium carbonate)、双丙戊酸钠(Depakote)或卡马西平/得理多(Tegretol);
- 抗抑郁剂,例如:帕罗西汀(Paxil)或盐酸安非他酮/威博隽(Wellbutrin);
- 安定药,例如:再普乐(Zyprexa)或思瑞康(Seroquel);
- 抗焦虑药剂,例如:氯硝西泮/可乐平(Klonopin)或安定文(Ativan)。

关于躁狂症和抑郁症的不同观点

如前所述,患者、观察者和内科医生对双相心境障碍的相关症状的体验颇为不同。这种疾病主要影响"心境"和"行为"。尽管你通常会意识到自己的心境,但其他人并非总能观察到它们。同样,你可能并非总是能够意识到自己的行为或它对他人的影响,而其他人实际上却对它一目了然。可想而知,当人们透过不同的视角来观察和评价同一组行为或经历时,其解释和误解的空间有多大。

你或许可以相当清晰地描述自己的感觉和思维。当处于躁狂阶段时,你感到自己的思维瞬息万变,生活奇妙无比。你或许会比平时更能说会道,也更直率地袒露内心的想法。一个观察者,譬如说你的家人,通常会关注你的行为。他或她会将你的行为描述为过于直率、喧闹、出言不逊、会危及你自己或他人的安全,或会对他人造成负面影响的易冲动性(例如,突然将你的钱用于消费或投资)。你的医生通常会关注你的心境和行为是否显著地偏离你的常态,并考量诸如以下方面的情况:症状是否持续了一段时间?症状的轻重程度如何?它们是否损害了你的正常机能?

在下面的章节中,我将从这三种视角来描述躁狂症和抑郁症。我将集中论述那些实际上界定双相障碍发作的个人体验,并将其总结在第 18 页的工具条中。

急转突变的心境状态

"我怎么能够制订计划或指望任何事情或任何人呢?我从不知道该如何去感受。我可以兴高采烈而联想翩翩,但是最微不足道的事就会让我爆发。我会喝一杯茶,而觉得这杯茶不如我预想的那样热,我就会做出反应——我会诅咒、尖叫,我的情绪特别反复无常……我对自己的心境感到害怕。"

——一位 30 岁的患有 I 型双相障碍的女士

躁狂和抑郁发作的体验

- 急转突变的心境状态(欣快、急躁、抑郁)
- 精力或活动水平的变化
- 思维和知觉的变化
- 自杀的想法
- 睡眠障碍
- 冲动或自毁的行为

大多数双相障碍患者将其心境描述为反复无常、出人意料、变化多端或“像跷跷板那样忽上忽下”。双相障碍伴随的症状可以包括急躁（在抑郁阶段或躁狂阶段）、欣快、兴高采烈、过于眩晕（躁狂阶段）或极度悲伤（抑郁阶段）。

你或许会同意，虽然自己具有反复无常的心境状态，但你对此类心境状态的解释或许会与你的医生、家人或朋友的解释相当不同。当医生拿出一张症状清单并向双相障碍患者询问他们有哪些症状以及时间有多长了时，他们往往会生气。他们发现自己不仅勉强地承认自己遭受了恼人的心境的折磨，而且了解其他人或许看不到此类心境的触发因素。

> “当我生气时，任何人都最好不要和我抬杠。我感到有摧毁一切东西和所有人的冲动。每一件鸡毛蒜皮的事都会激怒我。我痛恨所有人，我痛恨我的生活，并想以某种十分惹人注目的方式了断自己的生命。这是一种刻骨铭心的愤怒，像烈火一样焚烧着我的心。”
>
> ——一位 23 岁的患有Ⅱ型双相障碍的女士

家人在描述他们患有双相障碍的兄弟姐妹、孩子或父母的情绪反复无常的情况时，往往会强调他们在面对不是由自己导致的患者的情绪爆发时所感觉到的威胁。现在不妨让我们以现龄 21 岁的克里斯滕与她母亲之间对话为例予以说明。下面是她在几分钟前责怪她母亲之后两人之间的对话。

> 克里斯滕：“我不想回来跟你生活，我自己能照顾自己。”
>
> 母亲：“但是现在你的处境不好。瞧你刚才发多大的火！”
>
> 克里斯滕：“但你说我不会照顾自己！我当然会火冒三丈啦！”
>
> 母亲：“你就是不会照顾自己。我从你对我的过激反应中就可以看出，这表明你或许还没有好转。”

你会难以将自己的心境波动视为某种疾病的证据，特别是鉴于你身上所发生的一切，你的每种情绪反应似乎完全无可非议时。对克里斯滕来说，她的勃然大怒完全是合情合理的，因为她的母亲对她的能力表示了怀疑。而母亲却知道女儿处于健康的状态时是什么样子，并认为她容易发火是偏离常规的表现。

相比之下，对双相障碍患者来说，躁狂体验的兴高采烈和欣快的阶段是格外愉快的。关于躁狂发作时会伴随的奇妙感觉和保持此类感觉的欲望如何会导致患者拒绝服药，凯·贾米森有颇多著述（Jamison et al.，1979；Jamison，

1995)。不过,并非所有的双相障碍患者在处于躁狂阶段时都会感到欣快。譬如说,现龄 42 岁的贝斯将她躁狂发作中的心境描述为“突然意识到我不再抑郁了”。

对其他人而言,你的欣快的心境或兴奋的心境或许显得古怪或滑稽,他们或许不能分享你的这种体验,但是你的这种心境对他们的干扰程度未必比得上你的易激惹的状态对他们的干扰程度。对你的亲属来说,特别是那些伴随你经历过躁狂发作亲属而言,欣快的心境预示着你将逐渐出现完全的躁狂发作,就此而言,它是令人不安的。

现在让我们来设想一下你将如何体验抑郁。你是否会将其描述为一种强烈的悲伤,一种麻木的感觉,一种与他人疏远的感觉,对通常喜欢的事物失去了兴趣?一位男士坦率地说:“抑郁让我浑身不自在。我感觉自己像被闷在罐子里一样,与其他人隔离开来。这是一种完全的绝望,而我感觉不到我的未来在哪里。”

相形之下,你的家人、朋友或爱人或许会认为你的抑郁是自作自受。和你亲近的人最初或许会对你表示同情,但随后就会变得急躁和烦恼。他们或许会认为你不够努力,或以他们的话说,“假如你抱有正确的心态,你就会摆脱这种状态”。

医生在寻找什么呢?为了确定对你的这种诊断是否正确(如果你是首次被诊断的话),或为了确定你是否正在经历这种疾病的复发(如果你之前被诊断患有这种疾病的话),你的医生将根据你的心境状态的强度或程度,来评估它们是否与“正常”人的心境状态不同。

你的心境——欣快、激怒或抑郁——是否每次都在几天内失去控制?心境波动是否给你的社交、工作或家庭生活带来了问题?你的医生从临床角度评价你的心境状态是否有问题时,将主要考虑下页工具条中所列出的问题。

精力和活动水平的变化

假如有人让你描述你的症状,你或许不会关注自己的心境波动的情况。实际上,许多被要求描述其心境状态的人往往用对他们的精力和活动水平的描述予以回答。他们更能觉察到自己在做什么或没有做什么,而不是自己有什么样的感觉。他们会集中关注躁狂阶段或混合阶段所体验到的精力剧增的情况或抑郁阶段所体验到的精力骤减的情形。

理解此类波动的一个方法就是将双相障碍视为驱力的状态以及心境的失

调。诸如吃饭、睡觉、性生活、与他人交往以及成就等正常动机性驱力上的变化，是双相波动不可或缺的一部分。

医生在区分双相心境波动与正常心境变化时可能会提出的问题

- 你的心境波动是否给你的社交生活或家庭生活带来问题？
- 你的心境波动是否导致你连续几天内工作效率的下降？
- 你的心境是否每次会持续几天而鲜有减缓？或者它们是否会在遇到愉快的事情时发生变化？
- 当你的心境变化时，其他人是否注意到并予以评论？
- 你的心境变化时，你的思维、知觉、睡眠、精力或活动水平是否伴随着发生显著变化？
- 你的心境波动是否过于失控，乃至必须通知警察或送你入院治疗？

如果你对此类问题的大部分回答为"是"的话，那么你的心境波动可能超过了正常范围。

引导我们行为的正常驱力在躁狂阶段变得强烈而在抑郁阶段变得微弱。当然，驱力状态的此类变化，能对一个人的日常生活和工作效率产生巨大影响。

> "我感到好像自己身上绑了一台马达。一切东西都移动得太慢了，而我就是想一个劲儿地行动，行动，行动。我觉得自己就像是被上紧了发条的玩具，放手后在旋转或横翻跟斗或做诸如此类的动作……而一旦停下来就会感到浑身不自在，就像被关在笼子里的鸟儿那样。"
>
> ——一位 38 岁的患有 I 型双相障碍的女士

现在让我们来考虑躁狂发作所伴有的精力水平增加的情况。对劳伦来说，精力的激增表现为完成某项特定活动(健身和保持良好身材)的强烈的驱动力。对另外一位患者辛西娅而言，它表现为对社会接触和刺激的强烈渴望。当处于躁狂阶段时，她会给全国各地她多年未曾通过话的人打电话，将社交日程表安排得满满的而感到分身乏术，并很快厌弃了他人的陪伴。对乔琳来说，这表现为性欲方面的特性：她感到与尽可能多的性伴侣发生关系似乎成了一种身体需要。对特德来说，这表现为对食物的渴望。他说："她们(医院的护理人员)把整只鸡放在我面前，而我巴不得一口就把它吞下去。"

颇为常见的是,活动量的增加伴随有浮夸行为。这是一种大多数人都认为是危险的、出格的和不现实的行为,并且与对自己的权力或能力抱有夸张的(有时是虚幻的)信念相联系。

> “我和妈妈走进一家非常高档的餐馆,我开始到处活蹦乱跳。天花板上挂着一些枝形吊灯。我觉得自己是超人或什么的,向上纵身一跃,抓住其中一只吊灯,并开始在上面荡起秋千来。”
>
> ——一位 21 岁的患有Ⅰ型双相障碍的男士

浮夸的行为一般伴随有兴奋或欣快的感觉,但这也并非一成不变。你可能会体验到一种夸大的自信的感觉,然后会感到不耐烦和急躁,因为其他人似乎跟不上你的想法或计划的节奏。浮夸行为有害,不仅仅是因为它与健康风险相联系,而且它会导致羞耻的感觉,从而在躁狂发作结束后加重你的抑郁症状。在刚才引用的那个年轻男士的案例中,警察被召集来,紧接着发生了一场混战,随后他被送入医院进行治疗。虽然他后来多少有点虚张声势地讲述这段插曲,但是他承认他为自己在公众场合的这种行为感到相当尴尬。

鉴于每一个所举的例子,你可以想象患者在抑郁阶段会是什么样子。你或许会变得异乎寻常地迟钝,似乎你“在糖蜜中穿行”。对你来说,就连最为稀松平常的任务也似乎需要付出九牛二虎之力才能完成。你的食欲通常会减退。一般而言,陷入抑郁状态的人最不想要的就是性生活,而健身锻炼就更加令他们倒胃口。参加社交活动似乎是一种令人不愉快的烦琐之事,需要他们打起十二分精神并全神贯注。

当患者处于轻躁狂和躁狂阶段时,其驱力的状态得到提升,而患者可以完成重大事件并将个人发展的重大计划付诸行动。遗憾的是,此类提升驱力的状态的抑郁后果可以让该计划看上去难以实现甚至不可能实现。未能实现在躁狂阶段所酝酿的计划,会成为患者在抑郁阶段产生绝望的源头。一位 19 岁的双相障碍患者这样描述自己从躁狂到抑郁的变化:“我像一只海豚,高高跃起在空中并欢呼‘我又要俯冲下来啦!’接着我钻到水下,所有的空气、阳光与和煦的海风都消失得无影无踪。”

其他人如何看待双相障碍

卡罗尔,现龄 20 岁,已经经历过几次双相障碍的发作。她的姐姐这样描述她的躁狂和活跃的行为:

“她潜心于我们都想支持的有创意的项目，譬如说手工绘制器皿或制作肥皂雕塑，并试图销售它们。但随后她似乎做过头了。她试图在环球网上进行销售，接着变得激怒和狂乱，并开始在电脑前通宵达旦地熬夜——接着她就崩溃了，而所有的项目都成了一堆废品。”

患者心境的高潮阶段和低谷阶段所伴有的精力和活动的快速变化往往是家庭冲突的一个源头。对观察者来说，你在躁狂阶段所表现出来的活跃行为或许起初看上去是有吸引力和鼓舞人心的，尤其是当你先前处于抑郁状态时。但是当你变得越来越躁狂，并且你的行为开始显得狂乱和漫无目的时，它就失去了魅力。观察者（例如，家人）通常不了解你或许会体验到的那种有意义的感觉。家人或朋友也许逐渐会对你焦躁不安的、“紧迫的”的品质和明显对他人缺乏关爱的行为感到愤怒。家人开始担心你在特别躁狂的阶段会伤害你自己。同样，他们或许会对你处于抑郁阶段的不活泼状态感到沮丧，并不断给你“打气鼓劲”，从而会使你产生愧疚的或无能的感觉。

对医生而言，虽然你的活动量增加是轻躁狂或躁狂开始发作最确切的证据，但是他或她或许会寻求你的行为在不同情境中持续活跃的证据。仅仅根据你从事超额的工作项目这个事实，往往尚不足以证明你转向躁狂。因此，你的医生可能会询问你打了多少次电话、工作了多少个小时、睡多长时间、安排多少项社交活动、过了多少次性生活以及性欲有多旺盛等方面的情况。他或她也可能根据你在会晤室的表现来判断你的状态：你是否能安静地坐着；你是否急匆匆地回答问题或频繁地插嘴；你是否扭动双手、用手指弹弄东西或不断地坐立不安。同样，你的内科医生会寻求你处于抑郁阶段时的“心理运动迟钝”（你的身体运动迟缓下来）和迟钝的面部表情方面的证据。

在此需要记住的关键一点是，对你来说，躁狂发作所伴随的精力和活动量的增加或许会感觉良好、富有成效和具有意义。但对包括你的医生在内的其他人而言，它们可能被视为无意义的和不现实的，或被看作生病的征兆。此类不同的知觉将导致你与他们发生冲突，但重要的一点就是，请你一方面解释自己的观点，另一方面也对他们的观点持开放态度。

思维和知觉方面的变化

“我觉得自己就像处于明信片上那样用移动的镜头拍摄的城市之中。感觉灯光像长了尾巴，整个世界都在迅速移动——我喜欢这样的感觉。我脑海中塞满了太多想法，乃至我觉得脑袋都快要爆炸了。”

——一位 26 岁的患有 Ⅰ 型双相障碍的女士

躁狂的心境和抑郁的心境几乎总是涉及你思维的变化。在躁狂阶段，心理机能加速（奔逸的思维）和像放机关枪似的用言语表达一个又一个想法（跳跃想法）。很多患者对世界的知觉发生变化：色彩变得更加明亮，声音变得震耳欲聋。躁狂的最晚期阶段会伴随有头脑混乱：世界开始像失控的旋转着的摩天轮那样令人感到天旋地转。

在躁狂阶段，你的记忆会显得格外清晰明了，你感到自己才思敏捷，可以很容易地从一个念头联想到另一个念头，并且你会栩栩如生地回忆起事件的细节。然而，这种记忆的明显改善往往是虚幻的；处于躁狂阶段的患者以为他们的记忆力比他们实际的情况要好。事实上，在躁狂阶段，患者的注意力和聚精会神的能力会受到相当程度的损害。你在某个时刻无法将心思集中在任何一件事件上面，因为你的大脑正试图同时加工太多的信息。你的注意力会变得容易受平常事物的干扰，譬如说随机的噪声、他人的面部表情或关于你的衣着与你的肤色形成对照的感觉。

随着躁狂的攀升，你的思维会变得愈发混乱乃至紊乱。聆听你说话的其他人或许听不懂你的话的意思。他们或许会试图让你保持专注并要求你放慢节奏。你或许会发现此类交往令人讨厌，并感到其他人似乎显得迟钝、沉默和无趣。

某些患者在躁狂阶段会产生幻觉（并非真实的知觉体验）和错觉（不真实的和错误的信念）。“浮夸错觉”特别常见，譬如说，认为你在某个并未受过正式训练的领域内拥有出众的才华，相信自己智商超群，感觉自己知道其他人正在想什么，相信自己有特别的能力，或认为自己是一位显赫的公众人物甚至上帝。

“随着我循环进入躁狂阶段，我脑中冒出这个想法：我觉得自己应该为我所认识的每一个人举行一场宴会。随着时间慢慢流逝，我认为我所有的医生——所有诊治过我的医生，都会前来赴宴。不久，我觉得布鲁斯·斯普林斯廷会来，还有迈克尔·杰克逊也会来，然后我听到了上帝的声音，他告诉我：‘请你到丹尼斯（我的前男友）那儿去，他现在需要你。’”

——一位 19 岁的患有双相障碍的女士

错觉和幻觉令患者的亲友感到特别恐惧，他们将其视为“疯癫”的最为确凿的征兆。医生会特别留心此类症状,也会留神观察扭曲的思维更不明显的征兆。现在不妨让我们设想一位心理学家与一位正表现出躁狂的顶峰症状的20岁男士之间的对话。这位男士坐着,膝上放着一本法律书籍。他争辩说自己无需进入法学院念书就能通过律师资格考试,并会起诉任何对他提出反对意见的人。

医生:“在过去一周中你是否有任何非同一般的思维或体验?”

患者:“没有,真的没有。”

医生:“是否觉得你有特殊的能力或认为你是著名人士?上周你想了关于上帝的许多事情并有……”

患者:(打断了医生的话)“嗯,不过那是上周的事情!(笑)没有,我不认为自己是那样的,不过我更像一个年轻的上帝,有几分像一位导师(咯咯地笑起来)。我认为自己可以向其他人提供很多东西。”

上述患者仍然有妄想症状。他的思维不断地给他人带来麻烦,尤其是其父母,他们最为担心他不能守住一个饭碗。他们被他对自己抱有的不现实的信念和为抗争现行的教育体制而精心制作的计划所激怒。

相形之下,在抑郁阶段,患者甚至难以全神贯注于一件事。你将会体验到心理机能变得迟钝的感觉,譬如说,难以集中注意力或难以做出简单的决定。色彩对你来说显得单调。记忆障碍是家常便饭:你可能难以回忆起你惯常用的电话号码,难以记得约会,或因为记不住事件而难以看懂电视节目。

沉思是抑郁症常见的伴随物。在沉思中,一个人会反反复复地思考某件事情。抑郁阶段的沉思往往是自我反责的。例如,玛吉沉浸在这样的思维中:“在开会时我没有挨着保罗(他的老板)坐下,他是否会觉得受到了侮辱?”类似地,卡梅隆描述:“当我躁狂时,我开玩笑地问我的朋友,他的老婆是否‘性感’,当我抑郁时,我就会情不自禁地想我这样做该有多蠢。”抑郁阶段的沉思往往包括愧疚、羞耻、毫无价值、绝望或孤立无助的感觉。它们可以变得无所不包,并影响患者的日常机能。当帕特里斯变得抑郁时,她发现自己像“念咒语一样”复述诸如“我令人讨厌”、“我痛恨自己”、“我是一个贱货”之类的语句。

自杀的想法

沉思往往表现为对自杀的入神——思考各种各样的自杀方式。此类沉思在抑郁发作或混合发作中最为常见,但也会在躁狂发作中出现。根据患者所感觉到的绝望的程度不同,他或她或许会根据此类想法或冲动而采取行动,从而造成可怕的后果。

你的朋友和家人会为你自杀的想法感到特别难过和恐惧。如果你将此类想法告诉他们,他们就会尽最大努力来帮助你应对它们,尽管他们或许不知道说些什么或做些什么。你的心理治疗师或内科医生也可能向你询问有关它们的情况(例如,"你是否有伤害自己或自杀的想法,如同许多处于抑郁阶段的人那样?")。如果你从未有过自杀的想法而现在有了,你或许会害怕让他人知道。你或许会害怕内科医生将立即让你住院治疗。这当然是一种治疗选项,但并非唯一的选项。其他可供选择的治疗方式包括心理治疗、修改你的药物治疗方案、各种形式的社区或家庭支持。

请你找寻机会与你的内科医生或心理治疗师探讨此类感觉——你或许会发现,当你将此类想法告诉其他人后,它们就烟消云散了。你可能也会了解到,心理健康专业人士在此类情况下所起的作用会高于你所预期的水平。我将会在第 11 章中更为详细地探讨自杀的感觉和行动。

睡眠障碍

几乎所有的双相障碍患者在心境波动期间都遇到过睡眠障碍。当你变得躁狂时,你或许会觉得不需要睡觉,睡觉似乎是在浪费时间,尤其是当你认为在夜间可以实现很多目标时! 而当你处于抑郁阶段时,睡觉似乎是唯一受欢迎的事情。当你抑郁时,你或许会比往常睡更多个小时(例如,每天睡 16 个小时),工作变得没有效率,在家庭之外不能正常行动(睡眠过度)。另一种情况就是,你会失眠并发现睡眠似乎在躲避你。你或许会在夜里醒着躺在床上,辗转反侧,反反复复地思考同样的问题。你会泄气地觉得,睡眠总是让你可望而不可即。

睡眠问题是否是双相障碍的一种症状? 抑或它们实际上导致了心境问题? 它们似乎既是症状也是原因。大多数人,不管是否患有双相障碍,当出现睡眠障碍时,他们的心境就会发生变化,但是双相障碍患者特别容易受醒睡周期的变化的影响(例如,Wehr et al.,1987; Ehlers et al.,1993)。在第 5 章中更为详细地谈论睡眠干扰和心境状态。

你的医生或许会询问有关你的睡眠障碍的情况,并重点关注是"难以入睡"、"半夜醒来",抑或是"过早醒来"。如果你难以回忆睡眠障碍的特性,他或她或许会要求你记录下你的睡眠情况。如果你有配偶，那配偶或许会受你的睡眠模式的影响——当一个人睡不着时，其他人也往往睡不好！你自己的急躁以及你家人的急躁，可能会受睡眠不足或不一致的睡眠习惯的影响。

冲动的、自毁的或上瘾的行为

当你开始感到躁狂时，你通常会做些什么事情？当你精力充沛时，你或许会觉得需要找一个发泄口。平常的生活节奏太慢了。可能由于这个原因，当患者变得躁狂时，他们往往会失去控制而冲动地采取行动。很多此类的冲动行为会危及一个人的生命或健康，譬如说，在高速公路上鲁莽地驾车，采取铤而走险的行动，或与许多不同的性伴侣发生无防护措施的性行为。玛莎的冲动行为（请参见第 1 章）是她在躁狂发作后出现婚姻问题的主要原因。

某些患者会做出不明智的决策，譬如说不分青红皂白地大手大脚地花钱。凯文现龄 34 岁，与他的父亲一起生活。当他变得躁狂时，他说服父亲清算了他的部分个人退休账户，而凯文将所得款项草率地投资于各种各样的商品，大部分投资都打了水漂。可以想象，他的家人对他怒气冲冲，他的哥哥拒绝再和他讲话。在发生这件事之前，凯文一直计划着搬出去独立地生活。但是他父亲在同意帮他融资以支持他独立生活的尝试前，坚持要他还清这笔钱。

卡尔现龄 40 岁，花费巨资来改善家庭环境。他安装了精致的壁炉和不实用的浴室装置，并布置了耀眼而华丽的油画。与他同居的伙伴罗伯塔越来越对他们日渐拮据的财政状况感到沮丧，而他俩之间的冲突越来越激烈。在罗伯塔看来，卡尔不愿意接受他的躁狂是该问题的根源这个事实。

自毁的行为可以表现为多种形式。许多患者在躁狂发作中转向酗酒或使用药品。虽然药物使用问题和上瘾行为并非双相障碍的基本症状，但是它们会与心境障碍的症状形成错综复杂的关系，乃至相互恶化。患者往往想通过喝酒来将自己的心境从躁狂状态降低下来，并缓解躁狂状态通常伴有的焦虑、混乱和睡眠障碍的症状。某些患者使用可卡因、安非他明甚至大麻来增强和加剧躁狂期间的欣快体验。当患者处于抑郁状态时，他们往往渴求通过酒精或药品来舒缓疼痛，即我们所谓的“自我药疗”。与其他相关条件相比，药品和酒精滥用使你的双相障碍的进程更为糟糕（例如，Tohen et al.，1990；Strakowski et al.，2000）。麦克将酒精在他抑郁状态中所起的作用描述如下：

“当我抑郁时，喝酒对我来说似乎是一床安全毯。当我觉得最难受时,酒瓶就在壁橱里,像一个老朋友那样。我不会考虑它对我的身体有何影响,我唯一想要的就是醉得不省人事。有时候,仅仅是知道壁橱里有一瓶酒就足以让我感觉好些。我就是不能控制自己。我不停地把事情搞砸。"

另一个双相障碍患者萨德不甚清楚自己处于躁狂阶段时为什么喝酒。当他在医院里接受治疗时,他将它总结如下:"我不知道我和痛饮有何关系(微笑)。我知道这不是好玩儿的,但每次当我处于这种状态(兴奋、躁狂)时,我就似乎需要喝得一醉方休。"

你的家人或许对你使用药品和酒精比对你的心境波动更为感到烦恼。他们甚至会认定你的问题与酒精或药品有关而否认双相障碍的诊断,认为它是你为自己继续喝酒开脱的一种方式。他们的这种看法或许是不正确的,但是你的医生将需要进行一项全面的诊断评估来弄清楚(请参见第 3 章)。

医生或许会对双相障碍的诊断表示怀疑,除非有确凿的证据表明当你并未使用药品或并未喝酒时也出现心境波动。例如,杰夫在逐渐形成酗酒问题前就经历过几次躁狂发作,因而双相障碍的诊断似乎是合理的。另一方面,凯特在出现心境波动很久之前就形成了酗酒问题,而她的心境障碍的发作——尽管表现为典型的双相障碍症状的特征,譬如说急躁、睡眠障碍、无精打采、自毁的倾向以及容易冲动等——最终被归因于酒精中毒的影响。

小结:不同的观点

如你已经知道或刚才看到的那样,双相障碍患者拥有那些构成其心境障碍的独特体验。两极之间的波动表现为情绪状态的变化和精力、判断、思维和睡眠模式的改变等特征。你的家人或亲朋好友不太可能理解此类跌宕起伏的体验(除非他们自己也患有双相障碍),而很可能会集中关注你的行为如何影响他们和其他家人。大多数精神病医生对此并不太感兴趣,他们比较在乎你所具有的症状是否符合双相障碍诊断的标准,或那些指明特定治疗方式的症状(请参见第 6 章)。

此类不同的观点或许是你感到沮丧的一个根源,因为你可能会觉得其他人并不了解你或对你的内心世界不感兴趣。同样,如果你不在意或不关心自己的行为对他人所造成的影响,那么你的家人或你的医生也会感到沮丧。此类大相径庭的知觉会成为你们在治疗计划上产生冲突的一个根源:你或许会觉得自己具有深切的体验，而其他人却似乎只对将你归类为病人这样的事情感兴趣。很多双相障碍患者由于在此类问题上的挫折，拒不接受他们表现出症状这样的见解，也拒不接受这种诊断及其相关治疗（请参见第 3 章和第 4 章）。其他患者则足够幸福，能够有效地与他们的医生和家人进行沟通，而后者也相应地设法理解此类个人体验。当然，你有希望找到这样一种治疗方案，它既能使你的心境保持稳定，又不会极度轻视此类个人体验对你所具有的意义。

不管你只出现过一次发作还是出现过多次发作，为你自己获得最佳治疗的第一步就是得到合适的诊断。第 3 章将通过回答如下问题来处理这个非常重要的课题：

- 心理健康专家实际上是如何诊断这种疾病的？
- 医生在寻求什么样的症状和行为？
- 你会在诊断过程中预期到什么？
- 你的医生将如何从你那儿获取信息来确定这种诊断？

我将在描述这种诊断标准时，略微谈到"边界条件"这个重要问题：

- 你如何知道自己患有双相障碍而不是某种其他的精神疾病？
- 这种诊断是否对你的行为做出了合理的解释？
- 如果没有的话，是否有其他更加适合于你的症状的诊断？

3.可以从诊断中得到什么

躁狂和抑郁是极具个人色彩的和非常强烈的体验,这种感觉并非只有你一个人才有。无论一个陌生人拥有多高的医学专业资历,你仍然对他理解你所经历的一切的能力持审慎态度,那么你的这种立场也并非绝无仅有。很多体验过双相障碍症状的患者之所以迟迟不愿找医生就诊,是因为他们已经觉得自己彻底地被他人误解了。其他患者虽然得到了一项诊断,但是立即予以拒绝。另有其他人虽然勉勉强强地接受了双相障碍的诊断,但是他们通过拒绝遵从治疗方案来表达他们的抗拒。如果你属于这些类别中的任何一类,我希望你重新考虑专业诊断给你带来的好处。

没有哪一种诊断标签能一模一样地描述你独特的情形。实际上,你或许会觉得受到了这种诊断标签的冒犯,因为它是不全面和没有人情味的,因为它完全没有适当地对待你的生活经历。但是,此类标签的确服务于一个目的。首先,采用标准化的标签使临床医生得以相互沟通。如果我转介我的一个来访者给另外一位心理健康专家,并说"她患有Ⅰ型双相障碍,具有混合发作,带有心境不协调的精神病特征",那么这位医生极可能会知道自己将预期什么。假如你更换医生,像当今很多人做的那样,那么这种共同的语言将非常适合于你的这个目的。其次,准确的诊断对选择正确的治疗方式起了重大作用。例如,如果你被误诊为只患有抑郁症,那么你的医生或许会向你推荐标准的抗抑郁药物,例如:百忧解(Prozac)、盐酸舍曲林/"左洛复"(Zoloft)、帕罗西汀(或盐酸安非他酮),而不会同时给你开像锂盐那样的心境稳定剂(请参见第6章)。如果你实际上患有双相障碍,那么这种治疗方案会使你的心境波动至躁狂状态。同样,假如你被诊断为双相障碍而真正问题却是注意力缺陷障碍,那么你可能不会从医生给你开的心境稳定剂治疗方案中获益。所以,请你留意,准确的诊断标签会如何有助于医生治疗那些影响你的整个症候群而不是你刚才所报告的症状。

诊断也有助于你未雨绸缪,为未来可能面临的挑战做好准备。医生将利用这种诊断来做预后诊断。你将会有另外一个障碍发作吗?你将能够重返工作岗位吗?你将如何知道自己何时再次生病?由于了解你患有双相障碍,你和你的医生会私下了解研究者或临床医生从成千上万的像你那样的患者那儿收集来的全部经验信息。例如,如果没有服药,那么你会预期不久将经历另一次发作,之后可能需要休息一段时间才能重返全职的工作岗位。增加对此类信息的了解,将使你更易于掌控你的生活并尽可能减少双相障碍所导致的伤害。

双相障碍的诊断标准

精神病学家和心理学家都依赖《美国精神障碍诊断与统计手册》第 4 版(DSM-IV;美国精神病协会,1994a,2000)来进行诊断。请注意标题中的术语"手册":临床医生应该能拿起这本手册并决定一位患者是否合乎特定的精神疾病的标准。可靠地采用此类诊断标准(即能够将一种疾病与另一种疾病区别开来)可不是能够迅速或随意地完成的:它需要心理健康专家大量的训练、经验和技能。

DSM 第 1 版于 1952 年发行,其他版本分别于 1968 年、1980 年和 1987 年发行,最后一个版本于 1994 年发行(2000 年对版本作了修订)。每个版本都吸收了很多研究者和临床医生的研究和观察成果,以及从无数精神病患者那儿收集来的经验。没有哪种诊断手册是完美无缺的,也并不是每个人都认可《美国精神障碍诊断与统计手册》第 4 版的假设(例如,Carson,1991)。在我看来,《美国精神障碍诊断与统计手册》第 4 版是一本非常实用的手册,没有任何其他的诊断体系能够予以合理的替代。

你的医生将首先确认你具有的症状(例如,睡眠障碍、急躁),此类症状有多严重,它们持续了多长时间。他或她将会根据你的症状的特定模式来决定双相障碍的诊断(如《美国精神障碍诊断与统计手册》第 4 版所概述的那样)是否适合你。如果它适合你,你的医生随后将关注你患有哪种类型的双相障碍:它是 I 型还是 II 型?你是否有快速循环?

I 型双相障碍

本页中的工具条描述了《美国精神障碍诊断与统计手册》第 4 版所列出的

双相障碍的主要亚型。你必须满足如下条件才能被诊断患有Ⅰ型双相障碍：至少出现一次躁狂或混合发作阶段，伴随有兴高采烈的心境和其他3个与躁狂相联系的症状（浮夸的思维、更少需要睡眠、急促的言辞、增加的活动量或精力水平、奔逸的思维、跳跃的念头、随境转移或冲动的行为），并且此类症状持续了一周或更长时间，并且（或者）严重到了需要你入院治疗的程度。如果你的心境是急躁的却并非兴高采烈，那么尚需4个或更多的相关症状。请注意此类症状如何展示了第2章中所描述的躁狂的主观体验的本质：心境状态急转突变、活动量和驱力增加、思维和感知发生变化，出现冲动的或自毁的行为。

《美国精神障碍诊断与统计手册》第4版双相障碍的亚型

Ⅰ型双相障碍

- 一生中至少发生一次躁狂或混合障碍发作；
- 尽管并非诊断所需，但一生中至少发生一次重度抑郁症发作。

Ⅱ型双相障碍

- 一生中至少发生一次轻躁狂发作；
- 一生中至少发生一次重度抑郁症发作。

伴随有快速循环的双相障碍

- 合乎Ⅰ型或Ⅱ型双相障碍的诊断标准；
- 在任何一年中，出现四次重度抑郁症、躁狂症、混合障碍或轻躁狂症发作。

你可能发现自己会对症状标签如此浓厚的简化论色彩做出负面的反应：你所认为的敏锐的洞见和完成重大事情的旺盛精力或许会被医生根据《美国精神障碍诊断与统计手册》第4版诊断为浮夸。你的反应当然是可以理解的。此类症状标签很像诊断标签本身那样，是简略地表达非常复杂的生活体验和心境状态的方式。

根据《美国精神障碍诊断与统计手册》第4版的要求，患者的躁狂症状必须持续至少一周的时间才能被诊断为Ⅰ型双相障碍。需要住院治疗的情况除外，在这种情况下并无时间限制。另外必须有证据表明，你在工作和家庭生活中的状态出现恶化（例如，家中发生重大争吵、你失去了工作等）。在大多数情况下，Ⅰ型双相障碍患者在一生中某个时段出现持续至少两周的重度抑郁症的5种或更多的症状（心境抑郁、对事物失去兴趣、体重减少或食欲发生变化、精力匮乏或感到疲劳、肌动兴奋或迟钝、感到没有价值、失眠或睡眠过多、有自杀的想法或举动)，并且在此期间患者的日常生活机能出现衰退。

Ⅰ型双相障碍的患者会以不同顺序经历躁狂和抑郁发作。某些患者在经历躁狂阶段后，接着进入抑郁阶段，然后进入心境恢复正常（“情感正常”的心境）的时期。其他患者在抑郁阶段后进入躁狂阶段，然后进入“情感正常”的心境状态。另有其他患者出现“快速循环”的心境状态，我稍后将更详细地予以讨论。

如果有躁狂发作而没有抑郁发作，那么你的医生仍会诊断你患有Ⅰ型双相障碍。这是因为他或她假定，如果不恰当处理这种障碍，你最终会出现抑郁症。如我在第2章中所提及的那样，被诊断为患有Ⅰ型双相障碍的人也会出现混合发作，或会出现被某些内科医生称为“烦躁不安的躁狂”的发作。这意味着你合乎重度抑郁症和躁狂症的标准，此类症状几乎每天出现，并且持续至少一周。某些人将混合型躁狂症描述为“疲劳但极其兴奋”的感觉。虽然你会感到格外悲观、绝望、疲惫、不能全神贯注，但你仍感到“兴奋”、焦急、急躁、有紧迫感、缺乏睡眠，而且你的思维飞速转动。

Ⅱ型双相障碍

Ⅱ型双相障碍的患者交替出现严重的抑郁发作与轻躁狂发作。轻躁狂是一种温和形式的躁狂症，虽然它或许不会像完全躁狂那样持续那么长的时间（这种诊断的最低标准是4天），但是所表现的症状是相同的（即，如果出现兴高采烈的心境，就需要3种症状；如果出现急躁的心境，就需要4种症状）。虽然轻躁狂患者会经历第2章中所描述的躁狂症的三个阶段的第一个阶段，但是他们不会超越这个阶段：尽管他们出现睡眠障碍、急躁、活动量增加和膨胀的自我感觉的症状，但是不会达到完全躁狂患者所达到的危险水平。一般说来，虽然轻躁狂不会给工作、家庭或社交生活带来很大问题，但是处于这种状态时或许会遇到某些人际关系的困境（例如，与你的配偶或孩子们发生更多的争吵）。轻躁狂并不需要住院治疗。

轻躁狂发作会使经历过它们的患者感到相当愉快。一般而言，其他人会对你在轻躁狂阶段中表现出的精力充沛、性欲过于旺盛和紧迫的特点感到困惑和厌烦（譬如，他们或许会让你“冷静下来”）。抑郁的状态往往早于精力充沛的状态出现，而你的亲友或许也会因为看到你的抑郁状态消失了而松一口气。下面不妨以Ⅱ型双相障碍患者希瑟为例来予以说明：

希瑟现龄36岁,是一位专业的会议协调员。她说自己几乎总是处于情绪低落的状态。在办理离婚手续时,她特别渴望与即将成为前夫的丈夫联络,用她自己的话说,“这就像我所需要的药品那样必不可少——它是我活下去的唯一理由”。在那个时候,她开始出现自杀倾向。但是不久之后,她就开始为一群建筑师策划一次会议,并开始与其中一位建筑师约会。用她的话说,这种工作和新的恋情“使我极其兴奋,我重新精神抖擞。我停止了睡觉,大部分时间都呆在我分户出售的公寓大厦里。我在凌晨两点钟出去遛狗。人们告诉我,我看起来好多了,似乎重新找回了以前的自我,但是我知道自己正走向极端。”

请谨记不同的诊断亚型对你的治疗意味着什么。如果你患有Ⅱ型而不是Ⅰ型双相障碍,那么你的病情或许会更为轻微。但是你仍然需要谨慎:轻躁狂尽管有趣而令人激动,但是它也预示着你正在发展一种重度抑郁症甚至快速循环,特别是如果你没有服用心境稳定剂进行保护的话。

快速循环

快速循环要么伴随着Ⅰ型双相障碍发生,要么伴随着Ⅱ双相障碍出现。在快速循环中,患者的心境迅速地在躁狂或轻躁狂或混合障碍与抑郁症之间来回变化,而且一年中伴随有4次或更多的障碍发作。某些患者具有“超弧度循环”(ultra-radian cycling),这意味着他们的心境在24小时之内会从一极转变至另一极。

如果你有快速循环,或许需要反复试用某些药物,直到你找到合适的为止。你的医生或许想排除那些可能会导致你的心境出现波动的其他因素,譬如说甲状腺异常。令人欣慰的消息是,快速循环似乎是一种有时间限制的现象(Coryell et al., 1992):患者并非终生都出现快速循环的情况。我将在关于药物治疗的第6章中更详细地论述频繁的心境循环的情况。

双相障碍发作的发展

很多人——包括那些尚未被诊断为患有双相障碍的人和那些虽然被诊断为患有双相障碍但表示怀疑的人——觉得刚才所讨论的诊断标准是令人困惑的。很多临床医生也这样认为!你或许想知道,是否仅仅出现此类症状中的一两种症状就使你合乎这种诊断的标准?你或许也想知道,如果你在1月份出现一种症状,而在2月份和3月份没有出现症状,接着在7月份出现了另外一种症状，那么这到底意味着什么。

诊断双相障碍的关键之一就是，根据在发作中一起循环变化的症状群来进行考虑。一定得有证据表明，你交替地陷入时间有限的心境障碍时期与机能大抵正常的时期，或交替地陷入双相障碍的两种相反的症状的时期（例如，躁狂阶段后出现抑郁阶段）。这一时期是你的心境、活动水平、思维模式和睡眠都同时改变的时期。一次发作（参见本页中的图）一般包括前驱期（症状累积的时期）、活跃期（出现严重的抑郁或躁狂症状的时期）和恢复期（症状消退但并未完全消失的时期）。不妨以一位46岁的双相障碍患者汤姆的例子来予以说明。

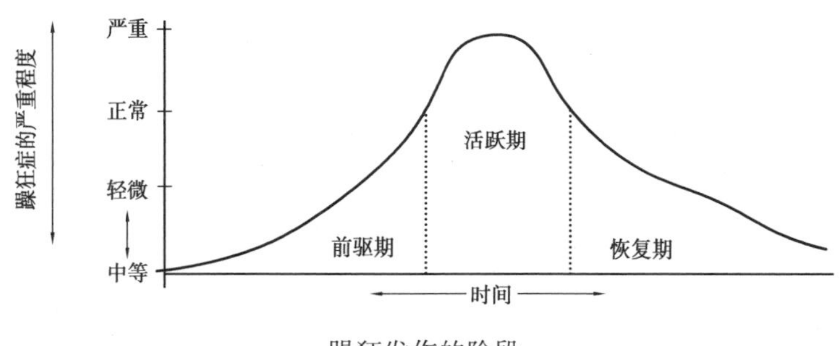

躁狂发作的阶段

汤姆描述了他的抑郁发作和混合发作。随着他在几周内逐渐表现出抑郁的症状，他感到悲伤，对惯常的活动丧失了兴趣，但也表现出伴随有焦虑的轻微偏执狂的症状。他开始感到家中没有人站在自己这一边，并且他们在他的背后说三道四。随着他的病情发展到混合阶段，不仅抑郁症状进一步恶化，焦虑症状和偏执狂症状也是如此，而且他出现不合时宜的急躁和愤怒。有一次，他摔碎了几个碗，而另外一次，他踢开了门。他的家人开始感到害怕。他的睡眠质量变得更为糟糕，而思维也呈现出急促和沉思的特点（“我想到了死，我看不到未来——似乎我和任何人都无能为力”）。此类时期一般持续至少一周，但通常会持续更长的时间。随着他从混合发作中恢复过来——通常在他增加药物的剂量或另外服用一种新的药物后——他会感到不那么绝望，思维会缓慢下来，别人也觉得更容易与他进行沟通。尽管如此，他仍然感到焦虑、悲伤和容易被他人激怒。他开始明白自己的行动如何影响了他的家人，也开始知道至少自己的某些偏执的感觉是捕风捉影的。

我们注意到，在汤姆的案例中，单次发作是分阶段地发展的。不同的症状（绝望和偏执狂）比其他症状（悲伤和愤怒）变化得更快。双相障碍发作持续的时间会因人而异。

辨别你是正处于一次发作的结尾阶段还是处于另一次发作的开始阶段，这或许并非总是可能的。如果已经经历过许多次发作，你也许会比大多数人更了解生病与健康的感觉到底有何不同。但是如果你是首次发作，那么你或许会不清楚自己什么时候恢复正常或病情复发的感觉到底如何。如你将在我们讨论思维管理技巧时看到的那样，了解你的前驱症状（躁狂或抑郁开始发作的征兆）和什么时候获得紧急治疗，将有助于你预防这种疾病进一步恶化。

作为起点或支持性检验的诊断的自我评估

下面的自我施测一览表是确定你的诊断是否正确的一个起点。如果你从未找过精神病医生就诊，但是你认为你可能需要这样做，那么该一览表会为你提供一种参考，让你熟悉医生将会询问的那些类型的症状。

如果你已经得到双相障碍的诊断而对它产生怀疑，那么该一览表为你的医生提供了一项支持性检验。一览表并非诊断工具：并不会仅仅因为你认可了这些项目就意味着你患有这种疾病，而仅仅意味着你具有你和医生将会讨论的躁狂和抑郁的症状。同样，如果没有一种症状看起来是你所熟悉的，你仍然可能患有这种疾病，除非你和医生探讨其他诊断。

在填写一览表和与你的内科医生探讨症状时，请你谨记此类症状必须在同一时段伴随着产生。如果你在一生中的某个时刻出现悲伤的心境，而另外一个时刻出现奔逸的思维，再在其他某个时期出现失眠的情况，那么这种情形不可与出现重度抑郁症发作或躁狂（或轻躁狂）发作的情形相提并论。

医生应该了解——诊断和治疗的步骤

我的很多病人来我这儿时，都觉得医生过于仓促地对他们做出了初步诊断。他们要么成为管理式医疗模式下仓促地做出诊断和治疗决策的牺牲品，要么从未有人向他们询问过有关生活经历的因素，而对他们来说，此类因素对理解他们的心境问题似乎是至关重要的。

不管你是已被诊断并希望检查你的病例是否被正确地处理，还是你正准备进行首次评估，了解诊断和治疗过程中的先后步骤都会有帮助。此类步骤包括转诊、对你以前的病史档案进行检查和诊断性访谈。

随着我对诊断过程进行回顾，请你谨记，医生基本上会根据你最近经历的症状来做出诊断。你如何形成此类症状（也被称为你的疾病病原学）的确是一个不同的问题。你或许会觉得，在此类症状的起因中，生物化学失调的因素不如当前的应激源（例如，刚刚了结一段关系）或童年时期的问题（例如，像“虐待”那样的创伤性事件）同等重要。如果你的医生尽职尽责的话，那么他或她将会在确定这种诊断以及你俩就药物治疗计划达成一致意见之后，在随后的治疗过程中与你一道处理此类心理学问题。如果你的医生并不从事心理治疗，你或许想让他或她进行转介，以便你同时接受心理治疗师的治疗。

双相障碍的症状：自我施测一览表

抑郁症[1]

你是否在持续两周或更长时期内，觉得自己不是往常的自我，并且体验到如下 5 种或更多的症状：

	是	否
感到悲伤、抑郁或闷闷不乐？	____	____
对事物失去兴趣？	____	____
体重减少或增加逾 5%？	____	____
睡眠过少或过多？	____	____
动作变得迟缓或迅速？	____	____
感到疲劳或精力不济？	____	____
觉得自己毫无价值或对某些事情感到非常愧疚？	____	____
不能全神贯注或作出决定？	____	____
想自杀或拟订自杀计划？	____	____

躁狂症或轻躁狂症[2]

你是否在一段时期内感到不是平常的自我，并且你：

	是	否
感觉太棒或太亢奋乃至其他人认为你不正常？	____	____
你太亢奋乃至惹是生非？	____	____
你太急躁乃至冲人们大喊大叫或发生斗殴或争吵？	____	____
感到比平时自信得多？	____	____

续表

睡得比平时少得多并且发现自己并不真正想睡觉?	____	____
比平时更健谈或说话比平时更快?	____	____
出现奔逸的思维或无法减缓头脑的运转速度?	____	____
太容易受周围事物的干扰	____	____
乃至你难以全神贯注或坚持到底?	____	____
精力比平时充沛得多?	____	____
比平时活跃得多或比平时做更多的事情?	____	____
比平时更爱交际或更友善,譬如说在半夜给朋友打电话?	____	____
对性生活的兴趣比平时更浓厚?		
做对你来说不同寻常的事情或其他人可能认为是过分的、愚蠢的或危险的事情?		
	____	____
大手大脚地花钱乃至使你或你的家庭陷于困境?	____	____

如果你对以上项目的回答不止一个"是"的话,是否此类事情在同一时期发生?

____ ____

以上这些事情给你带来了多大的问题——譬如说不能工作;陷于家庭、金钱或法律的困境;导致争吵或打架? 请只在一种反应选项上打勾。

没有问题________ 小问题________ 中等问题________ 严重问题________

[1]经允许根据《美国精神障碍诊断与统计手册》第4版修订版的重度抑郁或躁狂发作的标准改编而成(美国精神病协会,2000)。2000年版权属于美国精神病协会所有。

[2]经希施费尔德(Hirschfeld)等人(2000)允许改编而成。2000年版权属于美国精神病协会所有。

第一步:转诊

得到合适诊断的第一步就是找到合适的医生。如果你有个人保险,那么或许能找某位专治心境障碍的医生就诊。如果你不清楚某位医生是否是专家，请不妨打听一下。你也可以通过美国精神病协会转诊热线或从“如何找到最佳医生”系列书籍中，获得你所在地区诊治心境障碍的专业人士的有关资料。

如果你有管理式医疗计划或没有保险，那么你或许在找谁看病上没有太多的选择余地。如果运气好，你的管理式医疗计划将引导你找到一位至少在心境障碍领域有某些经验的心理健康专家。不过，这可能需要你自己做些打探工作。例如，虽然南希认为自己可能有双相障碍而想找一位精神病学家就诊，但她对黄页号码簿上旨在治疗心境问题的医生的号码感到茫然。虽然她拨了几个号码，但是只能联系到他们的接线员。他们仅仅向她提供诸如“某某医生主要诊治成人”或“她是一位全科的精神病执业医生”之类的信息。最后她与全科医生探讨了这个问题，而后者推荐她找城里一位据称在治疗心境障碍方面有专长的精神病医生就诊，而且费用由她的保险计划支付。在当今的管理式医疗体系中，你最初的诊断评估或许不会由精神病医生做出。很多保险计划都有一位导医(intake worker)，他或她决定求医者是否需要跟进精神病护理。不过，这并非意味着你将会得到质量低劣的护理。源自其他学科(例如，心理学、社会福利工作、护理)的心理健康专家往往接受过良好的关于诊断方法的训练。如果你有双相障碍的任何嫌疑，那么这位导医很可能会转介你去找精神病医生就诊，而如果你有双相障碍的前科，那么他或她一定会这么做。但是，如果你觉得这种初步评估并不恰当或并未导致合适的跟进护理，那么请你在预约跟进护理会晤时坚持做你的卫生保健项目。

第二步：检查你的病史档案

你就诊的那位医生或许会想检查其他医生之前为你填写的病史档案。这种病史档案通常包含如下内容：你之前的诊断结果(可能包括或不包括双相障碍)、你之前的药物治疗的情况(包括你对它们的反应如何和你是否体验到它们的副作用)以及你的病史、社会经历和家庭经历的相关信息。

你的医生将让你签署一份“资料透露协议书”(release of information form)，以便他或她能够获取此类档案。当然，你可以拒绝签署这份协议书，但是这样做对你并非最为有利。即使你觉得之前的精神病护理是有缺陷的，但是这也将有助于你的新医生了解此类缺陷和你尝试了哪些治疗方法以及中止它们的原因。医生未必会向你推荐你过去接受过的那些治疗方法。

如果这是你第一次找心理健康专家就诊，那么你或许没有之前的病史档案。如果你进行过其他的精神病咨询,你也许想知道新医生为什么需要进行新的诊断评估而不能只是简单地检查你的病史档案。为什么病史档案不足以确定你的诊断、治疗或预后呢?这有很多原因。首先,病史档案往往是粗略的。它们包含诸如"患者主诉抑郁"之类的意见,而并未详细说明抑郁症的严重程度、是否并发了其他症状、抑郁是否在分离的情境中发作等。病史档案通常由专家填写,而他们关注你的病史或精神病史的其他方面(譬如说,内分泌科专家检查你的甲状腺功能),而不是双相障碍。因此,请你将之前的病史档案当作一种补充资料,它们或许会帮助医生弄清楚对你的诊断。他或她将主要根据与你面对面的诊断访谈来做出判断。

第三步:预期从诊断访谈中可以得到什么

双相障碍的诊断是通过临床访谈来确定的。在访谈中,你会被问及是否在某段时间内经历了某些症状。如果医生与你进行了一次综合性访谈,那么他或她不仅会询问关于你的心境障碍的症状的问题,而且会询问你是否曾经有过精神病症状(例如,幻觉)、药品或酒精滥用、焦虑症状、饮食性疾病的症状或其他问题。

填写上一章中的自我施测一览表或许有助于你的医生更有效地获取此类信息。因为该一览表是根据《美国精神障碍诊断与统计手册》第 4 版编写的,所以它类似于你的医生将会提出的某些问题。你可以在首次访谈开始时将该一览表交给医生,以便确保他或她密切注意那些或许与你有关的症状。

在这种访谈中,医生可能想了解你所经历的症状,而且想了解哪些症状一般伴随其他症状发生(即在分离的发作中)、此类症状的严重程度以及它们持续的时间。医生脑海中有一个阈值,根据它可以确定一种症状必须有多严重和其损害性必须有多大才可以被视为双相障碍的症候群的一部分。例如,当询问有关"精力丧失或疲劳"的情况时,你的医生应该了解这样的信息,譬如说你是否因为疲劳而无法工作,或你是否难以完成家庭作业。当问及失眠的情况时,他或他可能想了解一周中你有几个夜晚难以入睡,以及睡眠不足是否损害你驾车、专心工作、参加体育活动或从事任何惯常活动的能力。在许多方面,双相障碍症状只不过是正常的心理、行为和情绪过程的夸大,而心境、睡眠或活动水平等方面多少不一的变化是人类生理状况的一部分。医生必须确定,你的症状是否达到严重性或损伤的某个标准。

访谈具有相当大的主观性,医生向你提问的方式和你回答它们的方式,可能会影响最终诊断。不妨以一位医生与一位双相障碍患者之间的对话来说明这个问题。请注意，这位医生仔细地探查了这位病人的症状，而后者也相应地提供了关于他的生活和行为的有用例子。

医生："你是否在长达一周的时期内感到非常开心或非常急躁？"

患者："没有，真的没有。"

医生："或者，你是否觉得脾气特别暴躁或特别容易发火？"

患者："没有。"

医生："那你有没有感到精力充沛和精神抖擞呢？"

患者："有。"

医生："这种感觉像什么样？"

患者："喔，在 3 月份，我的头脑在全速运转，脑海中塞满了各种各样的想法。我想我会开发出一种天气监测系统，它可以从我的地下室开始运作。"

医生："那时你睡得怎么样？"

患者："根本就没有睡！我不需要睡觉，当有人告诉我应该睡觉时，我恨死他们了。"

医生："恨死他们？能不能再讲详细点？"

患者："噢，没有谁欣赏我试图做的事！每个人行动起来都似乎慢腾腾。有一次，我正在忙于完成一个项目的时候，一个家伙来敲门，我就对这个家伙大喊大叫。此外我多次冲着我的孩子们吼叫，因为他们不断地打扰我。"

在这个例子中，医生找到了这个病人的病史中关于急躁的心境和其他躁狂症状的证据。假如医生没有做这番探查，这种双相障碍的症候群或许就不会浮现。

诊断访谈将至少花费一两个小时。如果你有特别复杂的一组症状，那么医生可能要求进行几次会谈来确保诊断无误。长时间的访谈会令人厌烦，特别是如果你以前有过类似经历，但是你将发现，你和医生的时间没有白费。你所提供的信息使医生得以做出仔细的诊断，从而几乎会毫无疑问地带来更好的治疗。

诊断是否合适，你是否罹患的是另一种疾病

不管你是首次出现抑郁还是躁狂的问题，即使你出现了许多次心境障碍的发作，你或许还是想与你的医生探讨诊断的准确性。这种诊断是否合理地解释了有关你的心境状态、行为和与他人的关系的那些类型的问题？你所罹患的会不会是另外一种疾病？你或许想知道，你所经历的心境波动是否真的是你人格的一部分（请参见第 4 章）。你或许认为自己患有一种不同的精神疾病或者根本就没有患病。另外，你也可能恰当地认为，除了患有双相障碍外，你还患有另外一种精神疾病。

分辨双相障碍与其他具有相同特征的疾病很困难。在本节中，我会讨论误诊的问题以及那些往往与双相障碍相混淆的其他疾病和它们与双相障碍之间的差异。有时候医生将此类疾病与双相障碍一起予以诊断（“共病症”）。

如果你认为自己被误诊，你可以做些什么

为什么难以将双相障碍与其他疾病区分开来呢？这有很多原因。首先，很多因素都可以导致心境发生变化，包括荷尔蒙、个人的压力、人格障碍、大脑疾病、摄食了药品或酒精。其次，双相障碍患者往往难以向他人描述自己的心境状态并提供其疾病的准确历史。最后，心理健康专家所受到的训练，并非总是足以识别这种疾病的更加微妙的形式（例如，混合状态、快速循环、轻微抑郁症或轻躁狂）。

诊断标准本身也可能导致医生做出混乱的诊断。某些症状是一种以上疾病的共同特点。精神病体验（例如，浮夸的错觉）会在精神分裂等其他疾病中出现。有关随境转移的问题会在躁狂和注意力缺陷多动症中出现。睡眠障碍和易激怒会在屡复性抑郁症、焦虑症以及双相障碍中出现。最后，心境的易变性是边缘人格障碍的一个关键特征。

请你尽量对诊断过程保持耐心。《美国精神障碍诊断与统计手册》第 4 版的普遍使用，连同心境障碍识别方面的培训得到加强，使医生得以做出比以往更为可靠的诊断。尽管如此，仍然会不可避免地出现错误的诊断。你的内科医生或许需要在一次发作中对你进行观察，而一旦你康复了，就能确定诊断无误。如果你对所得诊断抱有极大的疑虑，那么寻求第二者意见会是个好主意。

如果你真的寻求第二者意见的话，请准备好回答你在首次诊断时被问及

的有关你的症状的相同问题。请告诉新的精神病医生，你为什么认为自己所患的不是双相障碍而是另外的某种疾病，并且要特别说明，为什么你觉得自己的症状不符合双相障碍的诊断标准。或者，如果你觉得自己患有双相障碍，而被诊断为患有其他疾病，那么也请你告诉新的精神病医生你为什么这样认为。请你带一位亲密的家人、你的爱人或信得过的朋友陪你就诊。这个人可以提供关于你的症状和生活经历的不同观点，这或许有助于心理健康专家做出诊断。

尤为重要的是，你需要与医生合作。请尽可能准确地向医生讲述你的经历并报告事件和症状，即使你将报告的内容有时候是羞于启齿或令人痛苦的。请设法从医生的角度来看待你的病情。如果医生认为你患有双相障碍，那么这种意见背后的理论根据是什么？医生认为什么样的诊断标准适合于你？他或她有否考虑其他诊断？如果没有，为什么不考虑？

共病症

“共病症”(comorbidity)这个术语是指同一个人身上同时出现两种或更多的精神障碍。很多患者有一种以上的合乎《美国精神障碍诊断与统计手册》第4版的标准的精神障碍。实际上，两项精心设计的对总人口中精神障碍患者的全国性调查——美国全国共病症调查和流行病学流域研究的结果表明，在罹患一种精神疾病的患者中，有56%至60%的人报告有两种或更多种障碍(Kessler et al.，1994；Robinset et al.，1991)。在临床实践中，患者往往被给出多种诊断，有时候是因为他们有一种以上的疾病，有时候则是因为临床医生无法确定哪种诊断最为适合，从而给出一种以上的诊断。

患有两种或更多种并发障碍的患者的情形像什么样呢？下面不妨以一位女性患者艾琳娜为例予以说明。艾琳娜现龄49岁，被诊断为患有Ⅱ型双相障碍和注意力缺陷多动症。

艾琳娜发生过多次长时间的抑郁发作，而在此类发作中她难以保住饭碗。她的轻躁狂时期的特征表现为急躁、奔逸的思维和睡眠障碍。虽然她的丈夫克里斯对她的抑郁症表示理解，但是也被这样的事实所激怒：当他试图和艾琳娜探讨工作情况时，她的目光就会显得呆滞，而她似乎把他的话当成耳边风。克里斯也抱怨说，她犯了许多粗枝大叶的错误：当她向潜在的雇主发送简历时，往往会遗漏一页或把文本打印斜了。她也经常忘记与医生的约会。她在大部分时间内的行为都表现出健忘和疏忽的特点,即使她没有处于抑郁状态时也是如此。

在艾琳娜的案例中,她被诊断为同时患有双相障碍和注意力缺陷多动症,导致她的内科医生向她推荐一种治疗方案,包括一种心境稳定剂和一种旨在提高注意力和专注水平的药物——右旋安非他明。

通常与双相障碍相混淆的其他精神障碍

- 注意力缺陷多动症
- 边缘人格障碍
- 循环性精神病
- 精神分裂症或分裂情感性障碍
- 屡发性重度抑郁症
- 物质引发性心境障碍

本页的工具条中列出了经常与双相障碍并发的或在诊断中与之相混淆的其他障碍。注意力缺陷多动症、边缘人格障碍、循环性精神病障碍都可以与双相障碍进行联合诊断。其他障碍需要临床医生在此类诊断与双相障碍的诊断之间做出决定。

注意力缺陷多动症

你是否有如下问题:

- 难以注意到细节?
- 在工作或其他活动中犯粗枝大叶的错误?
- 难以聆听他人讲话?
- 与组织产生矛盾?
- 随境转移?
- 健忘?

注意力缺陷多动症是一种儿童期发作的障碍,它的特点是难以将注意力集中在任务上。患有多动性或冲动性注意力缺陷多动症的儿童会出现烦躁、不假思索地脱口回答问题、坐立不安和过于健谈等特定情况(美国精神病协会,1994a,2000)。请注意,此类症状与躁狂症何其相似!区分儿童期发作的双相障碍与注意力缺陷多动症,或区分成人双相障碍与首次在儿童期诊断出的注意力缺陷多动症的延续症状，都是特别困难的。有人可能会同时患有这两种疾病。某些研究发现，在双相障碍患者中，有高达 90%的儿童和高达 30%的青少年也患有注意力缺陷多动症，尽管并非所有人都同意这个结果（Geller & Luby，1997）。

区分双相障碍与注意力缺陷多动症是很重要的，因为治疗注意力缺陷多动症的主要药物是诸如哌醋甲酯/利他林或右旋安非他明之类的兴奋剂。此类药物一般不会被开给双相障碍患者使用，除非给他们同时开诸如锂盐或双丙戊酸钠之类的心境稳定剂。你将会在第 6 章中更为详细地了解此类药物。利他林像许多兴奋性药物那样，会增加患者出现躁狂或轻躁狂发作的几率（请参见第 53 页的案例研究）。

目前，心理健康专家中有将双相障碍和注意力缺陷多动症进行联合诊断的趋势，特别是在儿童患者中。现在没有用于诊断双相障碍儿童患者的单独的标准，而遗憾的是，这种趋势有时会导致不精确的诊断。尽管人们可能同时患有这两种障碍，而且许多人也的确如此，但是总有方法将二者甄别开来。

首先，与注意力缺陷多动症有关的认知问题并不会随着时间一天一天地或一周一周地发生显著变化，除非患者服用了利他林或某些类似的药物。注意力缺陷多动症患者不管处于什么心境状态，仍然会经常地出现与注意力、随境转移、组织等方面相关的问题。相形之下，尽管双相障碍患者或许会变得冲动或难以集中注意力，但是这种情况主要在他们处在躁狂、混合或抑郁发作时才会出现。例如，特莉现龄 37 岁，是一位形象艺术家。她在心境稳定时期能卓有成效地工作，而只有当她处于抑郁状态时，她才无法全神贯注于她的版面设计的工作。

此外，注意力缺陷多动症并未伴随有双相障碍那些标志性的极为高涨和极为低落的心境状态。注意力缺陷多动症的患者一般不会出现如下情况：兴高采烈的心境、目标导向的行为、过于旺盛的性欲、睡眠需要减少或浮夸（Geller et al.， 1998），或重度抑郁的时期与心境稳定的时期交替出现。

注意力缺陷多动症通常与学校环境中的困境相联系。当你在学校时，你能够相当稳定地将心思放在课堂活动上吗？其后，你通常能良好地完成那些需要全神贯注地付诸努力的任务吗？如果你对这两个问题的回答都是肯定的，那么你似乎不太可能患有注意力缺陷多动症，尽管这个问题的严格答案尚需进行认知测验。如果你觉得自己可能患有注意力缺陷多动症，那么请你向医生提出这种可能性并要求他或她对这种情况进行单独评估。除了针对注意力缺陷多动症的药物治疗外，你所在地区可能有“认知康复”项目。你可以登记入会，以帮助你制定提高你的注意力和专注水平的策略。

边缘人格障碍

你是否：

- 难以界定你自己是谁或你想成为什么样的人？
- 曾经与其他人有非常热烈而不稳定的关系？
- 曾经千方百计地防止别人抛弃你或离开你？
- 难以控制愤怒爆发？
- 曾经在性生活、花钱或饮食方面有冲动的或轻率的行为？
- 曾经有自毁的行为（譬如说自残）。

人格障碍是在思维、知觉、情绪反应、人际关系的机能和冲动性控制等方面的障碍的长期模式。边缘人格障碍的标志是心境、关系和对自我或身份的感觉等方面表现出不稳定的特征。边缘人格障碍患者长期感到空虚和无聊，特别难以独处，并频繁地做出自杀行为或进行此类威胁。他们通常具有非常敏感的心境，遇到涉及亲密关系的事件时往往很快变得极为悲伤、焦急不安或急躁。此类心境状态往往只持续几个小时，至多则会持续几天（美国精神病协会，1994a，2000）。边缘人格障碍一般持续至整个成人期，除非患者寻求治疗。

> 卡拉现龄27岁，她每天给男友打电话的次数高达10次。打电话时，她往往对他发脾气，因为她觉得“他没有好好地关心她”，并且，如果她联系不上他的话，她就会指控他与别的女人鬼混。当她一个人待着时，会觉得自己似乎正在消失，并急不可耐地想抽烟、吃东西、喝酒、呕吐或用玻璃割伤自己。她几次试图用温和的方式伤害自己，但从未严重到危及生命的程度。尽管她正在接受心理治疗并试着服用各式各样的抗抑郁药物，但是此类问题仍然持续了好几年。

边缘人格障碍与双相人格障碍，尤其是与快速循环类型的双相障碍有许多类似之处，但是二者也存在可辨别的差异。边缘人格障碍患者心境的改变往往是非常短暂的，是对被有亲密关系的人所排斥甚至仅仅是被其轻视而做出的反应。实际上，边缘人格障碍患者的困扰在恋情中最容易观察到。他们往往把亲近自己的人理想化然后予以贬低，并千方百计地避免那种他们所体验到的被抛弃的感觉。

虽然边缘人格障碍患者的确在人生中某个时候会变得抑郁，并往往符合重度抑郁发作的全部标准，但是他们并不形成完全的躁狂或混合的情感症候群，除非他们也患有双相障碍。

在双相障碍患者中，有 10%～40%的人也符合边缘人格障碍的诊断标准（Carpenter et al.，1995；George et al.，1996；Peselow et al.，1995）。

为什么了解你是否患有边缘人格障碍以及双相障碍（或不是边缘人格障碍而是双相障碍）是很重要的呢？目前，关于边缘人格障碍患者或同时患有边缘人格障碍和双相障碍的人的药物治疗，尚没有一致认可的指导方针。一般认为，同时患有这两种疾病的人更加"难以治愈"（Treatment refractory），更加难以对心境稳定药物起反应或坚持服用此类药物（美国精神病协会，1994b）。如果你难以找到合适的药物组合，并且符合上述某些特征，那么你可能具备并发症的状况。在此类情况下，考虑将药物治疗与心理治疗结合着进行对你来说就特别重要。在各种针对边缘人格障碍的心理治疗中，获得最多的研究支持的是"辩证行为治疗"。这是由玛莎·赖汉（Marsha Linehan，1993）研制出的一种认知—行为疗法，在群体背景和个体背景中都可以予以采用。

循环性精神病

你是否：

- 在短期内感到活跃、急躁和激动？
- 在短期内感到轻微抑郁？
- 倾向于在以上两种状态之间来回变化？

使情况更为错综复杂的是，你会患有一种波动形式的心境障碍。它的特征表现为你交替地出现短期的轻躁狂与短期的轻度抑郁。要够得上循环性精神病的标准，你的心境必须至少在连续两年内在高潮期与低落期之间来回波动，并且每次没有症状的时期绝不会超过两个月（美国精神病协会，1994a，2000）。这与Ⅱ型双相障碍有何不同呢？不妨以下面短文中的故事来予以说明：

凯瑟琳是一位 30 岁的女士，自从青春期起，她的心境就会在高潮与低谷之间来回波动。在头 3 天内她会经常哭泣，感到悲伤，对事物的兴趣减少；而在接下来的 3 天内，她会感到急躁、精力充沛和健谈。她从来没有因为她的抑郁症状或轻躁狂症状而住院治疗，也没有出现自杀性倾向、不能全神贯注或体重显著减少的现象。她的男友有时会抱怨她的喜怒无常和大发雷霆。尽管在抑郁时她更难以好好工作，但她从未因抑郁症而丢掉饭碗。

凯瑟琳被诊断为患有循环性精神病而不是双相障碍。假如她的抑郁症恶化或严重到需要住院治疗的程度，那么她的诊断就会变为带有循环性精神病的Ⅱ型双相障碍。人们可以被诊断为同时患有这两种疾病！

加州大学圣地亚哥医学院的精神病学家哈高普·阿奇斯科认为，循环性精神病是一种使人容易罹患双相障碍的气质性障碍（Akiskal,1996；请另参见第4章）。实际上，就遗传模式和假定的生物学机制而言，循环性精神病与Ⅰ型和Ⅱ型双相障碍有许多共同点。在《美国精神障碍诊断与统计手册》第4版中，循环性精神病被列为一种轻微形式的双相障碍。在循环性精神病患者中，约有三分之一的人会在两三年的时间内发展成Ⅰ型或Ⅱ双相障碍（即他们逐渐形成完全的躁狂发作、更长时期的轻躁狂或重度抑郁发作）（Akiskal et al., 1977）。

目前，极少有人对Ⅱ型双相障碍与循环性精神病的理想的治疗方法进行研究。因此，精神病医生往往采用类似方法来治疗这两种疾病，譬如说都采用像锂盐或双丙戊酸钠之类的心境稳定剂来进行治疗。尽管如此，循环性精神病患者有时候也能在不服药的情况下正常生活，因为他们的病症更为轻微，其损害性也更小。对某些人来说，被诊断为循环性精神病似乎不如被诊断为Ⅱ双相障碍那样令人恐惧，即使它们具有很多类似的特点。

精神分裂症

如果你患有精神分裂症，那么你会体验到如下某些症状：

- 错觉，例如觉得被人跟踪，认为你的思维被外界力量控制，或认为某人（或某组织）想伤害你；
- 幻觉，在其中你会听到声音或看到图像；
- 缺乏动机，感情淡漠，对遇见的任何人都漠不关心；
- 情绪丧失或“钝化”；
- 沟通和思维非常混乱或毫无章法。

区分双相障碍与精神分裂症是相当困难的，特别是当一个人首次就医或首次住院治疗时。精神分裂症患者并非人们通常所认为的那样具有多重人格，而是他们有错觉（错误的和不现实的信念）或幻觉（在没有真实刺激的情况下有感官体验，譬如说声音等）。尽管他们会体验到严重的抑郁，但是他们最大的问题是情绪阻断（情感平淡或钝化）。双相障碍患者也会出现错觉或幻觉；而此类感觉一般（但并不是一成不变的）属于躁狂、浮夸类型（例如，“我有明察秋毫的超感官知觉”），或属于抑郁类型（例如，“魔鬼告诉我，我将因自己所作的孽而受到惩罚”）。

根据《美国精神障碍诊断与统计手册》第4版的标准，如果你在发作中体验到情绪、精力或活动水平上的剧烈波动，并且你的错觉或幻觉（如果它们竟然出现的话）在心境波动发作后还不消失，那么你所罹患的疾病是双相障碍而不是精神分裂症。如果你的错觉和幻觉在你的心境发生波动之前出现，并且（或者）在你的抑郁症状或躁狂症状消除后仍然存在，那么你将更可能会被诊断为患有精神分裂症或情感分裂性障碍。后一种障碍是精神分裂症和心境障碍的混合类型。

此类区别与你的预后有很重要的关系。精神分裂症的长期后果——就住院治疗的次数、就业能力和其他生活品质指数而言——比双相障碍或情感分裂性障碍更为严重（Grossman et al.，1991）。就治疗而言，这也是一种重要的区别，因为精神分裂症患者所需的药物系列也有别于双相障碍患者所需的系列。如果你被诊断为精神分裂症或情感分裂性障碍，那么内科医生或许会推荐诸如奥氮平（olanzapine）/（再普乐）、氯氮平（Colzaril）/氯扎平（Clozapine）、利培酮（risperidone）/维思通（Risperdal）之类的药物（请另参见第6章）。此类药物都是具有稳定心境的性能的新型安定药。如果医生认为关于你的双相障碍的诊断是准确的，然而你也具有精神病症状或极为兴奋，那么他或她或许会建议你在服用锂盐、双丙戊酸钠或卡马西平等心境稳定剂时，也服用一种上述药物。现在不妨以一位19岁患者库尔特的情况来予以说明：

> 库尔特认为有一个“九人帮”在地球上游荡，并且特意在寻找他。他把“自我”描述为逐渐解体的“贝壳”，并最终会被这团伙抓住。当他开始为这个“九人帮”忧心忡忡时，他就会变得兴奋、急躁、容易痛哭流涕、口若悬河、停止睡觉。由于他的思维变得愈发稀奇古怪而他的父母越来越对他感到害怕，因此他被送进医院接受治疗。当他的哥哥来医院探望他时，库尔特迫不及待地迎上去，双臂紧紧地抱住他，并开始哭喊着说：“谢谢你救了我！”当他在医院里采用一种安定药（氟哌啶醇）进行治疗后，他明显平静下来，并重新开始睡觉。但是他仍然相信有一伙人在跟踪他，并且该团伙的成员就等着他出院。

请注意,库尔特的主要困扰与其说是他的心境,倒不如说是他的思维过程。即使心境和睡眠问题得到改善后,他仍然被幻念所困扰。他被诊断为患有分裂情感性障碍而不是双相障碍。此类诊断区分最难以可靠地做出(Pope & Lipinski,1978)。通常,出现这些不明类型症状的患者必须通过对几次发作进行观察,并需要试用许多不同药物,才能使其诊断变得清楚。

屡发性重度抑郁症

你是否有过往复性的重度抑郁时期,却没有出现躁狂或轻躁狂的明显征兆?区分只患有屡发性抑郁症的患者与同时患有抑郁症和躁狂症的患者或许看起来是轻而易举的,但这实际却相当困难。最常见的一种情况是:患者反复地出现重度抑郁发作,然后在短期(几天)内感到"极其兴奋"、"兴高采烈"、"君临天下"。这是否是Ⅱ型双相障碍呢?或者,这是否只不过是我们大多数人在走出长期抑郁后都会体验到的那种"兴高采烈"的感觉呢?

一个真正的轻躁狂发作涉及患者的机能从之前的心境状态发生显著变化。轻躁狂患者睡得更少,感到轻度或中等程度的兴高采烈或急躁,出现奔逸的思维或变得健谈。如果这种状态每次持续几天,而且别人也对此品头评足,那么可以怀疑这种情形就是轻躁狂发作(和双相障碍)。相形之下,如果一个人仅仅在抑郁后感觉良好,然而并没有出现轻躁狂症候群中的其他症状,那么这个人或许患有"单向抑郁症"。如果你有双相障碍的家族史,那么就提供了你被诊断为双相障碍而不是单向障碍的额外证据。如我之前所提及的那样,如果你的医生不能确定你是否患有双相障碍或单向障碍,他或她或许会建议你在服用抗抑郁剂之前服用一种心境稳定剂。

物质引发的心境障碍

以下情况对你来说是否都属实?

- 你有过一次抑郁发作或躁狂发作;
- 你在一连几天或几周内服用消遣性药品、饮用大量的酒后,或在开始服用抗抑郁剂或某种影响心境的其他药物后,出现此类症状;
- 在你停止喝酒或停止使用药品后不久,你的症状就减退了;
- 除了那些由酒精或药品导致的发作之外,你之前并未出现过躁狂发作或抑郁发作。

躁狂症状和抑郁症状可以由滥用某些药品而模拟出来。据了解,可卡因、安非他明/快速丸(speed)、海洛因(heroin)和麦角酰二乙胺(LSD)都能催生类似躁狂的状态，并往往伴随有精神症。特别地，大家都知道，安非他明能产生急躁、过度亢奋和妄想的状态。虽然酒精滥用或上瘾似乎不可能直接导致躁狂发作，但是它无疑会导致逐渐加重的抑郁症。

《美国精神障碍诊断与统计手册》第4版把那些受某些物质影响的心境障碍与那些由患者天生的生理机能所导致的心境障碍区别开来。直接由物质使用而导致的心境障碍通常是短暂的，比与物质使用无涉的心境障碍消失得更快，并且通常采用解毒和药物依赖性方案进行治疗。有时候它们不经过治疗就能减轻。然而，物质能导致双相障碍的首次发作，从而使后者按照本身的进程发展。双相障碍患者声称，在他们开始试用药品后不久，他们的首次躁狂就开始发作了。这种情况并非罕见。

如我在第2章所谈到的那样，你可以同时患有心境障碍和由物质使用导致的障碍，而这两者会相互影响彼此的进程。心境波动使你更可能吸食药品或喝酒，而药品和酒精会使你的心境波动雪上加霜。在双相障碍患者中，约有60%的人在一生中某个时段发生过酒精或物质使用所导致的心境障碍，该比率远远高于总人口中出现这种情形的人的比率（10%～20%）（Regier et al.，1990；Sonne & Brady，1999）。因此，即使你最初是因心境障碍来求医的，但是你的医生或许仍然会将你诊断为物质或酒精使用障碍，并建议你参与一项12个步骤的项目（例如，匿名戒酒者协会）或个体心理治疗，以帮助你克服药物依赖性的问题。

医生或许会评估你的心境症状与喝酒或药品使用这两者的先后次序：你是否通常在抑郁后喝酒？你是否曾经出现喝酒之后变得抑郁的情况？你是否吸食可卡因或大麻之后就变得躁狂？或情况恰恰相反？通常说来，直到你有一段时间节制喝酒或不使用药品，他或她才能够肯定地说，你是否同时有双相障碍和药品滥用问题。同样，你的近亲和朋友或许会在这个问题上提供帮助。例如，你的配偶或许能够回忆起当你服用某些物质时，你的行为什么时候开始变化以及怎样变化。

物质诱发的心境障碍的一个重要例子就是患者在服用抗抑郁剂后逐渐出现躁狂、轻躁狂或快速循环。下面案例中的卡琳，虽然表现出特别类似于混合发作的症状，但是她的症状在停止服用抗抑郁剂后就减缓了。根据《美国精神障碍诊断与统计手册》第4版的要求，直到患者在没有抗抑郁剂或其他物质刺激下，至少出现了一次躁狂的、混合的或轻躁狂发作，这种情况才可以被诊断为双相障碍的症候群。如果你的确因为服用抗抑郁剂而变得躁狂或轻度躁狂，那么你或许真的患有双相障碍，但这尚需更多的证据才能确定。

卡琳现龄48岁，她在父亲过世后一个月左右陷入严重的抑郁和焦虑状态。她从未有过躁狂或轻躁狂发作。内科医生让她服用一种抗抑郁剂，但这并未减轻她的抑郁状态，而实际上，她变得更为焦虑了。内科医生接着给她服用了另外一种不同的抗抑郁剂。

"刚开始，我觉得很不错。我能够全神贯注地做事了，这是从未有过的情况。我再也不需要靠抽烟来使自己提神工作。然而，我的心境开始像跷跷板那样忽上忽下，我的睡眠状况变得越来越糟糕——几乎每个小时就会醒来一次。我感到极其兴奋，但是接着又重新陷入抑郁状态。我开始感到非常急躁和闷闷不乐，并不由自主地陷入沉思，就像磁带以每分钟78转的速度播放一样。我每天晚上几乎不得不服用一种叫安比恩（Ambien）的安眠药。我再也受不了啦。"

她的内科医生让她逐渐停止服用那种抗抑郁剂。虽然她的心境在几周内持续波动，但是接着就重新回到更轻微的抑郁状态。她最终通过服用奥卡西平（oxcarbazepine）/曲来（Trileptal），一种类似于卡马西平的抗惊厥药物和心理治疗获得痊愈。她的快速循环被视为一种由物质诱发的心境障碍的事例，尽管她也被认为出现"没有并发症的丧亲之哀"的症状——一种对居丧体验做出反应的重度抑郁。她从未被诊断为患有双相障碍。

* * *

我希望你现在能理解，得到恰当诊断并排除竞争性的诊断有多么重要。了解双相障碍的诊断标准，以及你和其他人的症状表现，会使你在管理自己的疾病上发挥更大的能动性。如你稍后将看到的那样，了解双相障碍发作时一般会体验到哪些症状，将大大有助于预防此类发作蔓延到不可收拾的程度。

在下一章中，我将讨论关于患者对被诊断为双相障碍这个事实的适应或应对的问题。某些患者否认双相障碍的现实，并认为他们的症状只不过是其人格问题的夸大而已。某些患者因为这种诊断而画地为牢，并无谓地试图限制他们的职业生涯和人生抱负。其他患者虽然勉强地认可这种诊断，但仍然像自己并未生病那样我行我素。没有人会愿意相信自己患有那种需要长期治疗的精神疾病。逐渐接受这种诊断是一个艰难的情感过程。

4.如何对待双相障碍的诊断

我们在第 3 章中讨论了相当枯燥的（尽管是实用的）《美国精神障碍诊断与统计手册》第 4 版的诊断标准。此类标准并未处理或表达的内容就是，你在获悉自己患有双相障碍并承认其现实性时所产生的情感反应。我的大多数病人都经历了痛苦的挣扎才勉强接受这种诊断。最初他们体验到愤怒、恐惧、悲伤、愧疚、失望和绝望的感觉。此类反应并非躁狂—抑郁的循环，而是一个形成关于他们是谁的新感觉的过程，一个纳入了那种会影响他们心境的生物学失调因素的新自我形象。或许听起来我似乎在谈论那些只出现了一两次躁狂或抑郁发作并且对这种诊断感到意外的患者的情况，但是我也看到那些因为这种疾病而多次进行住院治疗的患者产生了此类反应。

为什么接受这种诊断的过程如此痛苦呢？与自己患有双相障碍这个事实达成妥协或许意味着，你承认你将在你的家庭、工作场所以及人际关系中扮演一个新的角色。这或许需要你对自己的生活和优先考虑的事情的重组做出决策，从而或许意味着你需要以另外一种方式来看待自己。譬如说，埃斯特班，现龄 25 岁，在住院治疗后搬离他的公寓，重新与他的父母在一起生活。结果他不得不应对他们对他过度警惕和日益试图控制他的行为这种局面，这让他觉得自己又变成了一个小孩。罗布，现龄 38 岁，是事业上相当成功的土木工程师。当他的诊断结果被泄露后，他发现同事似乎都害怕他。他把自己的失业归咎于他的病情被暴露。南希，现龄 44 岁，她发现，在她获悉自己的诊断结果并将其告知她的许多朋友后，至少有一个朋友与她断绝了关系，用她的话说，“因为我的‘保养费’过高而抛弃了我”。一旦承认自己患有双相障碍，就会付出如此沉重的代价，你可以想象其中的痛苦和困惑。

双相障碍有何独特之处

糖尿病或高血压等内科疾病的患者在应对他们的诊断时也经历了类似的

情感过程。没有谁愿意相信自己患有那种需要定期治疗的长期疾病。但是双相障碍具有它自己的特殊性。如我在第 2 章中所提及的那样，人们难以区分双相障碍的症状与人体生理和心理周期的高低起伏的变化。你或许总是闷闷不乐或喜怒无常，并认为你的躁狂或抑郁时期只是你天生变化多端的心境夸大的表现。你如何知道哪些是你的疾病的真正症状而哪些是你的"自我"或人格特质（你的习惯、态度、与别人交往的风格、大多数时候的生活方式）呢？你是如何训练自己去区分你健康时期与患病时期的差异，而不会愚蠢地认为此类心境、精力或活动上的变化仅仅是"我平常一向这样"呢？

就实用层次而言，能够识别人格特质与疾病的症状之间的差异是非常重要的，因为这种区别便于你和其他人知道在什么时候需要采取紧急措施。就情感层次而言，了解此类差异有助于你形成一种更稳定的关于"我是谁"的意识。例如，尽管莫林知道自己一直是个外向的人，但是当她开始深夜不睡而给全国各地很多她长久没有联系的人打电话时，她就意识到自己需要找医生看病。增加锂盐的剂量这个要求并没有妨碍她对别人的评价。

我的很多病人在获悉自己的这种诊断后，会产生不相信或否认的反应，这反而是自然的。毕竟，他们不得不修正自己的形象，而这是痛苦和难以做到的。其他病人，尤其是那些不久前获得这种诊断的人，虽然逐渐接受自己患有这种疾病这个事实，但是他们在生活中仍然像自己没有罹患这种疾病那样我行我素。你可以想象人们为什么会出现这种反应；事实上，你或许甚至会在自己身上认识到此类反应。尽管如此，此类应对方式还是会给你带来麻烦，尤其是如果它们导致你拒绝服用那些对你有用的药物或导致你从事那些会使你的病情恶化的高度危险的活动（例如，通宵熬夜、经常喝得酩酊大醉）。

例如，35 岁的安东尼奥以自毁的行为方式来应对他的困惑和痛苦。他试图通过中断服药来向他人证明自己没有患病，但是由于病情随后复发，他最后重新回到精神病医生的办公室就诊，而医生建议他服用更多的药物。罗莎数年前获得医生的诊断，当她认为是这种诊断带给她羞愧、社会耻辱和绝望的心境时，她往往会通过喝酒来寻找安慰。

某些患者在忍受这种疾病一段时间后，就开始把自己视为不过是被贴上一个诊断标签的病人或一具具由一组功能紊乱的分子组成的行尸走肉。他们开始无意识地把所有的个人问题都归咎于他们的疾病，甚至包括那些没有罹患双相障碍的人惯常会遇到的问题。他们通常会接受自己必须服药这个事实，但是会无谓地对自己画地为牢，并避免利用他们实际上能够抓住的机会。

当你快读完本章时，你将会更好地理解患者在获悉这种诊断时所产生的各种各样的情绪反应。在你知道其他人也有你这样的情绪反应，以及承认此项诊断并不意味着放弃你的希望和抱负时，你就会觉得你有能力应对自己的疾病。本章结尾部分将会提出某些建议，供你应对与这种疾病达成妥协的艰难过程。双相障碍是你所罹患的某种疾病，而并不是你的人格。

获悉诊断结果之后的情绪反应

大多数来找我咨询的人曾经在某个时候被人告知他们患有双相障碍，即使他们自己并不相信。而当我们真正坐下来开始讨论这种疾病时，他们就会经历各种各样的情绪反应，这包括迷惑、焦虑和愤怒。某些患者感觉松了一口气：他们患有一种有名有姓的精神障碍，而这会为他们身上发生的很多事情提供解释，获悉这个情况能够减轻他们的愧疚感和自责感。然而，这种诊断引发的问题往往比它解决的问题要多——而大多数问题牵涉到你和你身边的人的未来是什么。

当你最初获悉自己患有这种疾病时，你或许会问自己如下的问题：

为什么是我呢？

为什么是现在发生呢？

我现在“只患有双相障碍”吗？或我还有分离的人格？

我的人格特质与这种疾病的症状之间的界限在何处呢？

我之前的精力充沛、创造力旺盛和卓有成就的时期只不过是我得了一种疾病的征兆吗？

我“容许”自己出现多大程度的心境波动，才不会被人们认为我又发病了呢？

我怎样为自己的行为负责呢？

我将来能过上正常的生活并实现我的目标吗？

即使出现过多次双相障碍发作，你或许仍然会问自己此类问题。努力回答它们会帮助你澄清你的感觉和目标——在这个意义上说，这样做是自然且有益于健康的。

如果你的亲密家人(例如,配偶或父母)与你同时获悉你的诊断,他们也许会有他们自己的疑问。他们或许不会直接向你提出此类问题,因为他们知道,你听到他们对你的担忧后可能会感到痛苦,也因为他们不想引起家庭冲突。例如,凯娜的父母担心她永远会被人们贴上精神病患者的标签而不能过上正常的生活。他们担心,将不得不在下半辈子中照顾她,而他们对她抱有的希望和梦想都会化为泡影。格雷格的妻子想知道,她是否嫁错了人以及她是否应该放弃这段婚姻关系。家人在与凯娜(或格雷格)坦诚地谈论这种疾病前,谁都没有提出自己的烦恼。就正面的意义而言,了解双相障碍的更多情况对凯娜和格雷格及其家人来说都是一种安慰,因为他们一起了解到这种疾病的预后并没有他们所担心的那样糟糕。

"这没有啥大不了的":不相信或对诊断识别不足

> "我想回到迈阿密州那个我惯常生活的地方,想赶在这儿的一切开始变得乱糟糟前回到那个地方。谁知道那儿现在是啥状况呢?也许我之前入住的公寓现在还空着。那儿的人们都喜欢我,我在那儿有很多朋友。我有时会想,如果我回到那儿,我将找到之前那个躺在某棵参天的老棕榈树下晒太阳的自我。"
>
> ——一位 26 岁的刚因第二次躁狂发作而住院治疗的女士

也许你还记得,最初有人说你患有双相障碍时的情形。以下工具条中的反应是否可以用来描述你当时或现在的感觉?

当被告知自己患有双相障碍时的常见反应

- "这种诊断是错误的:它只不过是其他人想将我的经历解释过去的方式"[拒绝这种诊断];
- "我就是个喜怒无常的人"[对这种诊断识别不足:虽然有几分相信,但是对生活方式只做很少(如果有的话)的适应性调整];
- "这都怪我的疾病,我无法控制我的行为"[对这种诊断过分识别:对自己生活中的问题进行反思,并开始将全部或大多数问题都归咎于双相障碍,或因为这种疾病而无谓地限制自己的抱负]。

现在让我们来考虑第一种反应——完全拒绝这种诊断。你过去(或现在)

是否认为这种诊断完全就是对你的行为的一种误解？你是否认为别人也许想控制你并对你的个人体验不感兴趣？你对药物是否旨在治疗你的心境波动或它是否首先导致了心境波动这个问题迷惑不解吗？你是否确信这种诊断是错误的而“另外的治疗”是正确的解决方案？

卡特，现龄49岁。他拒绝了这种诊断，也拒绝去找医生就诊，还拒绝服药。他不仅仅在躁狂时表现出这种固执的态度，而且当少有或没有双相障碍的症状时，他也会倔犟得像一头牛那样拉不动。他认为不管出现的问题是什么，都可以通过节食（尤其是通过限制自己摄入的糖分）和针灸疗法来予以控制。他争辩说，不管他的行为有多么危险和古怪，都只是被人误解和曲解了。他把自己的行为归咎于他认为激怒了他的那些人——一般是家人、雇主或浪漫伴侣。在他不多见的同意服药的场合，他错误地断定是药物导致了他患病（“在他们给我服用双丙戊酸钠之前，我的心境一直都很好，而现在它们起起落落地折腾个不停”）。

如我在第3章中所讨论的那样，你肯定想与医生探讨，为什么他或她认为这种诊断适合于你，以及为什么要排除其他可能的诊断。第二者意见往往是有用的，而如果你尽量去了解这种疾病的症状、各种药物的功效和自我管理策略，这会起到无法替代的作用。但是，拒绝这种诊断是一种危险的态度，因为如卡特的案例中的情形那样，它会导致患者拒绝采取那些或许会挽救生命的治疗措施。采取这样的态度的患者往往会经历几次发作和多次住院治疗，才会承认他们的做法欠妥，而即使在这个时候他们也可能会对这种诊断、医生和药物持怀疑态度。

现在让我们来考虑第二种反应，即被我称为对这种诊断识别不足的情形。识别不足是一种很常见的反应方式，而且对大多数患者来说，这是逐渐接受自己患病这个现实的一个阶段。这种反应类似于“拒绝”这种反抗机制，而后者不可与拒绝这种诊断的行为相提并论。“拒绝”是指通过将那些令人产生痛苦的情绪反应的问题排挤出意识的觉知之外来予以逃避的过程。当得知自己患有一种会复发的而且需要重新考虑自己的人生目标的疾病时，你会感到格外痛苦。有谁不想排除对这种消息的情绪反应并试图继续生活下去，仿佛这种诊断不是真实的那样呢？

获悉自己患有其他内科疾病的诊断结果的人们也会做出识别不足的反应。例如，尽管心脏病患者或许会向他人承认自己需要对生活方式进行调整，但是他们仍然继续抽烟，很少或根本不进行健身锻炼，作息也没有规律。虽然糖尿病患者或高血压患者也会表面上承认他们的诊断,但还是会继续食用甜腻或太咸的食品。

关于双相障碍患者对这种诊断的拒绝反应,匹兹堡大学的埃伦·弗兰克和她的同事把它的潜在的情绪问题称为"为失去的健康的自我感到悲痛"。双相障碍患者在生病之前往往是精力充沛、受人欢迎、生气勃勃和富有创造性的。然而,一旦他们被诊断患有这种疾病以及周围的人开始把他们当作"精神病人"来对待,他们就会变得怨天尤人并开始怀念过去的自我。他们或许会想,如果若无其事地我行我素,那么他们过去的自我将会回来,宛如与长久没有露面的朋友重逢那样——就像前面提到的那位女士梦想在迈阿密找回以前的自我那样。此类反应的根本原因是患者对这种疾病所带来的巨大变化产生的强烈的失落感。

如果你刚刚被首次诊断患有这种疾病,那么你出现某种程度的拒绝反应是正常的。但是,即使你得到这种诊断有些时日了,并且觉得自己已经接受这个现实,你或许也能回忆起你对它产生拒绝反应的时期。当你处于轻躁狂或躁狂状态时,你发现过你对自己是否真的生病产生过怀疑吗?你会认为这种诊断自始至终都是一个错误吗?你会通过通宵熬夜、开怀痛饮或服用消遣性药品来"检验"这种诊断吗?你发现自己"忘记"去服用锂盐、双丙戊酸钠或卡马西平了吗?你认为自己可以无需任何监督(定期赴约与医生探讨药物的副作用和监测你的血药浓度)就会服药吗?不一致地服药是双相障碍患者中出现的一个大问题,有超过50%的患者在他们一生的某个时段中断他们的药物治疗方案。患者之所以不肯服药,往往是因为他们处于躁狂或轻躁狂状态,或是因为他们对自己的疾病有拒绝的反应(请参见第7章)。

"如果我有双相障碍,那么每个人都有"

"我的妈妈对我的药物、我找医生就诊、与我一起外出的男人、我的工作和我的睡眠(除此之外,还有很多很多事情)任何你想得到的事情,都横加指责。她总是问我是否喝酒。她跟在我的背后,试图发现真相到底如何。她总是对我吹毛求疵并对我的行为举止不以为然。我觉得她才是患有双相障碍的人。"

——一位29岁的患有Ⅱ型双相障碍和酗酒障碍的女士

那些否认自己患有双相障碍的人有时候会说,他们之所以会出现这种情况，是因为他们弄不清正常的心境变化与双相障碍的界限。或许你有时想知道，你对事件或情景的情绪反应是否真的与他人不同。你发现自己有时会思考或说出如下的话："我身边的人也有这种疾病，只不过他们还不知道而已。"当你的亲属或朋友对你越来越生气或对你表现出过分控制的行为时，以及当他们即使在你的病情好转和心境出现相当平常的起起落落的情况下也指责你生病时，你最有可能出现这样的想法。

你觉得你身边的人喜怒无常，这个看法也许是正确的。我们的确知道，双相障碍这种疾病会在家族中重复出现（请参见第 5 章），而患者也倾向于寻找那些自己也患有心境障碍的人做伴侣被称为"同型匹配"（assortative mating, Gershon, 1990; Merikangas et al., 1983）。因此，你的家庭背景中的其他人也患有这种疾病或它的温和的变体，这也并非不可能。当然，如果你问他们为什么如此喜怒无常，他们可能会说这只不过是对你的行为的反应。反过来，你或许会认为你的行为是对他们的心境的反应。

意识到你的亲属或朋友的喜怒无常的心境未必是一件坏事。你可以学会避免做那些激惹他们的事情，而是锦上添花的，帮助他们找到合适的救助来源（例如，一个支持团体）。请你记住，他们或许会因为那些与你无关的事情而发生心境波动。本书的第 12 章将讲述你与家人沟通的策略，它应该能帮助你处理某些此类事宜。

不能单凭一个人有变化不定的心境就认定他或她患有双相障碍（请你回顾第 3 章中关于做出这种诊断所需的症状的阈限的讨论）。但是，如果你发现自己觉得其他每个人都有双相障碍的症状，那么这个问题或许不是你误解了诊断的标准，而是你不想觉得自己与众不同或被孤立。承认自己患病和与众不同，是一件令人蒙羞和相当痛苦的事情。然而，如我们稍后将看到的那样，承认这种疾病也会使你觉得有能力应对局面，而并不意味着你所了解的生活不得不画上句号。

这是人格的问题还是疾病的问题

"我感觉我现在做的一切都莫名其妙地与我的病情联系起来了。如果我高兴，那是因为我躁狂；如果我悲伤，那是因为我抑郁。我不想那样认为，每当我流露一种情绪和每当我对某人生气，那都是因为我生病了。我的某些感情是无可厚非的。人们说我每天都像变了一个人似的，但那就是我！我从来就不是一个心境稳定的人。”

——一位25岁的在躁狂发作后陷入长达6个月的抑郁状态的女士

意识到你的人格、习惯和态度如何与你的症状不同，是学会接受这种疾病的重要部分，大多数患者希望觉得他们拥有一个与自己的症状和生物化学失调分开的自我意识。当他们的医生或其他任何人使他们相信自己的疾病是一种“无期徒刑”时，他们尤其会这样认为。根据那些贯穿你大半生的一组人格特质来界定自己，或许会使你觉得更不容易受到刚才提及的那位年轻女士所经历的冲突的影响。

另一个区分你的人格与疾病的理由是，它会帮助你确定自己什么时候真正开始经历新的障碍发作而不是仅仅要经历一段艰难的时期。例如，如果你天生是个外向的人，那么就确定你是否正在出现一个心境发作而言，你在某个周末进行大量的社交活动或许不如以下情况来得重要：你的睡眠模式发生变化；你变得越来越急躁；你的精力水平出现波动。相形之下，如果你平素是个内向的人，那么社交活动的增加或许是一个相当有用的、表明你正在发作的征兆。

双相障碍与气质

你或许会认为（与你交往的人或许也会认为）你的躁狂症状只不过是你的生机勃勃、积极乐观和精力充沛的自我的表现；而你的抑郁症状只不过是你转向悲观的倾向或对挫折的过度反应的表现；你的混合发作或快速循环是你天生的喜怒无常或“阴郁气质”（dark temperament）的反映。事实上，有证据表明，双相障碍患者有那些可以追溯到童年时期的心境波动或“气质障碍”（temperamental disturbances）。对美国国家抑郁症和躁郁症协会（National Derpessive and Manic-Depressive Association）的成员的问卷调查表明，很多双相障碍患者报告说，甚至当他们还是小孩子的时候，远远在任何人诊断之前，他们就经历过抑郁和轻躁狂的时期（List et al.，1994）。

哈高普·阿奇思科是我们这个领域中一位更有创造性的思想家，他对整个问题持一种有趣的见解。他认为，我们常常称作双相障碍患者的人格的那些行为、习惯和态度，实际上是温和形式的心境障碍，或是处于早期发展阶段的双相障碍。他描述了四种他认为能使人容易罹患双相障碍的气质障碍（请参见本页中的工具条）。他提供了这样的证据：拥有此类气质的人即使从未出现过重度抑郁、轻躁狂、混合或躁狂的发作，也往往有双相障碍的家族史，并容易罹患这种疾病（Akiskal，1996）。

为什么检查你是否具有此类气质中的一种气质是重要的呢？这是因为，如果你有此类气质，并且没有得到合适的治疗的话，那么你就会有病情恶化的风险。例如，如果你在青春期患有精神抑郁症或躁郁症，那么你会有更早而不是更晚出现双相抑郁发作的风险（Akiskal et al.，1977；Klein & Depue，1984；Cassano et al.，1992）。锂盐既可以被用来治疗躁郁症，也可以被用来治疗双相障碍。如果你在童年或青春期就患有精神抑郁症或情感增盛症状，那么你会有出现轻躁狂发作的风险，尤其是如果你在服用抗抑郁剂的同时没有服用像锂盐那样的心境稳定剂的话（Akiskal，1996；Akiskal & Akiskal，1992）。

阿奇思科所说的四种气质障碍

- “情感增盛”（hyperthymic）：长期表现出兴高采烈、过度乐观、生机勃勃、外向、寻求刺激、过于自信、爱管闲事的倾向。
- “躁郁症”（cyclothymic）：心境从莫名其妙的痛哭流涕到晕眩之间频繁波动，并伴随有睡眠模式和自尊水平的变化。
- “精神抑郁症”（dysthymic）：长期悲伤、痛哭流涕、沉闷无趣、精力不济。
- “混合型抑郁症”（depressive mixed）：同时感到焦虑、敏捷、急躁、坐立不安和悲伤，并出现疲劳和失眠症状。

来源：Akiskal（1996）

如果你有这四种气质的任何一种，那么即使当你在出现躁狂或抑郁发作后再恢复到你的“基准状态”，你或许仍然会体验到变化多端的心境。意思就是，此类气质是相对稳定的，并且反映你具有那些容易罹患双相障碍的生物学特性。它们在你的障碍发作之前就存在，并且即使在你最糟糕的症状结束后依然会存在。

所以，在某种意义上，当双相障碍患者说他们一直都喜怒无常时，他们的话是对的。但是关键之处在于，你的喜怒无常的心境或许反映了这种疾病潜在的生物化学失调的情况，而不是你的性格或人格。那些看上去像你的人格特质的表现其实可以是你的正在发展的疾病的症状，它们需要更积极的药物治疗或心理治疗。

自我实测的一览表

要做到完全区分你的人格特质与你的疾病的症状或许是不可能的，特别是如果你出现了多次发作，并对心境的大幅波动以及它们所伴随的精力和行为的变化都习以为常的话。下面的练习或许会澄清你对此类问题的想法。请你在做这个练习时，将你的人格特质与躁狂症状或抑郁症状相比较。当你在做"人格"一栏的练习时，请设法考虑大多数时间而不仅仅是当你出现心境循环时的表现方式。

你的人格是否由一组"情趣相投"的特质(例如，合群的、乐观的、慈爱的、坦率的)组成？请你查看自己能否将一组描述你一生的表现的特质与那些代表着你陷入躁狂或抑郁状态时的感觉、思维和行为方式区分开来？你平时是怎样与他人相处的？当你的心境变得高涨或低落时，你与他人相处的方式是否发生改变？当你激动和充满感情时，你是否真的是"慈爱和坦率的"？抑或仅仅是与许多不同的人逢场作戏和夸夸其谈？即使当你并未循环进入一个躁狂发作时，是否也有人说你是个吵吵嚷嚷、过分自信和精力充沛的人？当你并未感觉到抑郁时，你是否感到悲观或孤僻？

如果你不能确定自己是否具有某些特定的人格特质，那么请你与其他人商量，看他们是否能用此类特质术语来描述你。关于你有什么样的人格特质以及它们如何有别于你的心境障碍的症状，你身边的人经常会持有与你不同的看法。当然，你或许会觉得带着此类问题与某些近亲接洽会令人不舒服，特别是如果你觉得这些家人有像让你服用更多的药物这样的议事日程的话。

现在，请你设法挑选那些你觉得对讨论的结果没有利害关系的人(即不管你断定某些行为是你的症状而不是你的人格的表现，还是相反的情形)。一位亲密的和信得过的朋友或许是一个合适的选择。你也可以这样来表述这个问题："我试图了解我的心境为什么发生这么多变化，我想知道自己是否真的改变了或是否自己一向是这样。你能否通过做一个简单的练习来帮助我呢？"

哪些是我的人格特质？哪些是我的疾病的症状？
请在下列适合于描述你的项目上打钩

你的人格特质	你的躁狂的或抑郁的症状
______可靠	______欣快
______凭良心	______浮夸
______可依赖	______沮丧
______优柔寡断	______无兴趣
______过分自信	______睡眠过多
______坦率	______睡眠过少
______乐观	______奔逸的思维
______合群	______精力充沛
______孤僻	______做太多的事情
______雄心勃勃	______极容易分心
______冷淡	______想自杀
______吹毛求疵	______更容易疲乏
______理智	______无法专心
______慈爱	______急躁
______英勇	______感觉无价值
______被动	______冒大风险或异常的风险
______健谈	______极其兴奋
______猎奇	______高度焦虑
______自发	______行动缓慢
______喧闹	______行动急促
______胆怯	______过分追逐目标
______悲观	______攻击性冲动
______乖僻	______没有希望
______叛逆	______异常消极

“双相障碍不会改变我的人格吗”

“人格与障碍”这个问题的反面就是，一次或多次躁狂或抑郁发作是否会改变你的人格或性格。这是一个非常复杂的问题。某些研究证明，非常痛苦的事件能改变一个人的基本性格[“创伤假设”(scar hypothesis)；请参见 Just et al.,2001]。很多患者，尤其是那些出现过很多双相障碍发作的人，觉得这种疾病和关于住院治疗、药物治疗、心理治疗以及痛苦的生活事件的经历从根本上改变了他们的人格。那些刚刚被诊断为患有这种疾病的人或许不会过于担心，由于人们将会因为这种诊断而改变与他们交往的方式——他们也或许会因此而开始以不同的方式行事，从而自己的人格被这种诊断改变。

当然，一种为时甚久的心境障碍(尤其是如果它没有被治疗的话)会深刻地影响你的态度、习惯以及你与其他人交往的方式。它也会要求你做出生活方式的改变，而这种改变极像你人格的变化。但是，如果你真的在很长一段时间内都没有出现心境障碍的症状，那么你能恢复此类症状发生之前的生活方式吗？

我们的确不知道一个人的性格是否会因为长期罹患双相障碍而发生根本变化。患者在反复出现双相障碍发作之后似乎出现了人格变化，而它们实际上可能只不过是“亚综合症状”——在上一次严重的发作之后尚未完全消失的抑郁症状或躁狂症状。但是毫无疑问，双相的心境波动的体验是非常深刻的，并且会改变你看待自己和你身边的人的方式。

“我的疾病就是我的人格”:过分识别的应对方式

> “我开始非常担心自己会出现另外一次发作，我一直认为，即使是最微不足道的事也会让我吃不消——一杯酒、旅行、吃一份营养丰富的甜点，甚至仅仅是去趟商店。虽然我的老公想让我参加更多的活动，譬如说和他一起上馆子或一起观看演出什么的，但是我担心外出活动会使我躁狂。我猜想自己现在得要小心翼翼地生活。”
>
> ——一位 58 岁的处于 I 型双相障碍抑郁期的女士

某些患者通过对这种疾病俯首称臣来应对它给自己带来的情感痛苦。他们“过分识别”这种疾病，认为他们所有的问题、情感反应、观点、态度和习惯都是他们的疾病的一部分。如果最近患病期间的经历给你带来相当大的创伤（譬如说，危及你的生命或健康，使你在公众场合蒙受羞耻或羞辱，使你损失了一大笔钱财或丧失了地位），那么你或许会对这种疾病给你带来的影响感到害怕，并且会极力限制你的生活以避开未来的损害。如果这种应对方式并不适合于描述你目前的状况，那么你或许可以回忆起那些适合于这种描述的时期。

为什么患者会出现对这种疾病过分识别的情况呢？这有很多原因。首先，你或许从你的医生或其他的心境健康来源获得了不准确的信息。你可能被告知如下内容：你的疾病是相当严重的；你不应该生儿育女；预期不会有满意的职业生涯；你或许要在医院里度过很长一段时间；你的婚姻问题将会越来越糟糕；你对你的脑内强烈的生物化学失调的情况基本上无能为力。如果你被给予此类信息，或你被告知这种折磨将会吞噬一切，那么你对它俯首听命就不足为奇了。

被医生判为这种“无期徒刑”，或许会使你开始根据这种标签来重新解释你的生活。你或许开始回想起你正常的发展经历（例如，因与你高中时代的男友或女友分手而心烦意乱），并将它们标识为你的第一次双相障碍发作。你或许会开始认为自己在一生中将鲜能有所成就，觉得“反正我患有双相障碍，我无法改变。这都是生物化学方面的因素所导致的结果，我无法为自己承担责任”。这种思维方式会导致你逃避重返工作岗位和逃离各种社会关系，并越来越依赖你的家人对你的照顾。

很显然，我不赞同以这样的方式来描述双相障碍。我的很多病人——实际上是大多数的病人，都是拥有成功的人际关系和卓有成就的人。虽然他们适应了自己必须服用药物的局面，但是并不觉得这种疾病或其治疗就控制了他们的生活。虽然他们制定了管理他们的压力水平的策略，但是也并非对所有的挑战性的情景都望风而逃。让我感到惊奇的是，我的很多病情最为严重的病人打电话告诉我，说他们都成了家、养儿育女，或者开始从事让人兴奋的新工作。但是，某些患者由于对未来一无所知，他们“处处设防”，步步如履薄冰，在试图保护自己免受外界的干扰上做过了头。

你或许会发现，当你处于双相障碍的躁狂一极时，你更可能会对它识别不足，而当你处于抑郁一极时，你更可能会表现出对它过分识别的情况。这在某种程度上是因为抑郁会降低你从事某些行为的动机，譬如说工作、社交活动或性生活。你在记忆和专心方面或许会出现微妙的问题，从而使得你认为这个世界混乱模糊，让你穷于应付。这种疾病似乎是一个不堪忍受的负担，让人看不到未来的任何希望。当你有这样的感觉时，你或许就开始将你的疾病融入“你是谁”和“你今后会成为谁”的这样一种意识中，这是可以理解的。

如果你有抑郁的症状，那么请不要承揽那些你穷于应付的任务，并且在你能做什么和感觉无法做什么（即使当他人希望你做得更多时）上要“固执己见”。但是请你也记住，凭借药物治疗、心理治疗、家人和朋友的支持等多管齐下，以及时间的流逝，你的抑郁症状是可以消除的。因此，即使当你处在抑郁状态时，也请为自己设定某些你能够实现的有限目标，来帮助你变得更有活力。保持一定水平的“行为激活”，能帮助你预防心境状态出现恶化的情况。

“我如何最好地看待这种诊断”

与你自己或其他人讨论你的行为是由你的人格还是由你的疾病所导致的，这会令人相当气馁。你将发现，在是否你真正改变了，或是否你仍然是原来的你而只是对环境作出了反应等方面，你与你的朋友或家人存在严重的分歧。另外，当觉得自己没有恢复到满负荷的工作状态时，你或许会不同意那些预期你会“开足马力运转”的其他人的意见。但是，如果识别不足和过分识别都成问题，那么有用的看法是什么呢？是否有这样一种思考方式，它既可以让你准确地了解这种疾病，又可以让你发挥主观能动性地进行应对呢？请记住几条关于双相障碍诊断的“咒语”。

1.“罹患双相障碍并不等于被判了死刑”。如我所讨论的那样，识别不足和过分识别都是基于过去痛苦的经历和对未来所抱有的可以理解的恐惧和半信半疑的态度。但是，患上双相障碍并不意味着你不得不放弃你的个性、希望和抱负。请你设法用看待糖尿病或高血压的相同方式来考虑有关双相障碍的问题。那就是说，你患上了一种需要你定期服药的慢性内科疾病。坚持长期服药将会显著减少这种疾病妨碍你的生活的几率。你也需要调整某些生活方式（譬如说，定期找精神病医生或心理治疗师就诊，安排验血，保持惯常的醒睡周期，减轻自己所承受的压力，选择那些有助于你保持稳定的心境的工作）。然而，没有任何此类改变要求你放弃自己的生活目标，这包括拥有成功的事业、保持良好的友谊与和睦的家庭关系、享受浪漫的爱情、成家和生儿育女。

2.“许多有创造力和卓有成效的患者都顺应了这种疾病”。有这样一组为数极少的疾病，其患者会从中获得某种优势。双相障碍就是其中之一：罹患双相障碍的人往往具有很高的工作效率和创造性。这在某种程度上是因为，当你并未反反复复地陷入双相障碍发作的活跃期时，你内在的心理能力、想象力、艺术天赋、人格优点都会涌现出来。在凯·贾米森的著作《激情似火：躁郁症与艺术家气质》中，她讨论了躁狂—抑郁症状和艺术创造性之间的联系。在阅读她的著作的过程中，你将会发现自己并非孤军奋战。某些在艺术、文学、商业以及政治等领域叱咤风云的人也患有这种疾病，并且创造了许多流芳百世的作品。

3."请你设法保持一种健全的关于'我是谁'的意识并考虑你怎样利用自己的人格优点来应对你的疾病"。随着你对诊断之前的你的人格进行反思（并且在你做完本章中一览表的练习），你或许会回忆起你的许多人格优点。或许你是个果断、合群或理智的人。关于进行合适的药物治疗，你如何表现出恰到好处的果断呢？你能否运用你与生俱来的社交能力来呼吁你的朋友、家人和邻居来帮助你渡过难关呢？你能否利用你天生的理性倾向来尽可能多地研读和学习有关你的疾病的知识呢？这样做或许会使你觉得往常的你与现在的你是一个连贯的整体。

4."你当下的感觉方式未必与你三个月、六个月或一年后的感觉方式相同"。你或许会对这种诊断感到不舒服，并且无法在那种你知道自己胜任的水平上进行活动。这个艰难阶段或许会使你觉得自己不得不把控制权让给你的家人和你的医生，而最糟糕的是，你将它拱手相让给你的疾病——这是一幅令人极为讨厌的前景。但是，通过合适的治疗，你多半会恢复到与你惯常的情况差不多的状态，或至少恢复到那种更容易对付的状态（请参见第 6 章关于药物治疗的内容）。患有病毒性感冒的人在消除最严重的症状之后，不得不再卧床休息几天。同样，你需要一段时间的康复后才能恢复你平常的例程和机能水平。

5."除了服用药物外，你还可以采取其他措施来控制自己的心境状态的循环"。与双相障碍的诊断达成妥协也意味着你要学会某些调节心境的策略。后面的章节（第 8 章~第 11 章）将更详细地描述此类策略。了解实用的自我管理策略将使你避免觉得自己沦为了这种疾病的受害者。

* * *

但愿，本书的最后几个章节能使你领悟到，这种疾病会给你的自我形象带来挑战，当你遇到这样的挑战时，你会如何自然地想采用更容易让人接受的方式来重新解释所发生的事件。你对双相障碍的诊断的反应,其他罹患这种疾病的人也有。当你考虑到你的脑内那些产生不同心境状态的生物学失调的状况和你的生活中的某些紧张的环境会如何触发此类失调的条件时,你或许能够更深刻地理解自己的疾病。逐渐熟悉双相障碍的病因将有助于你去寻求并且获得合适的治疗。

第 2 部分

病因和治疗

5.双相障碍从何而来——遗传学、生物学和压力性因素

斯泰西,现龄38岁,有两个年幼的女儿,在一家会计公司做兼职工作。她患上Ⅰ型双相障碍至少15年了,平时都有规律地服用双丙戊酸钠。尽管她承认自己有过严重的心境波动,但她往往倾向于从心理学而不是生物学的角度来解释它们的起因。她经常怀疑自己究竟是否患有双相障碍:她受过科学的训练,认为如果没有权威性的生物学检验,那么对她的这种诊断应该是值得怀疑的。精神病医生常常向她提醒她的家族史:她的舅舅被诊断为患有双相障碍以及酗酒障碍,她的母亲则长期受到抑郁症的折磨。但她仍然不能确信对自己的诊断,并且一直想知道自己是否的确需要药物治疗。毕竟,一年多来她都感觉良好。虽然她有点想贸然停止服用双丙戊酸钠,但是精神病医生屡次劝说她打消了这个念头。

在一年的时间里,斯泰西经历了一系列的生活变故,其中包括与丈夫离婚。除了出现某些轻微的抑郁症状外,她还算相当顺利地度过了分居的初期阶段。直到她与她的孩子们必须进行一项子女监护权评估的时候,她才开始表现出某些躁狂症状。在进行评估的过程中,她发现她的律师打来的电话会让她立刻行动起来:冲到图书馆,将每一宗法律判例的材料都复印下来,即使此类判例与她自己的案子几乎是风马牛不相及;给全国各地的朋友打电话,让他们向其所熟知的律师说明自己的情况;将大量的文件传真到她的律师和医生的办公室。她还经常打电话给已经疏远的丈夫,并在电话里吼叫着威胁他。虽然律师向她保证,离婚和监护协议将会使她和孩子们都感

到舒服,但他的保证几乎不能阻止斯泰西越来越卖命地工作而睡得越来越少。

当她的精神病医生暗示她正在变得躁狂时,她耸耸肩说,“也许吧”,然后补充说她需要争分夺秒地为即将到来的开庭做准备。随着她变得越来越躁狂,她的医生说服她尝试增加双丙戊酸钠的剂量并且另外服用一种主要的安定药(再普乐)。虽然她勉强接受了此类药物调整,但是仍然声称她的问题与压力有关。

离婚和监护协议最终得到庭外解决(并且有利于斯泰西)。也许是因为她增加了药物的剂量和解除了这个生活应激源,她的躁狂症状逐渐减轻了,并避免了遭遇一场重大危机。

几乎每个被诊断为患有双相障碍的人都会对如下两个主要问题感到困扰:“我是如何得上这种病的?”“是什么因素触发了躁狂或抑郁的发作呢?”你在阅读本章后,将学会区分那些导致双相障碍发作的因素与那些一旦这种疾病显现后就会影响其进展的因素。此类因素未必是相同的。另一方面,相同的因素或许会在双相障碍的发作阶段与进展阶段发挥大小不一的影响。具体而言,这种疾病的最初起因受遗传因素(有双相障碍的家族史或至少是抑郁症的家族史)的强烈影响。相形之下,在首次发作之后形成的新的发作则受如下因素的严重影响:环境压力、睡眠障碍、酒精和药品滥用、不依从药物治疗计划以及其他遗传的、生物的和环境的因素。

如果你患有双相障碍的时间较长,那么你或许会意识到你的心境波动受到生物化学因素的强烈影响。你可能也会意识到双相障碍是家族遗传的,并知道你的家族中有其他几个人曾经患过双相障碍或其变体。如果你是首次了解双相障碍的话,那么或许还没有人告诉你,你的大脑内神经细胞上感受器的活动的紊乱,以及某些神经递质、荷尔蒙和其他化学物质的生成或分解,都会影响双相障碍的循环。药物治疗就是用来纠正此类失调的状况的。无论发生哪一种情况,了解双相障碍的遗传学和生物学起因都是有用的,因为这种知识能帮助你接受这种疾病,并就你将要经历的情况教育你身边的其他人(请另参见第 12 章)。此外,了解双相障碍的生物学基础也许会使你觉得服药对自己来说是更加明智的。

但是遗传学的因素和生物学的因素并不能解释所有的问题。如斯泰西的案例所反映的那样,重大的生活应激源,譬如说经历离婚过程,会对心境状态的循环起到催化剂的作用。每个人都会变得生气、悲伤或快乐，视自己身上所发生的事情的性质而定。不过，由于双相障碍患者的生物学因素的特性，他们会在对身边的事件做出反应时变得极为喜怒无常。虽然我们并不知道压力是否会首先导致人们罹患双相障碍，但是我们基本上可以确定，它会使双相障碍患者病情的进展更加糟糕。

脆弱性和压力

我们用不着将双相障碍视为“仅仅是种大脑疾病”或“仅仅是个心理问题”。它既是大脑疾病又是心理问题，并且二者相互影响。大多数专家认为，双相障碍的循环（并且，就此而言，大多数疾病此消彼长的变化）反映了“生物因素”（例如，你脑内多巴胺的活动减少）、“心理因素”（例如，你对事物的期望）和“压力因素”（那些带来变化的事情，无论是正面的还是负面的，譬如说工作或生活境况的转变、财务问题、家庭冲突或新的恋情）之间复杂的相互作用。请你这样来思考这个问题：你生来就有潜在的生物化学紊乱（“脆弱性”）。此类紊乱可能包括你的大脑过多地或过少地生成神经递质（例如去甲肾上腺素、多巴胺或血清素），和你的神经细胞的感受器的结构或功能出现异常。在大部分时间内，此类紊乱处于“休眠”状态，而基本上不会影响你的日常机能，尽管它们仍然使你更加容易出现双相障碍发作。但是当应激源到达一定水平时，此类生物学的脆弱性或素质就会表现为你早已熟悉的症状——急躁的心境、奔逸的思维、使人动弹不得的悲伤和睡眠障碍等。换句话说，你的生物学素质会影响你对压力的心理反应和情绪反应（而十有八九，反之亦然）。同样，当压力因素消除时，你的生物化学失调或许又会回到休眠状态（如斯泰西所经历的那样）。

某些精神病学家和心理学家使用脆弱性——压力模型来解释患者的双相障碍的症状。请你查看本书接下来将会出现的曲线图。如果你生来就遗传有很高的脆弱性——譬如说，你的家族中过去几代人中都有人罹患双相障碍——那么一个相对微小的应激源（譬如，工作班次的时间变化）都可能足以引发你出现双相障碍的症状。

如果你遗传的脆弱性较低（譬如说，只有一个旁系亲属患有双相障碍；或虽然有几个亲属得过抑郁症，但是没有人患过双相障碍），那么或许只有相对严重的应激源（如，父亲或母亲的过世）才能引发你出现双相障碍的症状。

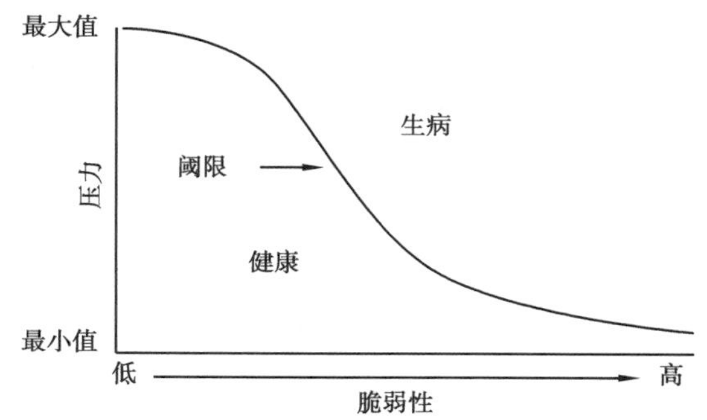

用来理解生病时期和健康时期的脆弱性—压力模型。版权归美国心理协会所有。经祖宾和斯普林(1977)许可改编。

在本章中,你将了解所谓的遗传的脆弱性和生物的脆弱性的例子,你也会了解这样一种方法,让你来判断自己是否从家族中遗传了更高或更低的罹患双相障碍的风险。你也将看到某些类型的应激源的例子,而研究证实此类应激源在引发心境循环上发挥了重大影响。认识到你可能有的生物学上和遗传上的脆弱性以及某些特定因素会使你感到紧张,是学会双相障碍的管理技巧的第一步。在读完本章后,你应该对如下方面有个大致的了解:遗传学和生物学如何回答"我是怎么患上双相障碍的"这个问题,以及此类因素如何与压力一起引发双相障碍新的复发。后面的章节提供了某些实用的建议,让你尽可能减少紧张的事件或环境对你的影响。

"我是如何罹患双相障碍的":遗传的作用

我们在很多年前就已经知道精神障碍是可以通过基因进行遗传的,并且会在家族中重复出现。在20世纪六七十年代,关于从小被收养而不在亲生父母身边长大的精神分裂症患者的研究显示,与平均水平相比,此类患者的血亲罹患精神分裂症的比率更高,即使此类血亲在养育他们的过程中并没起什么作用(Heston,1966; Kety,1983; Rosenthal,1970)。同卵双胞胎的研究也支持了如下观点:在与环境触发因素相结合的情况下,基因或许会使一个人更容易罹患精神分裂症(Gottesman,1991)。对双相障碍患者的遗传学研究(将会在下一节中予以回顾)也得出了类似的结论(Gershon,1990)。

如我们在第3章中所讨论的那样,家族史通常是最初的诊断评估的一部分。结果显示,斯泰西的母亲和舅舅都表现出心境障碍的征兆,尽管只有她舅舅患有双相障碍。在家族中,双相障碍与其他心境障碍(特别是各种形式的抑郁症)"共分离"(co-segregate)或相联系的情况并非罕见(Gershon,1990;Nurnberger & Gershon,1992)。

我们是如何知道双相障碍会在家族中重复出现的呢?遗传学家通常通过家属研究、双胞胎研究以及收养研究来证实某种疾病是可遗传的。我将简要地讨论每一种此类研究,并提供有关此类课题的其他阅读资源。

家属研究、双胞胎研究和收养研究

家族史研究考察某种疾病的患者,然后找出他们的家谱或族谱中是否有人也患有这种疾病或其变体(请你回顾前面几章的内容,双相障碍具有变化多端的表现形式)。我们知道,当某人患有双相障碍时,通常他(她)的兄弟、姐妹、父母、姑母(姨妈)或叔叔(舅舅)也会罹患这种疾病。我们也知道,双相障碍患者的某些亲属会罹患其他心境障碍,譬如说重度抑郁症或精神抑郁症。他们或许还受到酗酒、药物滥用、惊慌或其他焦虑症状以及饮食性疾病(例如,由暴饮暴食导致的肥胖症)的影响。虽然此类症状本身并非心境障碍,但是这些问题与某些潜在的抑郁或躁狂的症状同时发生,并且有时会掩盖后者。下图描绘了斯泰西的家谱。圆圈代表女性,方框代表男性。请你注意,她的某些亲属患有心境障碍,而某些亲属则没有。

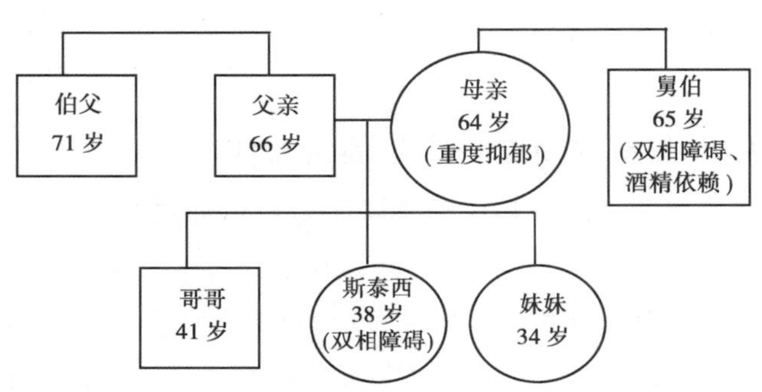

斯泰西的家谱图

双相障碍患者的一级亲属(兄弟姐妹、父母和子女)罹患心境障碍(重度抑郁症、精神抑郁症或双相障碍)的平均比率为 20%。也就是说,在双相障碍患者的一级亲属中,每五个人中就会有一个患有心境障碍。平均来讲,每个人的一级亲属中大概有 8%的人患有双相障碍,约有 12%的人会出现重度抑郁症发作(而没有躁狂或轻躁狂症状)。这些数据都是平均值:某些人有更多的亲属罹患心境障碍,而某些人则更少。并且此类数据是经“年龄校正”(age-corrected)的,意思是由于年长的一级亲属有更多的时间出现心境障碍,因此相比于年幼的一级亲属,他们往往在计算中被赋予更高的权数。如果你想进一步地阅读有关此类家族史的研究,可以去查看由艾里奥·葛森独著或合著的两篇极好的文章(Gershon,1990; Nurnberger & Gershon,1992)。

另一个确定遗传性的方法是问这个问题:当同卵双胞胎中的一个患有双相障碍时,另一个也罹患这种疾病的几率(百分比)为多少?如你知道的那样,同卵双胞胎的基因是100%相同的,而异卵双胞胎的基因只有50%相同,就如同兄弟姐妹的情况一样。如果我们认为某种疾病可遗传,那么我们会预期同卵双胞胎比异卵双胞胎有着更高的“一致率”——即当双胞胎中的一个患有双相障碍时,另一个也应该如此。

某篇对遗传学文献的评论发现,同卵双胞胎都患有双相障碍的平均比率是57%,而异卵双胞胎为14%(Alda,1997)。换句话说,当同卵双胞胎中的一个患双相障碍时,另一个有超过50%的几率也会如此。而当异卵双胞胎中的一个患双相障碍时,另一个也罹患此病的几率大约为14%。这说明双相障碍有很高的遗传成分。如果这种疾病纯粹是由遗传导致的话,那么同卵双胞胎都罹患此病的几率为100%。因为这种几率只有57%,所以我们知道一定也有某些非遗传的、环境的因素在起作用。我们会在本章后面的部分讨论此类因素(DeRubeis et al.,1998)。

双胞胎研究一直受到批评,因为相比于异卵双胞胎,同卵双胞胎往往更可能会受到父母的同等对待。如果环境因素确实起了什么作用,那么同卵双胞胎与异卵双胞胎之间的差异就未必能归因于遗传。为了排除环境因素的影响,研究者会寻找被分开养育的同卵双胞胎。现在很少有关于这个课题的研究,因为它们非常难以进行。两项此类研究发现,从小就在不同家庭中长大的同卵双胞胎都患有严重的心境障碍的比率与从小在一个家庭中长大的同卵双胞胎都罹患这种疾病的比率是相似的(McGuffin & Katz,1989; Price,1968)。

最后,遗传学家能够通过收养研究来发现双相障碍是否会在家族中重复出现。收养研究是另一种能够分离“遗传因素与环境因素”的方法。它考察被收养的双相障碍患者的亲生父母或兄弟姐妹是否本身也罹患这种疾病,即使他们从未与被收养的双相障碍患者在相同的环境中生活。麦劳维兹和瑞内尔(Mendlewicz & Rainer,1997)这两位研究者考察了被收养的双相障碍患者的血亲,他们发现,此类被收养者的血亲罹患心境障碍(双相障碍或重度抑郁症)的比率，与未被收养的双相障碍患者的血亲相同（大约为26%）。此外，此类双相障碍患者的养父母罹患心境障碍的比率并不高于总体的平均水平。即使当科学家能够排除或至少限制抚养因素对一个人的影响时，此类研究似乎再一次证明了双相障碍会在家族中重复出现这个事实。

究竟是什么被遗传了

我们知道双相障碍的遗传并不像棕色的头发或蓝色的眼睛的遗传那样简单。很多双相障碍患者的家族中并没有其他人罹患心境障碍，或者家族中上一次出现心境障碍患者的时间是好几代之前。这意味着双相障碍的遗传方式是更加复杂的。在家族中重复出现的或许是这样一种脾性（“情绪紊乱”）极端的喜怒无常。虽然人们或许从上辈承袭了一种温和形式的双相障碍（例如，Ⅱ型双相障碍），或仅仅承袭了喜怒无常的气质，但是只有在其他易患病的条件下才会出现完全的双相障碍的病症。某些条件或许包括：从父母双方那里继承了双相障碍的基因，自己尚在“子宫”时母亲感染了某种病毒，难产，成长过程中服用了消遣性药品，遭受过头部损伤，或处于某些创伤性的外部环境。

一个人的遗传因素与特定的环境条件相互作用会导致这个人罹患双相障碍，这种观点只是一个假设而已。为了在研究中检验这个假设，我们必须弄清，那些生来就带有双相障碍的遗传历史并受到此类易患病的环境条件影响的儿童，是否在成年期比那些具有类似的遗传历史而没有受到此类环境条件的影响的儿童，更有可能出现双相障碍。由于此类长期的研究需要花费多年的时间才能完成，并且非常难以实施，因此目前尚未有人进行此类研究。

现代遗传学中的最新进展使科学家得以检查染色体的区域，以试图找到双相障碍的基因。到此为止，研究者尚未发现那些有重大影响的单个基因，这导致他们怀疑是许多基因（每一个基因具有相当微弱的影响力）共同导致了患者容易罹患双相障碍。虽然某些研究报告了的第十八号染色体上有易致病基因[例如，麦金农（MacKinnon）和其同事的研究，1998]，但是仍然难以准确无误地识别确切的基因。在这个阶段，我们对双相障碍的遗传机制知之甚少，但是科学家们正非常努力地解决这个难题。一旦该基因被找到，患者就可能会得到更准确的诊断和更好的治疗。

“我有易致病的基因吗”：检查你的家谱

在我们讨论遗传信息可能对你自己的人生意味着什么这个话题之前，先让我们来看看双相障碍是否在你的家族中重复出现。你从遗传上就有患双相障碍的倾向吗？在这个练习的第一部分，请你根据自己所了解的知识来填写下列表格。请你只填写自己的子女、兄弟姐妹(注意在表格中填写是同父同母还是同父异母或同母异父)、父母、祖父母、姑母(姨妈)和叔叔(舅舅)的情况，而不用填写堂(表)兄弟姐妹、侄子(外甥)和侄女(外甥女)的情况(因为人们关于此类亲属的信息往往是不可靠的)。如果你还需要更多的信息，请向亲属们询问。我已根据斯泰西的家庭情况填写了下表中的前四行，以作例子。

接着，请你在任何一个你认为患过(或仍然患有)以下症状的人的旁边标上“*”：

1.完全的Ⅰ型双相障碍或Ⅱ型双相障碍，甚或是更轻微形式的双相障碍，譬如说躁郁症(轻微和短暂的抑郁的时期与短暂的轻躁狂时期交替出现)；

2.严重的抑郁发作或长期的更轻微的抑郁症(精神抑郁症)；

3.任何其他不是心境障碍却可能掩盖心境变化的精神病问题(例如酗酒问题、药品问题、惊恐发作或饮食性疾病)。

收集信息来描绘你的家谱图

亲属的姓名	与你的关系	现龄(或去世时的年龄)	他/她是怎样去世的?
1.罗伯特(Robert)	父亲	66	心脏病发作
2.伊莎贝尔(Isabelle)	母亲	64	(在世)*
3.马克(Mark)	哥哥	41	(在世)
4.瓦莱丽(Valerie)	妹妹	34	(在世)
5.______	______	______	______
6.______	______	______	______
7.______	______	______	______
8.______	______	______	______
9.______	______	______	______
10.______	______	______	______

此外，下列问题的答案会给你提供关于你亲属的健康或疾病的线索：

- 他/她是怎么去世的(如果已亡故)？是因事故、自杀或疾病而亡吗？
- 他/她是否有一段时间无法工作？或是否经常更换工作？
- 他/她是否频繁地更换配偶或恋人？

- 是否有关于他/她酗酒、自残或伤害他人或“神经衰弱”的家庭经历？
- 是否有关于他/她有时候隐居（一连几天闭门不出）的情况？
- 他/她是否服用过药物？服用的是什么类型的药物？
- 他/她是否进过精神病医院？

现在请你将你的信息汇集在家谱中。同样，圆圈代表女性而方框代表男性。在圆圈或方框中填上任何你认为曾经患过双相障碍的亲属。如果某个亲属患有重度抑郁症、精神抑郁症、躁郁症或出现上面提及的会掩盖心境障碍的其他问题（例如酗酒、药品滥用、饮食性疾病），那么请你只用圆圈或方框的一半来填写他们。在自杀过的人的上面标示一个“记号”。对于你不能确定的亲属，请你在其圆圈或方框内打个“问号”。

接着，请你检查这个家谱（尤其要注意那些完全填满和一半填满的圆圈和方框），并问问自己以下问题：我有多少个亲属患有双相障碍？如果一个都没有，那么有多少个亲属现在（或曾经）患有抑郁症、酗酒、吸毒成瘾或饮食性疾病？

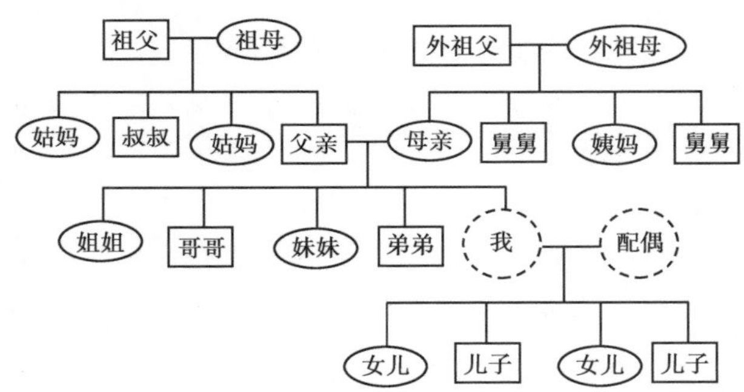

寻找你家谱中患有心境障碍的亲属

如果有，请你考虑酗酒、饮食性疾病和惊恐症状是否掩盖了潜在的抑郁症或双相障碍。譬如说，如果这个人即使在没有喝醉的情况下也会突然大发雷霆，并且即使在“戒酒”的情况下也在某段时间内表现出孤僻的症状，那么他或她或许既有酗酒症状，又有某种潜在的心境障碍。

诸如酗酒和药品滥用之类的疾病往往对男性患者有更大的影响，而严重的抑郁发作则对女性有更大的影响（例如，Kessler et al.，1994）。这种模式是否有助于你确定你家族中是男性亲属还是女性亲属患有某些精神疾病呢？有没有哪个亲属曾经进过精神病医院或长期服用精神病药物？是否有哪个亲属曾经自杀过？尽管我们不敢肯定，有自杀倾向的亲属会患有某种心境障碍和酒精或药物依赖的疾病，但是存在这种可能性。

如果你已经生儿育女，那么或许会知道他们中是否有人罹患精神疾病，并且可以填写在上面的圆圈或方框中。当然，你的孩子或许还未到达某些疾病被识别的年龄——尽管双相障碍可在任何年龄上被诊断出来，但最常见的最初被诊断为患有这种疾病的年龄是介于15~19岁。请你务必填写上与你孩子的母亲（如果你是他们的父亲）或父亲（如果你是他们的母亲）有关的任何精神病信息，并在族谱图的“分支”上画出他或她的家族血统中任何罹患或没有罹患精神疾病的亲属。如你所了解的那样，你的孩子有可能是从你的配偶的家族中承袭了心境障碍，也可能是从父母双方的家族中承袭而来的。

“遗传证据对我来说意味着什么”

遗传学的实际含义

目前，我们尚不可能对一个人罹患双相障碍的遗传的脆弱性进行量化。相反，脆弱性通常用诸如“低”、“中等”或“高”那样笼统的术语来进行描述。评估你的家族中的亲属罹患心境障碍的比率的一个方法就是，询问你的一级亲属中处于青少年晚期和成年期的人罹患双相障碍的比率是否超过8%（如果包括抑郁症患者的话，该比率则为20%）。如果你的家谱中罹患双相障碍或其他心境障碍的人多于健康者的话，那么你的脆弱性就很高。同样，如果你的家族中几代人（譬如说你的兄弟姐妹、父母以及祖父母）中都有人罹患双相障碍或其他心境障碍，那么与那些只有某一代亲属中有人罹患双相障碍的人相比，你的脆弱性更高。如果在你的一级亲属中，只有一个人患有轻微的精神抑郁症，并且没有人罹患双相障碍，那么你的遗传的脆弱性可能会偏低。

现在，如果你断定双相障碍（或至少抑郁症）在你的家族中重复出现，那么你将怎样对待这种信息呢？遗传证据对你的生活有着实际的含义。首先，双相障碍在家族中重复出现这个事实应该会减轻你对罹患这种疾病所抱有的耻辱感。当我们来到这个世界时，谁都无法控制自己身上所携带的基因。如你将会在后面的章节中看到的那样，你可以通过采取某些措施来控制双相障碍的循环。但是，首先患上这种疾病是受你的基因组成的强烈影响。我们不知道如何来设计环境以防止双相障碍的最初发作。换句话说，这并不是你的错——这是一个你的家人也需要听一听的事实（请参见第12章）。如一位年轻的男性双相障碍患者的父亲所说那样:“很长一段时间里我们认为他只不过是心烦意乱。他似乎能够把任何事情都弄糟。但是我们最终意识到他是得了某种疾病,并且他的大脑确实出了毛病。他有一个由化学因素导致的严重的问题,并且这可能是从我或我老婆的家族中遗传得来的。他的所作所为,并不是想用来伤害我们。在这个时候,我们一家人才对这个情况有所了解。”

如果你仍然心存疑虑的话,那么具有双相障碍的家族史这个事实或许会帮助你证实对自己的诊断(请另参见第3章)。如果你的家族中明显地重复出现双相障碍患者的话,那么这个事实会使你的医生更倾向于对你做出双相障碍的诊断而不是其他疾病的诊断,比方说注意力缺陷多动症、抑郁症或精神分裂症。虽然双相障碍的家族史并不是一项决定性的证据,但是它提供了一道诊断难题。

这并不是说遗传方面的证据就能解释你为什么会产生心境波动。尽管我们认为遗传在决定哪个人会罹患双相障碍上起着重要的作用,但是我们知道,单凭遗传的因素尚不足以解释你的心境波动会在什么时候发生和它们为什么会发生。即使双相障碍在你的家族中重复出现,你也可能会觉得,心境波动并非单纯是由你的基因或你的脑内某些出了毛病的化学物质所导致的。斯泰西无疑是这样认为的。因此,请你把遗传视为一种背景,供你来解释你的情绪、思维和活动水平等方面的调节问题,这点是十分重要的。这与高血压是同一个道理:高血压当然是在家族中重复出现的,但是在一个获得了易致病基因的家庭中,并非每一个人最终都罹患了高血压;并且,当然也不是每一个有心脏病家族史的人最终都会因心脏病发作而死亡。人们的饮食结构、他们是否抽烟、他们的体重、他们的压力水平以及所有其他因素都会发生作用。此外,双相障碍的初始起因和发作的触发因素之间存在着重大差别。

“如果我没有双相障碍的家族史,那将会怎么样”

某些双相障碍患者在检查他们的家谱之后,发现没有证据表明,家族中有人罹患任何疾病、心境障碍或其他障碍。虽然这种情况并不常见,但是它的确会出现。这时你需要问自己,你对家族中那些说他们没有患病的人是否足够了解。你的母亲曾描述你外婆出现过“筋疲力尽”的情况,这种情况是否是抑郁症的反映呢?如果有人说你的祖父是个“专横”、“愤怒”或“好斗”的人,那么他是否也有躁狂症呢?如果都不是,那么在他们之前的几代亲属中,有没有人患过双相障碍呢?

通常，比你年长的亲属会比你更为了解你的家族的情况。在这种情况下，你可以在制作家谱图时向他们寻求帮助。你的父母（如果他们还健在的话）几乎无疑会更了解他们的父母、兄弟姐妹或其他亲属的情况。请你考虑让医生对你的一个或多个亲属进行家族史访谈，如果他或她在最初对你进行评估时没有做这项工作的话（请参见第 3 章）。

尽管如此，你或许仍然无法确认你的家族中有谁曾经患过心境障碍。虽然我们认为还有其他触发因素导致了双相障碍的发作，但是并不能确定它们到底是什么。长期滥用药品可能会使某些人出现双相障碍。头部损伤或诸如脑炎或多发性硬化之类的神经性疾病都会引发那些看上去极像双相障碍的心境波动的心境变化。也许我们将会发现，某些人的双相障碍的发作可以归因于他们出生时产生的并发症，或归因于他们的母亲在怀孕时感染了病毒，如在精神分裂症患者身上所发现的情况那样（如果想了解这种可能性的详情，请参见由芭芭拉和她的同事（1999）合著的一篇极好的关于精神分裂症的文献的评论）。如果一个人没有遗传的素质，那么单凭环境压力或创伤性体验是不太可能导致他或她形成双相障碍的症状的。不过，从未有人研究过这个课题。

即使你的疾病没有显而易见的遗传背景，你或许仍然会对那些用来治疗双相障碍的药物产生反应（请参见第 6 章），就像环境压力会引起头痛，而阿司匹林可以缓解这种头痛那样。某些研究显示，如果你的家族中人罹患双相障碍的比率较高的话，那么锂盐对你的疗效或许会比在这种比率较低的情况下更好（Abou-Saleh & Coppen，1986；Alda et al.，1997；Grof et al.，1993；Maj et al.，1984；Prien et al.，1973）。如果你的家族中很少有人或没有人罹患双相障碍，那么抗惊厥药物（例如，卡马西平）的疗效会比锂盐更好（Post et al.，1987）。但是，这方面的证据尚不足以指导我们去选择哪种药物进行治疗。鉴于当前的知识水平，内科医生在向你建议采用哪些药物进行治疗时，或许会更加注重你目前的或过去的症状以及你的心境循环的模式，而不是你的家族史。

“这种疾病对生儿育女有什么影响”

如上面所表明的那样，如果你患有双相障碍，那么你将它遗传给你的下一代的平均几率为 8%（如果另外算上重度抑郁症的话，那么这个几率为 20%）。这个几率是较低的，并且与其他精神疾病的遗传率相当。譬如说，如果你患有精神分裂症，那么你将其遗传给下一代的几率大约为 13%（Gottesman，1991）。因此，双相障碍的遗传几率对于你和你的孩子来说都是有利的。当然，关于是否生儿育女这个决定,远非单凭统计数据就能确定下来。不管你是女性还是男性,在回答这个问题时你都必须考虑诸如以下内容的事宜:从临床上来说,你的心境是否足够稳定从而能够照顾你的孩子;你身体的其他方面是否健康;你是否对你与伴侣之间的关系感到满意(如果适用)。

基因并不能决定你的命运

尽管双相障碍患者将这种疾病的基因遗传给下一代的几率较小,但是许多人仍然为自己可能携带此类基因而觉得在劫难逃。他们以为,自己携带相关的基因就意味着他们及其子女将会面临一种黯淡的未来:出现大量的心境循环、频繁地找医生就诊、不断地服药和不时地住院治疗。

如果你携带有某些容易致病的基因,那么这意味着由于你的生物性因素,你比那些未携带这种容易致病的基因的人更可能会罹患这种疾病。但是这种遗传上的脆弱性并不意味着你在某段时间内就一定会生病;它也并未向你表明,你的病情复发的几率或复发的时刻;它也并不意味着你对自己的心境循环束手无策。高血压、高胆固醇以及糖尿病都是可遗传的疾病,但是健身锻炼、保健食谱以及适当的药物治疗对控制此类疾病都大有帮助。同样,生活方式的管理和药物治疗对控制双相障碍的发作起到了至关重要的作用(请参见第6章至第10章)。

携带有易致病基因并不意味着包括你的子女在内的一级亲属就一定会罹患双相障碍,即使他们有高于平均统计水平的患病几率。疾病会隔代遗传或会以一种更为轻微的形式遗传给你的子女。尽管如此,如果你真的有双相障碍的家族史并且也已生儿育女,那么你或许会关心如何才能保护他们。某些方法可以确定你的子女是否表现出那些暗示双相障碍开始的紊乱征兆。此类症状可以包括:急躁、攻击性、睡眠障碍、夜惊、学业问题、不适当的性行为、药品滥用或酗酒、心境迅速和跌宕起伏地变化、悲伤、无精打采或孤僻。当此类征兆出现时,即使你对自己的孩子是否罹患双相障碍并无十足的把握,你也可采取某些措施来使他或她获得治疗。如果你想进一步了解双相障碍的儿童患者的情况,我建议你阅读戴米特利和贾尼斯·帕波洛斯合著的《双相障碍儿童》(*The Bipolar Child*)(Demitri & Janice Papolos,1999)这本书。

生物化学失调是什么

有人告知斯泰西,说她的疾病有可能是由生物化学因素造成的。然而,从来没有人向她提及她的生物化学机能与她所服用的药物之间有何联系。虽然她明白生物化学失调意味着她不能完全控制疾病，但是她不明白这还有其他什么含义。生物化学失调是某种可以测量的指标吗？为什么它不需要验血呢？是否只有在她处于躁狂的或抑郁的状态时才会出现这种失调的情况？药物对它起什么作用呢？药物是否会导致新的生物化学失调呢？这种失调可以通过健康食谱来纠正吗？斯泰西感到十分沮丧，因为尽管她的医生看起来在其他方面拥有相当渊博的知识，但是却没有告诉她关于此类问题的明确答案。她觉得自己被迫单凭信仰去接受许多事情，而她的科学背景使她对此类事情产生怀疑。

生物学的脆弱性

鉴于遗传背景对双相障碍的发作有如此强烈的影响，那么解剖学的因素或生理学的因素当然也会在其中发挥作用。如我在前面几节中所讨论的那样，生物学的脆弱性可以处于休眠状态，然后被诸如环境压力和药品滥用之类的触发因素激活。然而，界定这种生物学素质的性质是更加棘手的。如果有人告诉你，你的"脑内存在生物化学失调"的情况，那么或许你会觉得这种解释在回答了许多问题的同时也带来了许多问题，如斯泰西所感到的那样。

你或许会发现，如果你理解了医生所说的生物学的脆弱性或生物化学失调到底是怎么回事，那么就会更愿意接受药物治疗方案的必要性。生物学的脆弱性或生物化学失调通常是指你身体所固有的一部分，即使当你没有任何症状的时候它们仍然存在。我们不妨用高血压这种疾病来做个类比。对于罹患高血压的人来说，即使他们保持良好的生活方式，他们仍然容易遭受高血压的侵袭。他们的身体系统处于这样一种状态：即使生活相对轻松，饮食也控制得很好，他们的血压仍然高于正常水平，而紧张的因素会使他们的血压升得更高。同样，我们认为双相障碍患者脑内生成的某些化学物质或分子（特别是"神经递质"）的水平过高或过低。细胞中接受此类神经递质的受体（连同各种各样的酶或神经激素）其分子结构和机能或许会发生变化。对于双相障碍来说，涉及此类化学物质的生物学的脆弱性或许会被压力因素（例如，像失业那样的突然的变故）、酒精和消遣性药品或（对某些人来说）抗抑郁剂激发（请参见第6章）。当应激源把生物学的脆弱性推向前台时，双相障碍的症状就极有可能会出现。

从学术的角度说，我们十分怀疑双相障碍患者的去甲肾上腺素、多巴胺、乙酰胆碱、血清素以及伽马氨基丁酸(GABA)等神经递质的生成和分解代谢(化学分解)存在障碍。我们认为,在这种疾病的不同阶段,患者脑内生成的某些此类神经递质的数量过多或过少,然后它们被过于缓慢或过于迅速地分解掉了。我们还知道,双相障碍患者和单相抑郁症患者的身体内会异常地生成荷尔蒙,而它们一般是人们在面临压力时由肾上腺产生的(例如,像皮质醇那样的糖皮质激素)。长期的压力以及糖皮质激素的生产过量会损伤甚或毁坏海马中的细胞。海马是大脑中的某个结构,是脑边缘系统的一个重要组成部分,它负责调节心境状态、睡眠以及唤醒(Sapolsky,2000; Manji,2001)。

对生物化学失调进行测量所得到的信息也是不完整的。譬如说,许多双相障碍患者在处于抑郁阶段时,其去甲肾上腺素的代谢物(即分解产物)的浓度较低,而当他们处于躁狂阶段时,这种代谢物的浓度则较高(Manji & Potter,1997; Manji,2001)。在此类研究中,通常需要测量双相障碍患者的尿液、血液或脑脊髓液(这需要抽脊髓液)中的代谢物的浓度。虽然此类措施或许会告诉我们去甲肾上腺素的生成出现了故障,但是我们仍无法精确地指出脑内发生这种故障的区域。最终,我们或许可以通过像功能性核磁共振成像(fMRIs)这样的脑成像技术,识别那些与双相症状联系最为密切的“神经回路”(大脑神经传导)。识别此类脑内回路或许会帮助我们辨认那些有罹患双相障碍的风险的人,即使他们并没有表现出症状,并且使我们有希望研制出更加有效的治疗方法。

关于双相障碍患者的新研究发现,他们的“第二信使系统”(the second messenger system,也被称为“信号传感器”)存在某些问题。第二信使系统即脑神经细胞内的分子。当一个神经细胞“冲动”时,第二信使系统将神经递质(“第一信使”)传递给下一个神经细胞;紧接着它会通知第二个神经细胞,第一个神经细胞已经冲动。换句话来说,第二信使系统有助于决定一个细胞是否与这个细胞的其他部分或附近的其他细胞交流信息。第二信使系统的一个部分——“G-蛋白质”(G-proteins,鸟嘌呤核苷酸连接蛋白质)——在双相障碍患者的血小板中会呈现出异常高的水平,即使当他们没有症状表现时也是如此(Mitchell et al.,1997)。锂盐也许会改变G-蛋白质的机能(Avissar et al.,1988; Jope,1999; Risby et al.,1991)。此外,当细胞的感受器受到神经递质的刺激时,锂盐和双丙戊酸钠也会降低蛋白质激酶C的信号级联的活性。蛋白质激酶C的信号级联是细胞内的一种重要介体(Manji,2001)。这项令人兴奋的研究表明,第二信使系统的变化或许构成了双相障碍生物学的脆弱性的一种形式——而这种脆弱性或许可以通过药物治疗而得到某种程度的矫正。

缺乏权威性检验

尽管有这样一项有希望的研究，但是我们仍然没有关于双相障碍患者化学失调的权威性的生物学检验或遗传学检验。而大多数专家、病人和家庭都希望能有这样的检验，因为这会使诊断和治疗规划变得简单得多。虽然我们大多数人都相信最终会找到这样一种检验方法，但是目前要达到这个目标仍然任重而道远。

现在尚无权威性检验这个现状，会让你容易忘掉你存在生物化学失调这个事实，甚至会让你更容易认为你根本就没有这种失调的情况。我们注意到，当斯泰西在相当长的时期内没有出现症状时，她就开始怀疑自己是否真的有那种罹患双相障碍的生物素质。产生这样的疑问是可以理解的。你是否只出现过一个由不舒服的生活环境所引发的躁狂发作或抑郁发作？很多人开始认为，"虽然我曾经得过这种疾病，但是现在我已经能够控制它"，特别是当他们暂时处于健康状态时。但是，双相障碍的症状会在你一点儿也没有料到的时候复发。我们认为其原因在于，即使你通过药物治疗和心理治疗控制了症状，但是你的生物学的脆弱性依然存在。

是什么因素使生物学的脆弱性转变为障碍发作

获悉你可能存在生物失调的情况，这也许会令你感到恐惧，但是这也会有助于你未雨绸缪，避免病情的复发。就像糖尿病患者知道他或她必须避免吃冰淇淋那样，或像高血压患者知道自己必须避免极度苦恼和一定得进行健身锻炼那样，你可以通过学会避免那些会影响你化学失调的显现的触发因素，对自己的双相障碍实行某种程度的控制。当那些没有生物化学失调的人遇到此类触发因素时（例如，吸毒、酗酒或故意使自己处于高度紧张的状态），他们或许会体验到心境的变化，但其变化的程度不会达到可以刻画双相障碍患者的那种程度。

某些触发因素会直接冲击一个人的化学失调并导致它们发作，这有几分像点燃了一串鞭炮的导火索。例如，迷幻药会刺激脑内一种复合胺受体的活动，从而会引发那些会增加你出现躁狂发作的风险的其他生物化学事件。对实验动物和人类的研究发现，苯异丙胺（安非他命）会刺激大脑释放多巴胺，并会延长多巴胺的活性,从而导致被试出现一种高唤醒、妄想狂的思维、急躁以及精力或机动活动增加的状态。咖啡因会阻断腺苷这种神经递质的受体,从而导致大脑释放更多的多巴胺、去甲肾上腺素和乙酰胆碱。酒精会抑制你的中枢神经系统的活动[例如,它会增加抑制性神经递质伽马氨基丁酸(AGBA)对中枢神经系统的受体的影响],并且会像咖啡因和其他化学物质那样扰乱你的醒睡的节律。当你停止喝酒时,大脑回路就会变得更加容易兴奋,很像它们在你处于躁狂状态时的情况那样。

来自环境的压力会扩大你的生物化学失调,但是科学家尚未完全理解这种现象的发生机制。虽然你无法像远离酒精或药品那样避免压力,但是了解到什么类型的压力因素会令你感到特别棘手,将有助于你知晓自己什么时候最容易复发双相障碍并未雨绸缪。我将在接下来的几章中论述如何制订预防疾病复发的计划。

压力与双相障碍发作

环境因素能引发双相障碍吗?譬如说矛盾重重的婚姻、与父母的冲突、生活变故、棘手的工作或在童年时期受到虐待?此类问题都是极其重要而又无法完全回答的。如我之前所提到的那样,我们大多数人都对这点表示怀疑:在没有遗传因素和生物因素的影响下,单凭环境因素就可以"导致"人们罹患双相障碍。然而,我们相当确定的是,如果你已经患有双相障碍,那么压力因素会影响其进展,或增加你出现躁狂或抑郁发作的几率。你所面临的压力的水平也会影响你需要花多长时间才能熬过一个双相障碍发作。也就是说,你所经历的压力的水平和类型是一个"预后因素",它有助于确定你的病情在一段时间内好转或恶化的可能性。精神病学家和心理学家之所以对压力在你的生活中扮演什么角色感兴趣,是因为它能帮助他们制订治疗计划,譬如说决定向你推荐什么类型的治疗方法。

什么类型的环境压力特别具有影响力呢?如果你患有双相障碍,那么遇到一个重大的生活变化(无论是正面的还是负面的)都会增加你复发双相障碍的可能性。尽管相对来说,斯泰西的离婚基本上没有对她的心境状态产生直接影响,但是对孩子的监护权的评估是导致她出现躁狂发作的罪魁祸首。其他类型的压力包括醒睡周期的扰乱以及与重要他人的冲突。我将会对此类环境压力进行逐一讨论并提供相应的例子。我也将会讨论当前某些关于压力对生物化学失调的影响机制的见解。

重大的生活变化

变化是生活的一部分，而有时它们是相当受欢迎的。某些变化是正面的，而某些变化则是相当负面的。正面的生活变化的例子包括结婚、生儿育女、购置新住宅、从投资中获利或在工作中获得晋升。负面的生活变化包括自己所爱的人去世、关系的丧失、失业、车祸、你自己或你的家人罹患某种内科疾病。

躁狂或抑郁发作通常跟随重大的生活变化出现，不论这种变化是积极的还是消极的。谢瑞·约翰逊哲学博士是迈阿密大学的心理学教授，她对双相障碍的生活事件著述颇丰（例如，Johnson & Roberts，1995）。她指出，关于生活事件是心境发作的原因还是其结果，这并非总是清楚的。现龄36岁的帕特里克是一位双相障碍患者，他的例子可以说明这一点。当他循环进入躁狂状态时，会变得过分自信并经常"责备"自己的雇主。他往往会因此而丢掉饭碗。当他谈到自己的经历时，会争辩说他是首先丢了工作，然后才变得躁狂——而实际情况也许恰恰相反。但是，即使当研究者仅仅考虑那些不会由这种疾病本身导致的生活事件时（譬如说，父亲或母亲去世，因工厂倒闭而失业），他们仍然发现，生活事件在导致躁狂或抑郁的情节发作上发挥了影响（Johnson & Roberts，1995）。

虽然我们每个人的情绪都会受到压力的影响，但并非每个人在面临压力时都会出现像双相障碍患者所表现出的严重的心境波动。难道双相障碍患者会莫名其妙地对生活事件更加敏感吗？约翰逊和她的同事指出，躁狂发作之前的生活事件通常具有目标取向或成就取向的特点。此类事件的例子包括职务晋升、新的恋情、财务投资以及在体育运动中获得成功等。她和同事认为此类事件激活了一个通称为"行为激活系统"（behavioral activation system）的脑内回路。当"次要刺激"或刺激显示有奖励时（例如，预示着可能获得巨大盈利的投资项目），这个回路就会调节大脑的活动。相形之下，其他事件使人们变得封闭或孤僻，如他们处于抑郁状态时表现的那样。此类事件往往包括丧失、悲伤或拒绝，它们会激活一组不同的神经回路——"行为抑制系统"（behavioral inhibition system）。这个系统会激发人们避免那些预示着惩罚的刺激。例如，丧失一段关系会使一个人离群索居，从而避免遭到更多的拒绝。

行为激活系统和行为抑制系统或许会涉及多巴胺和五羟色胺的活动。如我们之前所提到的那样，双相障碍患者脑内的这两种化学物质的活动或许是异常的。因此,从生物学的角度而言,双相障碍患者会对目标取向或丧失(拒绝)取向的事件更为敏感。约翰逊提出了一项有趣的假设,并在她的研究中予以证明。她的研究表明,I 型双相障碍患者在躁狂发作前,往往经历了对目标取向的行为产生激励的事件(Johnson et al., 2000)。

紧张事件:检查你的历史

紧张事件是否曾导致你障碍发作呢?如果你曾经有过一次以上的明显发作,那么你或许会觉得以下练习很有用。请你填上之前的三个或更多的躁狂(轻躁狂)或抑郁发作的时间,并看自己能否回想起在此类发作之前(或当中)发生了什么生活事件。

压力对你的疾病有何影响

发作的大致日期（或你那时的年龄）	发作的类型（躁狂、轻躁狂、抑郁、混合）	紧张事件（描述）

如果你之前的发作主要是混合发作的话,那么请在表格中记下这种信息,以便你在评估这项练习时把它们分开处理。我们目前尚不清楚引发混合发作的环境触发因素是否会与躁狂发作或抑郁发作不一样。

请你将重大事件(例如,搬迁至一个新州、开始新的恋情或关系破裂、车祸、换工作、家人的去世等)以及相比而言其严重性和破坏性更低的事件(例如,买了一个新宠物、患了流感、休假、改变工作时间等)都包括进来,既包含正面的事件也包括负面的事件。

当你检查生活压力对你的疾病的影响时,请设法采取一个颇为客观的立场。是否特定类型的事件始终与你的障碍发作相关?在你出现一次或多次抑郁发作之前,有否经历过某个涉及丧失或悲伤的事件?你之前的躁狂发作或混合发作中,有多少与恋情(即使是正面的关系,譬如说找到新的伴侣)有关?在你出现躁狂或轻躁狂发作之前,是否往往会出现涉及成就的事件(譬如说你的工作量增加)?有多少此类事件可能导致了你的睡眠时刻或睡眠时间的长短发生变化?一般地说,此类事件的发生是否与你的心境障碍无关?或你的躁狂的或抑郁的行为是否在引发此类事件上起了重要的作用?

如果你难以回答此类问题,请不要感到失望。许多双相障碍患者都难以回忆起自己的发作是什么时候开始和什么时候结束的,也难以记得某些事件发生的时间。如果你有这方面的困难,那么请你试着询问自己的家人或医生,如果他们曾经帮助你度过了几次发作的话。请让他或她和你一起来完成这项练习,看他(她)能否帮助你慢慢回忆起某些事件所发生的时间,此类事件是发生于发作之前还是之后,以及你所出现的是什么类型的发作。

生活事件与由此引起的心境状态之间的时间的关系可能相当复杂。举个例子来说,安妮,现龄 27 岁,虽然她在与同居女友闹翻后出现了轻度的抑郁症状,但是其病情并未发展为完全的双相抑郁症。然而,当她的内科医生开始采用抗抑郁剂对她进行治疗时,她就出现了混合发作。在这个例子中,环境应激源(与她的女友断绝关系)只有通过药物治疗方法的改变才与其结果(混合发作)发生了联系。

请你记住,发现生活事件与你的心境障碍发作之间存在联系,并不意味着你应该为引发自己的疾病承担某种责任。很多生活事件是无法避免的。尽管当你处于躁狂的或抑郁的状态时,某些此类事件更可能会发生,但是这仍然并不意味着你能完全控制它们的出现。譬如说,一旦你的心境循环至急躁的或抑郁的状态时,你或许会丢掉某些工作,但这并不意味着你本应该能够控制此类心境状态或它们对其他人的影响,尤其是当你没有任何工具可以帮助你这么做时。

醒睡周期的作用

我们已经讨论过压力影响双相障碍症状的一种机制——行为激活系统和行为抑制系统。睡眠是影响双相障碍症状的另一种机制。如果你回想一下你的第一次或其他任何发作，你也许会同意睡眠对双相障碍的症状产生了一定程度的影响。也许可以这样简单地说，当你处于躁狂状态时你睡得更少，而当你处于抑郁状态时就睡得更多。但是，醒睡周期的变化会以别的方式发挥重大影响。研究者认为，即使醒睡周期（譬如说什么时候上床睡觉、什么时候真正入睡以及什么时候醒来）只发生较小的变化，也会令双相障碍患者极其敏感（Wehr et al.，1987；Frank et al.，2000；Malkoff-Schwartz et al.，1998）。如果是这样的话，那么那些会改变你的醒睡周期的事件也会影响你的心境。当斯泰西开始为孩子的监护权采取法律诉讼时，她变得相当躁狂，这也许是因为准备工作十分紧张，迫使她不得不睡得更迟。达里尔，现龄24岁，在研究生期末考试后不久就变得躁狂。在期末考试期间，他一天比一天睡得晚。对双相障碍患者来说，即使只有一个晚上没睡，这也会使他们出现躁狂发作，否则他们的心境还是比较稳定的（Malkoff-Schwartz et al.，1998）。类似地，睡眠剥夺可以改善抑郁症患者的心境状态，尽管这种改善只是暂时的（Barbini et al.，1998；Liebenluft & Wehr，1992）。

什么因素会影响我们的醒睡规律：社会授时因子（Zeitgebers）和社会时间干扰因子（Zeitstorers）

除非你懂德语，否则你以前也许从未听说过这两个术语——我也是直到开始阅读匹兹堡大学医学中心的辛迪·埃勒斯与其同事所著的《社会节奏稳定性的假说》（*social rhythm stability hypothesis*，Ehlers et al.，1998；Ehlers et al.，1993）才了解这两个术语。这个模型可以帮助我们理解为什么生活事件可能会影响双相障碍患者的心境循环。

埃勒斯的理论认为，双相障碍的核心问题在于不稳定性。通常来说，人们会保持日常活动和社会刺激的惯常模式，譬如说什么时候上床睡觉、什么时候起床去上班、通常与多少人打交道或下班后去哪儿打发业余时间等。此类"社会节奏"对于维持我们的"昼夜节律"是十分重要的。昼夜节律是一种在更大程度上由生物因素决定的循环，譬如说你真正入睡的时刻、像褪黑激素（当你快要睡着的时候生成）之类的荷尔蒙的生成或你睡着时快速的眼动模式。

在某种程度上，我们是因为“社会授时因子”才保持了稳定的社会节奏。社会授时因子是那些你可以当作外部时钟来调节自己的习惯的人或事件。如果你必须在早上的某个时刻去遛狗，那么它就是一种社会授时因子。如果你有配偶，那么他或她几乎无疑会在安排你的吃饭时间和睡觉时间上起一定的作用，或许还会影响你在一天内从他人那里受到多少刺激。假如你与配偶离婚，甚或假如对方只是离开一段时间，那么你的白天和晚上的例程将会受到干扰。你的工作也可以使你保持惯常的例程。

相反，“社会时间干扰因子”是使所有事情都失去平衡的某个人或某种社会需要。当你开始一段新的恋情，你的睡眠、清醒时间以及社交的模式都会发生变化。如果你有了一个婴孩，那么也会出现这种情况。在此类情况下，你的新的浪漫伴侣或你的婴孩就是社会时间干扰因子。如果你的工作需要你不断地变换工作时间，或需要你到位于不同时区的地方出差，那么你的社会节奏和昼夜节律也会受到相当大的干扰。

那么，以上所描述的一切对双相障碍患者意味着什么呢？

那些引起社会节奏发生变化的事件，要么是通过引入时间干扰因子，要么是通过消除授时因子，都会改变你的昼夜节律。在你经历过一个扰乱社会节奏的生活事件之后，就特别容易出现躁狂发作（例如，Malkoff-Schwartz et al.，1998）。

让我来给你举个例子。黛布是一位 36 岁的患有Ⅱ型双相障碍的女士，她与丈夫巴里在一起生活。在这对夫妇接受心理治疗的过程中，黛布抱怨巴里改变了他们的两只猫的喂养时间表。巴里改在早上而不是晚上喂养这两只猫，结果每天半夜总会有一两只猫进入他们的卧室，吵着要吃食。黛布希望在她和巴里睡觉之前喂猫，但是巴里拒绝了，说这样会让猫长得过胖。在连续三个晚上都没有睡好之后，黛布开始变得急躁，在工作时感觉头脑混乱，并且出现了奔逸的思维。最终，巴里同意了在晚上喂猫，从而减轻了由此引起的问题。随着黛布恢复惯常的醒睡周期并经过几个晚上的恢复性睡眠，她的轻躁狂便逐渐平息下来。在黛布的案例中，例程被一个相对较小的事件所扰乱，但是她通过恢复这个例程而避免自己出现一个严重的发作。

米里亚姆是一位 47 岁的患有Ⅰ型双相障碍的女士。她报告说，她在早上或晚上喝过酒之后就出现了躁狂的或混合的症状，即使她只喝了一点点。直到我开始考虑她的睡眠循环，我才完全明白为什么连少量的酒精都会导致她出现躁狂症状——原来酒精扮演着具有破坏作用的时间干扰因子的角色。她在喝酒之后会更加难以入睡。一旦停止喝酒(或通常在夜幕刚刚降临时喝一杯啤酒),她在睡眠上的苦恼就少些了,也更少出现心境状态的变化。

在第 8 章"保持健康的实用方法"中,我将告诉你一种保持惯常的社会例程的方法,即使在许多事件凑合起来改变它们的时候也能奏效(社会节奏稳定性方法)。这种自我监控技术可以帮助你保持稳定的心境和稳定的醒睡周期。

与重要他人的冲突

到目前为止,我们讨论了个别的生活事件和你的例程的变化。其他主要类型的压力则与你目前的人际关系有关。鉴于第 12 章将会专门论述如何处理与家人的关系,因此我在这里只是简要地提及一下。尽管没有证据显示,但家庭关系失调(例如,在你是个小孩的时候,你所得到的养育很糟糕)首先就会导致双相障碍。而且,如果你曾经罹患过双相障碍,那么充满冲突的家庭关系或婚姻状况会使你的病情更可能复发。我在加州大学洛杉矶分校时与我之前的导师迈克尔·戈尔茨坦一起研究了这个课题,并将其做成了我的博士学位论文(Miklowitz et al.,1988)。在这项研究中,我们的被试是那些基本上都与父母在一起生活的成人,他们患有 I 型双相躁狂症。我们考察了此类病人在住院期间以及出院后与他们父母的冲突的水平。不出所料,与出院后回到低水平冲突的家庭中的病人相比,那些回到高水平冲突的家庭中的病人在 9 个月内出现了更多的躁狂或抑郁复发。虽然我们这项研究中所有的被试都住过院,但是很多双相障碍患者从来没有进行过住院治疗。尽管如此,其他研究者发现,无论病人是否进行过住院治疗,在家庭关系与双相障碍的结果之间都存在相似的关系(O'Connell et al.,1991; Priebe et al.,1989; Honig et al.,1997)。

我们现在无法确切地知道为什么充满冲突的家庭环境会使双相障碍患者更容易复发(虽然这是讲得通的),但是我们确实知道家庭环境会影响许多其他精神疾病的进展,包括精神分裂症、抑郁症、酗酒以及饮食性疾病(Butzlaff & Hooley,1998)。我们也猜想,不仅与家人或配偶的矛盾会影响你的疾病的循环,而且与你生活中其他重要的人(譬如说你的雇主、同事或朋友)之间的冲突也会这样。在斯泰西的案例中,她与前夫之间的冲突或许在某种程度上导致了其躁狂症继续恶化。假如她能够与前夫坐下来并客气地解决他们之间的问题,那么她可能会有更大的几率保持稳定的心境。可惜她实际上并未做出那样的选择。

目前,请让我们清楚地意识到家庭冲突和人际关系可以成为你的致病因素。请想一想,家庭冲突或婚姻中的矛盾在你患病的过程中起了怎样的作用。你发作的时间是否与你和家人或配偶发生重大争执的时间相吻合?此类冲突是在发作之前发生还是在发作已经开始后才发生呢?或你难以分清到底谁在前谁在后?我的许多来访者都说,家庭冲突发生在他们发病之前;其他来访者则说,一旦他们陷入躁狂、混合或抑郁的状态,冲突就会产生——而且这会让他们的病情更难以好转。某些来访者说,家庭冲突一直存在,而当他们生病时,冲突就会变得更加严重;或当他们应对自己的家人时,某些“忘却”的问题便会浮现。当生病时,你是难以把那些你想对家人说的话“润色”一番的,而家人在与你沟通时或许会遇到类似的困境(请参见第12章)。

请你在全面地考虑此类问题时,尽量避免因他人对你的疾病产生影响而责怪他们——在大多数情况下,你的家人都在尽力帮助你,而他们往往不知道该对你做些什么或说些什么。如你将要在第12章所看到的那样,就与你的疾病有关的问题而言,你既可以采取有益的方式也可以采取不利的方式去应对你的家人。设法与家人保持良好的关系是保持健康的一个重要因素。

* * *

虽然双相障碍没有清晰的起因,但是我们所拥有的知识足以说明,这种疾病牵涉到大脑中那种在某种程度上受基因控制的生物性失调的情况。此类生物学的脆弱性可以被各种各样的应激源、冲突或生活变化(无论是正面的还是负面的)引发。斯泰西的关于生活压力、家庭冲突以及醒睡周期的扰乱的经历或许反映了你自己的某些经历。

药物治疗是用来改变那些潜在的生物性失调情况的。下一章将会描述现在可以利用的药物、我们认为它们所起的作用、他们的副作用以及心理治疗作为一种辅助治疗的作用。后面的章节将会讲述生活方式的管理技巧。此类技巧一般是被推荐给你与药物治疗一并使用的,旨在提升你应对压力的能力。在阅读的过程中,请你设法思考生物因素与环境因素是相互作用的——如果能谨记双相障碍的此类多种起因,那么你在选择治疗方法时就会感到更为轻松。

6.药物治疗和心理治疗能为我做些什么

我们早就知道,药物治疗是双相障碍患者首选的治疗方式。我们知道,如果双相障碍患者定期服药,那么他(她)的健康状态保持得更为长久。不过我们也了解到,药物治疗需要你和内科医生进行仔细的监控,并且有时需要你容忍不舒适的副作用。

患者对服用心境稳定药物有强烈的情绪反应,有时即使当他们可以因服药而明显获益时,也不服用它们——这往往是因为他们缺乏该药物及其副作用的有关信息。本章呈现的关于双相障碍的药物治疗的综述,将使你在应对自己的疾病时发挥大得多的作用。如果你了解如下内容:此类药物有什么功效,哪些副作用是常见的而哪些副作用是罕见的,你如何应对它们,以及最近的研究告知我们有关此类药物"成绩记录"的信息,那么将会有助于你和医生制定你的药物治疗方案,并对它进行长期管理。

我坚信,如果双相障碍患者在服用药物的同时也接受心理治疗,那么他们就会康复得很好。虽然心理治疗并不能代替药物治疗,但心理治疗能发挥药物治疗所不能起到的某些功效。因为这个缘故,我将在本章中也讨论心理治疗作为药物治疗的辅助疗法的作用。

了解药物治疗的有关事实是遵循药物治疗方案的至关重要的基础。双相障碍患者拒绝服药的常见理由很多,譬如说遭受不舒服的副作用的折磨,难以记得服药,不认可这种诊断,讨厌自己的心境被控制,或对药物治疗所代表的含义产生强烈的情绪反应。此类因素中的任何一种因素都可能导致患者拒绝坚持服药或根本就不服药。因为坚持服药实在是太重要了,所以我用第 7 章来专门探讨那些妨碍患者坚持某种药物治疗方案的因素。

“药物对我起什么作用”

你将从前面章节中回忆起，双相障碍遵循一个复发—好转的过程。加州大学洛杉矶分校的迈克尔·吉特林和他的同事研究发现，经历过一次躁狂或抑郁发作的患者有60%的几率在两年内又一次发作，而在平均4年零4个月内会有73%的几率又一次发作(Gitlin et al.,1995)。同样，美国国立精神卫生研究所关于抑郁症的心理生物学合作项目发现，在出现双相障碍的躁狂或混合发作的患者中，有81%~91%的人在5年内会复发(Keller et al.,1993)。很多患者即使在没有发作时，也有显著的症状(Harrow et al.,1990；Gitlin et al.,1995)。

令人欣慰的是，几乎所有罹患这种疾病的人都发现药物治疗降低了复发的可能性。从许多研究的结果来看，在5个月~40个月长短不一的治疗期内，服用锂盐的患者复发的比率为34%，而服用安慰剂的患者复发的比率竟高达81%(Goodwin & Jamison,1990)！

更为重要的是，长期采用心境稳定药物(特别是锂盐)进行治疗降低了所有双相障碍患者自杀的几率(Baldessarini et al.,1999；Tondo et al.,1998)。人们只需阅读双相障碍患者或抑郁症患者的自传性记述，就可以了解到药物治疗对此类患者的生活的正面影响，这包括消除了自杀的想法、冲动或企图(例如，Jamison,1995；Wurtzel,1994；Solomon,2001)。令人悲伤的是，许多采取自杀行动的患者很少或根本就没有获得精神治疗的途径。他们没有得到合适的药物治疗或精神病护理，甚至他们的疾病可能根本就没有被心理健康专家检测到(Jamison,2000a；Jamison,2000a,b)。

急性治疗与预防性治疗

为了药物治疗的目的，请你想象你的疾病有一个“急性期”(治疗现有的发病)和一个“维持期”(预防将来发作)。你在这两个时期所服用的药物或许是不同的。与维持期相比，你在急性期的治疗方案或许涉及服用更多的药物，并且服用的剂量也更高。

急性期的治疗包括将你的心境从严重躁狂的高潮舒缓下来或从抑郁的低谷提升起来。急性期的治疗通常建立在深入细致的门诊的基础上，这通过定期找精神病医生就诊或通过住院治疗来进行。平均而言，急性期的治疗会长达 3 个月的时间，尽管现今这种治疗（如果有的话）仅有约 1 周的时间是在医院里进行的。急性期的时间长短不一，视你对药物的反应而定。

相形之下，维持期会涉及保持你的健康并预防你出现更为严重的症状。这也被称为“预防用药”（预防性）治疗。维持期并无规定的期限，尽管某些医生说在急性期后至少需要进行为期 6 个月的稳定的药物治疗，以便于预防疾病复发（Fawcett et al.,2000）。如你将在第 7 章中看到的那样，很多患者虽然在急性期服药，却错误地想在维持期停止服药，以为他们不再需要药物了。这往往会导致他们的疾病迅速复发，即使他们在停止服药时状态有所改善。

下列两幅图表明了急性治疗与维持性治疗的工作机理。每幅图都描述了两种模式：一种是双相障碍患者服药的模式（实线），而另一种则是他或她不服药的模式（虚线）。在第一幅图中，一位 32 岁的 I 型双相障碍患者艾伯特出现了一次严重的躁狂发作。刚好在他的躁狂要达到高峰前，他开始服用两种药物——锂盐和一种安定药。虚线表示，假如他在那个时候不及时服药的话，将会出现的情形。

第二幅图表示艾伯特在服药的条件下疾病的长期进展，以及假如在不服药的条件下会出现什么情况。请注意，对艾伯特而言，虽然药物并未消除他的心境循环，但是它们使它缓慢下来并预防它完全复发。他处于健康状态的时间更长，而发作持续的时间更短，也更不严重，发作之间的症状也更为轻微。因此，在最有利的情况下，一种药物治疗方案应该为你做如下 3 件事：

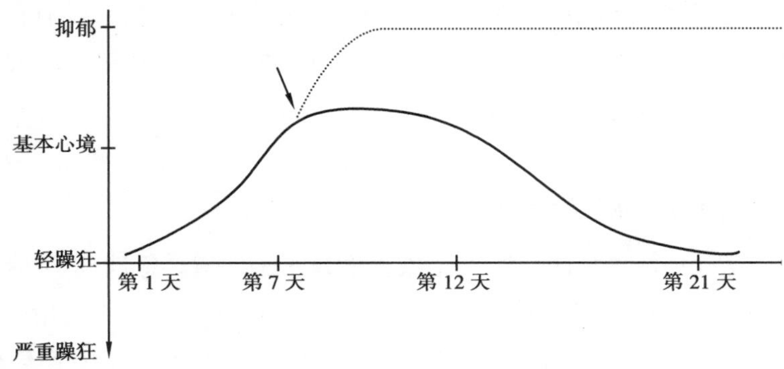

上图：药物对艾伯特的急性躁狂发作的影响。箭头所指那点是艾伯特开始服用锂盐和一种安定药的时刻。虚线表示，假如他没有服用此类药物的话，他的心境可能会出现的情况。

下图：艾伯特长期的心境循环。实线表示服用适当药物的情况，而虚线表示没有服用药物的情况。

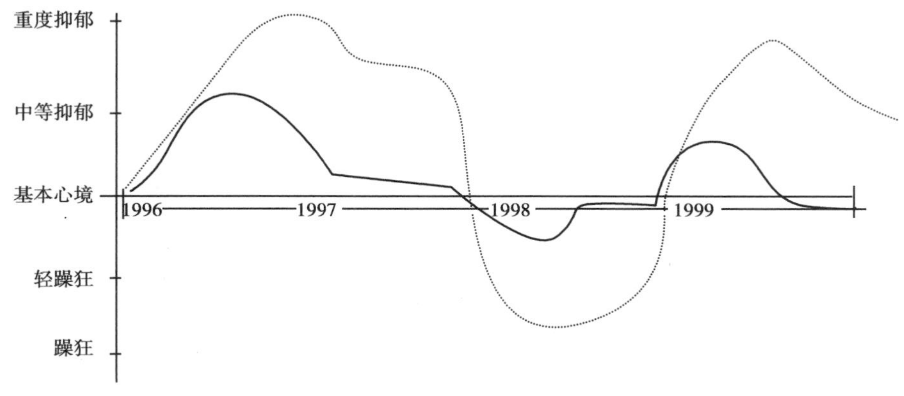

1.控制和有助于减轻一次已经出现的发作；

2.延缓未来发作出现的时间并尽可能降低那些已经发作的严重程度；

3.降低你在发作时所表现出的症状的严重程度。

更全面地讲，当你的症状得到良好控制的时候，预期你会对自己的生活有更多的掌控，并能更为轻松地追求你的目标。获得更多的控制使你在工作、家庭和社会生活中更好地发挥作用。

"我是否必须不断地服药"

这是许多双相障碍患者提出的一个问题，也是一个可以理解而且非常重要的问题。如你从第 5 章所了解的那样，双相障碍与潜在的生物性失调有关系，而这种失调涉及大脑神经递质及其相关信号系统的活动。在许多情况下，这种失调是通过遗传得来的。我们也相信药物会通过下面所描述的某些方式，有助于纠正生物化学失调。由于这个原因，大多数双相障碍患者必须无限期地服药，特别是当出现以下情况时：如果诊断看起来是确切的；如果他们出现了一次以上的严重发作；如果他们有双相障碍的家族史。与糖尿病或高血压等病症极为相似，双相障碍牵涉那些需要长期治疗的生物学的脆弱性。

这条规则也有例外的情形，譬如说，假设一位妇女想怀孕的话（心境稳定剂会增加胎儿出现心脏和中枢神经系统的缺陷的风险）。关于怀孕这种情形，解决方案通常是在受孕之前逐渐停服药物，而在妊娠期间（或之后）重新服药，或寻求用另外一类药物予以代替而不是完全停止服药（Cohen et al.，1994；Kahan et al.，2000）。如果你出现那种会妨碍你服用心境稳定剂的身体疾病

(例如,肝脏或肾脏的某些疾病)的话,那么你或许也必须停止服药。幸运的是,心境稳定药物不会使人成瘾或使人容易上瘾:当你撤药时,你不会再渴望它们。

如果你只出现过一次发作,那么医生或许会建议你服药一年,然后再评估你是否再需要服药。但是,这种建议将因不同的医生而异,并且将视你的心境在一年中保持稳定的情况而定。请向医生询问他或她预期你需要服药多长的时间。

不必说,接受一种长期的药物治疗方案是一个非常重大的决定。我将在第 7 章中更详细地谈论服药的情感含义。现在让我们来集中关注药物治疗的技术性细节:医生将可能给你开哪些药物?药物的剂量是多少?它们可能有哪些副作用?服用后多长时间才开始见效?

什么是心境稳定剂

“心境稳定剂”通常在急性期服用并在维持期持续服用。某种药物要够得上心境稳定剂的定义,它必须能够有效地治疗双相障碍的躁狂、混合或抑郁发作,并且(或者)必须能在长期的维持期中预防新的发作。某些心境稳定剂兼具这两种功效。该药物一定不能使双相障碍的症状恶化或导致快速循环(在一年内出现 4 个或更多次发作;请参见第 3 章)。如你马上将看到的那样,诸如盐酸氟西汀胶囊(百忧解)之类的抗抑郁剂是不能被当作心境稳定剂的,因为它们只对抑郁症有效而对躁狂症无效,并且它们还会导致快速循环。请注意药物至少有两个名称:一个是反映其化学性质的属名(我将首先给出),紧接着是一个特定的商标名称(在括弧中给出),该名称由那些研制商业用途的普通药物的制药公司创造。医生和药房一般采用商标名称来指称药物。当前使用的主要心境稳定剂为碳酸锂和抗惊厥药物:一般为双丙戊酸钠或卡马西平(得利多)。某些更新型的药物,譬如说拉莫三嗪(lamotrigine)/利比通(Lamictal)、托吡酯(topiramate)/妥泰(Topamax)和加巴喷丁(gabapentin)/镇顽癫(Neurontin),尽管证实的程度不如前者高,但也使某些患者受益。

你服用的心境稳定药物的类型和剂量会随时间而改变。如果你需要改服另外的药物,也并非意味着你的病情恶化。一般而言,没有哪种药物单凭一己之力就能在患者一生中减缓他们的症状。某些时候,你也可能需要服用一种以上的心境稳定药物来进行治疗，甚或需要按照边服用边观察的方式进行治疗（例如，同时服用锂盐和双丙戊酸钠）。许多双相障碍患者通过服用一种以上的心境稳定剂，获得了累加的治疗性效果。这或许是因为诸如锂盐和双丙戊酸钠之类的药物对大脑机制（譬如说，C 蛋白激酶信号神经传导）具有不同而相互补充的作用（Manji，2001；请参见第 5 章）。

同时服用一种以上的药物并非意味着你的病情比别的患者更为严重——它或许仅仅意味着你的独特生理素质对某种独特的化合物的反应不如其他患者那样好。患者对药物的反应各具千秋，这在某种程度上是因为他们的症状的类型不同，例如他们是仅仅出现躁狂的发作还是出现混合发作。

心境稳定剂的类型

碳酸锂

最为著名的心境稳定剂就是锂盐，它以诸如“Eskalith”“Lithobid”“Lithonate”或“Cibalith-S”的商标名称进行配制。如你在元素周期表中看到的那样，锂是一种以自然方式存在的元素，而锂盐被证明是第一种既能稳定双相障碍患者的心境又能预防躁狂或抑郁复发的药物。尽管在 19 世纪末期，各种形式的“溴化锂”被用来减缓患者的激动或过于兴奋的状态，但是发现锂盐可以治疗双相障碍这个事实通常要归功于约翰·凯德。凯德是澳洲的一位内科医生，他推测那时被称作躁狂-抑郁疾病的患者的尿中存在着有毒化合物。他在无意中发现了锂盐。他的实验涉及向豚鼠的血液中注射混有锂盐的尿酸。注射锂盐使得豚鼠安静下来并变得更加迟钝。然后凯德想到对他那位病情最为严重的 51 岁的男性躁狂患者试用锂盐。这位患者的反应非常良好，并且可以首次在医院之外正常活动。这段关于偶然的科学发现的奇缘被如下事实所冲淡：这位患者不顾医嘱，在 6 个月后停止服用此药，这或许就预示了双相障碍患者不遵医嘱这个范围广泛的问题。尽管如此，锂盐在 20 世纪 60 年代被广泛使用，并自 1970 年起就在美国被经常使用，为广大双相障碍患者带来了福音。

通常每一粒片剂含有 300 毫克或 450 毫克锂盐，而患者一般每天服用 1~

8 粒(300~2 400 毫克)。某些患者分剂量服用,每天多次服药,而某些患者则是一次性服药——这是你和医生在试图了解如何最有效地控制药物对你的副作用时可以做出的决定之一。合适的剂量是将你的血药浓度控制在"治疗范围"之内的那种剂量。你的医生在治疗你的急性发作时所设定的治疗范围可能比他或她在你目前的维持治疗时所设定的标准更高,通常介乎每升 0.8~1.2 千当量(一种测量锂盐在血液中的浓度的化学量度)之间。双相障碍的儿童患者或年龄超过 65 岁的患者可以服用较低剂量的锂盐,并仍然可显示良好的反应。

锂盐的功效如何呢?研究表明,60%~70%的双相障碍患者在服用锂盐后显示症状减轻了(Goldberg,2000; Goodwin & Zis,1979)。不过,即使在恰当的血清水平,患者也会出现躁狂症或抑郁症的"突破"发作。虽然锂盐预防躁狂发作和控制躁狂症状的功效比预防抑郁发作更好,但是把它单独使用时,它仍然能发挥抗抑郁剂的功效(Keck & McElroy,1996; Prien et al.,1984; Zornberg & Pope,1993)。

"当你开始服用锂盐时,你不会立即觉察到它的功效"。或许要等待至少一周乃至几周的时间,你才开始见到你的躁狂或抑郁症状得到改善。

本页的表格中列出了对锂盐显示良好反应的症状和疗程模式,以及对锂盐显示不太好反应而对抗惊厥药物显示更好反应的因素(双丙戊酸钠和卡马西平)。了解这些可作为预测因子的因素对你是有帮助的。它们或许有助于解释你的医生为什么要向你推荐抗抑郁剂而不是锂盐,或相反的情形。一般而言,如果你的疾病越是反映了双相障碍的"教科书式"的描述(欣快、浮夸、躁狂发作之后紧接着重度抑郁,以及你的一个或多个一级亲属有双相障碍家族史),那么锂盐对你的疗效就越好。如果你的疾病越是"不典型"(例如,具有混合发作、精神症或快速循环的特征),那么抗惊厥药物对你就越有效。

虽然我们不完全清楚锂盐为什么能有效控制躁狂发作和抑郁发作(效果稍微差些),但是我们猜测它对第 5 章所探讨的潜在的生物学的脆弱性有影响。你将回忆起第二信号系统的成分(例如,钙、蛋白质激酶 C)负责向细胞核等细胞的各个部分交流化学信息,从而决定一个细胞何时与其他细胞交流信息。通过对信号转导神经传导的影响,锂盐或许会影响化学信息是从大脑传递至身体的各个部分还是从大脑的一个部分传递至另外一部分。

对锂盐与抗惊厥药物反应的预测因子

对锂盐反应良好	对抗惊厥药物反应良好
“纯粹的”欣快性躁狂	混合发作(混有抑郁和躁狂)
循环模式的特点为躁狂之后出现抑郁,然后出现正常的心境时期	循环模式的特点为抑郁后接着躁狂
家谱中双相障碍患者的比率很高	家谱中双相障碍患者的比率为零或很低
没有快速循环	快速循环(每年出现 4 次或更多次发作)
之前对锂盐反应良好	非常严重的躁狂症,带有精神症(错觉/幻觉)
之前出现更少而不是更多的发病发作	同时发生药品滥用或焦虑障碍
发作之间界限明确,而间隔期内较少出现症状	在神经疾病或脑损伤后出现躁狂症状

来源:Calabrese et al.(1996);Grof et al.(1993);McDonald(2000)

锂盐的副作用

当你服用任何药物前,了解其潜在的副作用是很重要的,以便你不会对身体的变化感到吃惊,并知道及时向医生报告它们。所有的心境稳定药物都有某些副作用。实际上,请你对那些估计没有不利影响的“天然”或“同种疗法”的心境治疗药物持怀疑态度。现在尚无证据表明,当今有哪种物质既没有副作用,又具有心境稳定剂的功效。

医生通常会把你所报告的副作用当作制定你的治疗方案的一个重要信息来源。副作用通常可以通过如下所述方式予以控制。你将在第 7 章中发现一张记录副作用的表格,它将有助于你与医生交流有关你的药物治疗的并发症。

虽然双相障碍患者一般在服用锂盐后会出现某些可预见的副作用,但是患者所出现的副作用的种类及其严重程度则是因人而具有很大差异。锂盐常见的副作用包括口渴、水肿、尿频、疲劳、腹泻或口中有金属味道。更令人讨厌的副作用包括体重增加、精神迟钝或记忆障碍、双手震颤、逐步形成或骤然出现皮肤病症(譬如说痤疮或牛皮癣)、胃部不适或胃痛。某些患者也会出现甲状腺机能减退,即甲状腺分泌的荷尔蒙不足的症状。如果患者长期服用锂盐,那么其肾功能(肾脏排出血液中诸如尿素或肌酸酐之类的化学物质的能力)也会受到影响。

锂盐的副作用会与你服用的剂量有关。很多医生采用“低起始剂量,缓慢加量"的方法。即你刚开始时服用低剂量的药物,然后逐渐增加至治疗性剂量的水平,以便你抑制住该药物的副作用。如果你已经服用一定剂量的锂盐进行维持性治疗,但是出现了不舒适的副作用,那么医生或许会决定减少你所服药物的剂量,尽管这么做有降低该药物对你的疗效的风险。换句话说,用锂盐治疗有点像你和医生合作的一个平衡动作,这既可以找到使你的心境保持稳定的血药浓度(例如,使你至少一年内不发作),又能使你能够在尽可能减少恼人的副作用的情况下正常生活(例如,无须应付变得迟钝的思维)。

其他副作用需要更具创造性的解决方案:譬如说,尿频这种副作用,可以通过每天一次服用而不是每天多次服用锂盐来减少小便的次数;口渴可以通过喝更多的水、咀嚼冰块或使用无糖止咳片来予以控制;胃部不适可以通过在吃饱后服用锂盐来予以缓解。在其他情况下,你的副作用可能需要服用其他药物来予以解决,例如服用甲状腺补充物,例如,左甲状腺素(levothyroxine)/特洛新(Synthroid)或β-神经阻滞剂(beta-blockers)来解决双手震颤的问题,例如,普萘洛尔(propranolol)/心得安(Inderall)。肾功能一般在锂盐治疗过程中通过各种验血来进行监测(例如,你的肌氨酸水平)。

锂盐水平的血液检查和毒性

服用锂盐的患者必须定期抽血检验以确保他们服用的剂量是合适的。如果你是第一次服用锂盐,并且心境已从躁狂或抑郁发作中稳定下来,那么你或许将不得不在治疗的头一两个月内,每周或每两周验一次血,然后在大约 3 个月内每月验一次血。如果那时一切进展顺利,那么医生或许会建议你每 3 个月左右验一次血。这样做的目的是为了确保你的血锂浓度是合适的。一般说来,内科医生会在你末次服用锂盐后 10 至 14 小时左右检查你的血锂浓度。

定期验血有助于预防你出现"锂盐中毒"的症状(即你的体内累积的锂盐的含量达到很高水平)。中毒的征兆包括出现有关平衡和协调的问题、严重腹泻、腹部不适、视物模糊、口齿不清、双手严重震颤、严重恶心或呕吐、头脑混乱或迷向。"因为这种中毒状态特别危险甚至有可能致命,所以了解该征兆(并告知你的近亲)是重要的,这样你可以尽快找你的医生就诊,以便于验血和在大多数情况下调整锂盐的剂量或暂时停止服用锂盐"。

你的血锂浓度可能会增加,比如脱水或服用像布洛芬(Ibuprofen)那样的非处方但可以合法销售的药物。你的血锂浓度也可能出现过低甚或达不到疗效水平的情况,特别是如果你摄入的锂盐的剂量不足或没有一贯地服用锂盐的话。了解此类事实并熟悉血药浓度标准是有用的,因为它使得你积极地参与用锂盐治疗疾病的过程。向医生询问他(她)为你设定的血锂浓度是多少,以便你了解你的血锂浓度何时过高或过低。如果你决定找另外一位医生就诊,那么他或她就应该了解你目前维持的血药浓度是多少,以及过去哪些血药浓度是成问题的。

你或许会发现验血是一件棘手的事情:没有谁喜欢挨一注射针头,而验血会提醒你自己生病了。但是,这是你的健康护理中非常重要的一个方面。如果你觉得验血使你感到特别不舒服,那么请告诉你的医生并做交流。他(她)或许会选择让你服用某种更少需要频繁验血的心境稳定剂。

双丙戊酸钠

双丙戊酸钠,也被称为 2-丙基戊酸钠或丙戊酸(商标名称为“Depakote”和“Depakene”),是一种抗惊厥的药物,几十年来一直被用于治疗癫痫和其他抽搐性障碍(Kahn et al.,2000)。鉴于某些不完全清楚的原因,某些抗惊厥药物也具有使心境保持稳定的特性。双丙戊酸钠是一种与在动物性脂肪和植物油中发现的其他化合物相似的脂肪酸。双丙戊酸钠可能以几种方式发挥功效,包括减少蛋白质激酶 C 神经传导的活动并增加抑制性神经递质伽玛氨基丁酸的活动(Manji,2001; Goldberg,2000)。研究者在抑郁症患者的血液样本和脊髓液中发现了低水平的伽玛氨基丁酸(Petty & Sherman,1984)。

查尔斯·鲍登是位于圣安东尼奥(San Antonio)的德州大学健康科学中心的一名研究员。他和他的同事发现双丙戊酸钠在控制躁狂发作上的疗效至少可与锂盐相媲美,而在控制混合发作上的疗效甚至略胜锂盐一筹(Bowden et al.,1994,2000; Swann et al.,1997)。另外,双丙戊酸钠在治疗双相抑郁症上也相当有效,尽管许多专家在治疗这种疾病时把它当作是仅次于锂盐的第二选择(Kahn et al.,1997)。关于它在预防人们将来出现双相障碍发作方面的功效的证据,主要是根据内科医生的鉴定而不是长期研究的结果。尽管如此,双丙戊酸钠现已经成为一种广泛使用的长期预防性药物,这和锂盐极为相似。

内科医生之所以可能给你开双丙戊酸钠而不是锂盐,至少有如下三个原因(请参见上述表格)。首先,如果你出现混合发作或快速循环,那么它可能对你更为有效。其次,它似乎能更为迅速地发挥功效,甚至在一个严重的躁狂发作后短短 3~5 天内就开始见效。你通常可以相当迅速地增加它的剂量,而不会导致严重的副作用,这与锂盐的情况不一样。最后,有证据表明,患者服用双丙戊酸钠时出现的副作用比服用锂盐时更为轻微(Bowden,1996; Weiss et al.,1998)。双丙戊酸钠的此类优点必须与锂盐所具有的更为丰富的支持性研究的优点进行权衡。锂盐之所以具有这种优点,或许是因为它出现得更早。

医生通常给患者开250毫克至500毫克的双丙戊酸钠片剂,而他们一般每天摄入1 500到3 000毫克的剂量。典型的服药模式是每日3次。你所服用药物的血药浓度应该达到治疗性的水平,它通常介于45~125毫克/毫升(用于表示双丙戊酸钠在血液中的浓度的一种度量)。像用锂盐治疗的情况那样,定期验血会告诉你和医生你所服用的双丙戊酸钠的剂量是否合适。

双丙戊酸钠的副作用

由于双丙戊酸钠是由肝脏分解的,所以你会出现肝脏酶升高的现象,而这在罕见的情况下可以导致肝炎。双丙戊酸钠也会影响血小板的制造。由于这个原因,医生必须定期为你进行肝脏酶检验和血小板计数(Kahn et al.,2000)。当你开始服用双丙戊酸钠时,你或许会感到恶心、瞌睡或镇静、消化不良,或许也会出现手震颤的情况(服用锂盐也会出现这种情况)。此类副作用通常会较快地消失。某些患者也可能会出现脱发或头发变得稀松的情况。更令人不安的一种副作用是,患者的体重会显著增加,从而导致其他医学问题(例如,高血压、心脏病或糖尿病)。一般来讲,医生会通过改变服药时间表或调整剂量(例如,减少剂量或许有助于你减轻镇静的感觉)来处理此类副作用。你的医生或许也会建议你服用某些药物,作为双丙戊酸钠的辅助剂。例如,通过服用雷尼替丁(ranitidine)/善得康(Zantac)来应对恶心,或通过服用含有硒和锌的维生素来预防脱发。

双丙戊酸钠的新配方便于那些对500毫克片剂的副作用非常敏感的患者使用。双丙戊酸钠125毫克喷剂(儿童患者和许多成人患者的另一种普遍选择)可以喷洒在食物上以减少胃部不适。另有一种500毫克缓释片剂(Depakote ER),可能更少会导致患者出现胃部不适或体重显著增加的情况。

有一种令人担忧的情况是,服用双丙戊酸钠的女性患者会逐渐形成一种被称为多囊性卵巢的疾病(即卵巢中出现非癌性包囊)。但是,关于这是否是个重大的问题尚无定论;目前正在开展的研究或许有助于回答这个问题(Sachs,1998)。

诸如双丙戊酸钠和卡巴咪嗪之类的抗惊厥药物往往与其他药物"相互作用",这意味着此类药物和其他药物一起使用时会产生副作用或并发症。由于这个原因，你一定得告诉你的内科医生，尤其当他或她不熟悉你的情况，不了解你因为其他身体状况而服用其他药物的情况。

卡巴咪嗪

三大心境稳定剂中较不普遍的一种药物就是卡巴咪嗪(carbamazine)。20世纪80年代，卡巴咪嗪是一种相当普遍的药物，尤其是当与锂盐结合使用时更是如此。但是，卡巴咪嗪的剂量难以掌握，并且会有令人难以忍受的副作用，而其中某些副作用是双丙戊酸钠所没有的。尽管如此，当你难以适应双丙戊酸钠的副作用时，某些医生将会建议你服用卡巴咪嗪。

如同双丙戊酸钠一样，卡巴咪嗪是一种用于治疗惊厥以及心境障碍的抗惊厥药物。有翔实的研究证明，卡巴咪嗪对急性躁狂症有疗效(Ketter et al., 1998)。虽然服用卡巴咪嗪见效的双相障碍患者的人数与服用锂盐见效的患者的人数差不多(三分之二)，但是不同类型的患者对这两种药物的反应或许会不一样。如同双丙戊酸钠一样，卡巴咪嗪似乎对那些服用锂盐不怎么见效的双相障碍患者具有良好的疗效，还包括那些带有混合发作、快速循环或精神病躁狂症的患者(Post et al., 1987)。在服用锂盐不见疗效的患者中，约有三分之一的患者在服用卡巴咪嗪一个月内会开始见效。尽管卡巴咪嗪对躁狂症状的疗效比对抑郁症状的疗效更好，但仍然约有三分之一的未从其他治疗抑郁症的方法受益的患者在服用卡巴咪嗪后见效良好(Post et al., 1986)。

卡巴咪嗪通过影响那些穿过神经细胞的细胞膜的钠离子和钙离子的运动而发挥功效。这种离子流会影响细胞是否放电——是否会发生电荷变化以使得细胞与其他细胞进行交流。通过调整此类离子流，卡巴咪嗪可能会降低细胞放电的速度，从而降低神经传导的整体活动速度或兴奋性。

医生或许会让你起初每天服用200~400毫克的卡巴咪嗪，然后每隔2~4天将剂量增加200毫克(一粒片剂)。典型的剂量是每天400~1 600毫克，每片剂200毫克。如同采用锂盐或双丙戊酸钠进行治疗那样，内科医生或许会让你刚开始时服用低剂量，然后缓慢加量，以便尽可能减少副作用。然而，据我们所知，与其他此类药物不同，卡巴咪嗪并没有特定的血药浓度来使你得到最好的疗效。通常，医生将根据稳定心境的有效性与副作用之间的平衡而不是根据你的血药浓度来选择剂量(Ketter et al., 1998)。服用卡巴咪嗪的患者的典型血药浓度介于4毫克/毫升与12毫克/毫升之间(Goldberg, 2000)。由于肝脏分解卡巴咪嗪的速度会随着时间的流逝而加快，所以医生或许会在你首次接受治疗4~6周后增加卡巴咪嗪的剂量(并且此后定期地这样做)以将其血药浓度维持在治疗性水平。

卡巴咪嗪的副作用

卡巴咪嗪最常见的副作用是镇静、恶心和轻微的记忆损伤(例如,词穷)。此类副作用通常与你服用的剂量有关,一般会在为期几周或几个月的治疗之后消失。某些患者出现视物模糊、便秘或肌肉协调感丧失的情况。卡巴咪嗪更少导致患者体重增加,这是为什么某些患者偏好服用它的原因。医生一般会通过调整你服用的剂量来应对副作用。

患者在服用卡巴咪嗪的情况下,肝脏酶会轻微升高,这可以通过定期进行肝功能检查予以识别。这种情形甚至会比患者服用双丙戊酸钠时更为常见。如果你出现肝炎的征兆,例如感到懒散、胃部疼痛或其他胃肠问题,那么医生或许会让你停止服用卡巴咪嗪。有10%~15%的患者出现皮疹。你必须立即向医生报告这种副作用,因为它能蔓延成一种严重的、有可能危及生命的皮肤疾病,即所谓的Stevens-Johnson综合症(皮肤组织或黏膜里衬出现水泡或炎症)。

卡巴咪嗪最为严重的副作用是被称为颗粒性白血球缺乏症的一种骨髓反应。这种副作用相当罕见,只有约十万分之一的患者会受此影响。它会令白细胞急剧减少。医生必须定期监测你的血液指数来检测是否开始出现这种状况。如果你出现发烧、感染、咽喉痛、口腔溃疡、容易挫伤或出血,所有此类情况都可能是白血球指数下降的征兆,那么请你告诉你的医生(Ketter et al., 1998)。此类不良反应中,没有哪种反应能成为排除使用卡巴咪嗪的原因,因为这种反应可以通过医生进行定期监测来予以预防。

一种与卡巴咪嗪有化学关系的新药最近被投入使用,它被人们称为奥卡西平(Trileptal)。虽然它的副作用包括使患者感到疲劳和可能会减少钠的含量水平,但是它比卡巴咪嗪更容易吸收,并且不会带来肝脏或血液出现机能障碍的相同风险。尚需对奥卡西平做更多研究,以检验它在控制心境障碍的症状上的功效是否与卡巴咪嗪一样好。

下列表格总结了某些你刚才所阅读的信息。你可以不时地参考它,以查看你服用的任何药物的副作用是否与所列出的内容相吻合,以及你服用的剂量和血药浓度是否在预期的范围之内。

心境稳定药物

药物	剂量	血药浓度	常见的副作用
锂盐	每天 300~2 400 毫克	0.8~1.2 mEq/L	• 体重增加 • 疲劳、镇静 • 胃部不适、腹泻 • 口渴和尿频 • 口中有金属味道 • 手震颤 • 甲状腺机能障碍 • 痤疮或牛皮癣 • 精神懒散或记忆问题 • 肾清除问题
双丙戊酸钠	每天 1 500~3 000 毫克	45~125 mcg/ml	• 恶心、胃疼 • 疲劳、镇静 • 手震颤 • 脱发或头发变得更加卷曲 • 眩晕 • 头疼 • 体重增加 • 肝脏酶升高 • 血小板计数降低
卡巴咪嗪 （得利多）	每天 400~1 600 毫克	4~12 mcg/ml	• 疲劳、镇静 • 恶心、胃疼 • 轻微的记忆损伤 • 便秘 • 眩晕、头昏 • 视物模糊 • 皮疹 • 身体协调问题、摇摆 • 肝脏酶升高 • 白血细胞计数减少 • 血钠浓度降低

备注：mEq/L 指千当量每升；mcg/ml 指微克每毫升。感谢洛里·阿特舒勒医学博士和加里·萨克思医学博士为我提供了该表中的医学信息。

更新型的心境稳定剂

过去几年中一项可喜的进展是出现了越来越多的与传统的心境稳定剂不同的备选药物。尽管大多数此类新药是像双丙戊酸钠和卡巴咪嗪那样的抗惊厥药物，但是它们的副作用的特征以及它们对躁狂症与抑郁症的疗效是不同的。它们主要是与传统的心境稳定剂结合使用而不是予以替代，以产生更强大的功效（就心境稳定性来说）。

一种新的选择是拉莫三嗪/利比通。对拉莫三嗪的有限研究表明，它相当有效，尤其是对双相抑郁症患者和出现快速循环的患者有效。在一项为期 7 周的研究中，服用拉莫三嗪的双相抑郁症患者起反应的比率高于服用安慰剂的患者，当剂量为每天 200 毫克时尤其如此（Calabrese et al.，1999）。拉莫三嗪可以单独使用或与其他心境稳定剂结合使用，来有效治疗那些服用其他药物收效甚微的带有躁狂发作或混合发作的患者（Goldberg，2000）。

这种药物也有令人担忧的问题。与服用卡巴咪嗪时所出现的情况一样，有 6%～10%的患者在服用拉莫三嗪 2～8 周内出现皮疹。这种通常轻微的皮疹，在罕见的情况下（约 0.3%），可以蔓延成像 Stevens-Johnson 综合症那样严重的皮肤疾病（见之前的描述）。医生会设法通过非常缓慢地增加你的剂量（为了达到疗效水平）来预防皮疹。在其他方面，拉莫三嗪的副作用比较轻微并且往往很快就消失。它们包括身体协调问题、眩晕、幻视、恶心和头痛等（Currier & Coodnick，1998；Kahn et al.，2000）。

托吡酯（topiramate）/妥泰（Topamax）是一种更为新颖的抗惊厥药物，它有助于缓解双相障碍患者的躁狂症状，至少在与其他心境稳定剂结合使用时是如此。不过，即使单独使用这种药物，也可以达到同样的效果。它或许对出现快速循环的患者有用（McElroy & Keck，2000）。与大多数心境稳定剂不同的是，它会导致体重减少而不是体重增加。由于这个原因，许多人想用它来代替锂盐或双丙戊酸钠。但是，尚无足够多的研究来证明这种替代是合理的。这种药物会对某些患者会产生副作用，譬如说视物模糊或眼睛疼痛、专心或记忆问题（例如难以找到词语）、手上或脸上有刺痛感、疲劳、感觉迟钝、震颤、恶心和眩晕（Chengappa et al.，1999；Marcotte，1998）。

某些内科医生喜欢推荐一种被称为加巴喷丁（Neurontin）的药物。这种药物之所以受人欢迎，是因为它可以与其他心境稳定剂结合使用，并且不会产生负面的影响或不良的相互作用，而这种影响或相互作用是添加像卡巴咪嗪那样的药物时不得不予以考虑的。但是，关于加巴喷丁的研究并未一致地支持它作为心境稳定剂的功效。事实上，在一项大型研究中，双相障碍患者服用传统的心境稳定剂但未见疗效，在附加加巴喷丁治疗后也未见改善——其对躁狂症的疗效甚至比安慰剂更差（Pande et al.，2000）。其他研究表明，加巴喷丁作为一种抗抑郁剂，至少在治疗双相抑郁症上具有中等程度的疗效（Young et al.，1997）。加巴喷丁或许在治疗双相心境波动通常伴随的焦虑症状和惊慌症状最为有用（McElroy & Keck，2000）。它最常见的副作用包括过于镇静、眩晕，以及在某些患者中出现过于活泼的症状（Schaffer & Schaffer，1997）。

所有此类新型药物中，没有哪一种像标准的三大心境稳定剂那样得到证明的记录。但是如果你对标准的心境稳定剂有不适反应或它们在稳定你的心境上并未发挥应有的疗效时，你或许需要与医生探讨此类新型药物。

"补充"药物：抗抑郁剂、安定药和其他药物

心境稳定剂通常与那些主治诸如焦虑、失眠、激动或精神症等特定症状的药物一起开。如果你认为它们中的每种药物都属于某种类别（例如，抗抑郁剂）和具有独特的功效（如改善睡眠），那么你能更容易地了解你的治疗方案中各种药物的意义。

抗抑郁剂

标准的心境稳定剂在预防双相障碍的躁狂这一极的症状方面的疗效一般要优于预防抑郁这一极症状的疗效。由于这个原因，医生或许会在某个时候与你探讨把心境稳定剂与抗抑郁药物结合起来使用的治疗方法。你或许在过去的数年中经常听说那种被称为"选择性五羟色胺再摄取抑制剂"（slective serotonin reuptake inhibitors）型抗抑郁剂。此类药物包括氟西汀（百忧解）、舍曲林（左洛复）、聚氧甲基哌啶（帕罗西汀）；氟伏沙明（fluvoxamine）/乐服克（Luvox）和西酞普兰（citalopram）/喜普妙（Celexa）。更早出现的一系列抗抑郁剂被称为"三环类"（tricyclics）药物，包括盐酸丙咪嗪（imipramine）/米帕明（Tofranil）、盐酸阿米替林（Elavil）、去甲替林（Pamelor）和脱甲丙咪嗪（Norpramin）。另外一类被称为单胺氧化抑制剂（monamine oxidase inhibitors）的药物包括苯环丙胺（tranylcypromine）/百乐明（Parnate）和苯乙肼（Nardil）。另一组新型抗抑郁剂也可以得到，它们包括文拉法新（venlafaxine）/速悦

(Effexor)、盐酸安非他酮(布普品)、曲唑酮(Desyrel)、盐酸奈法唑酮(Serzone)和米氮平 (mirtazapine)/瑞美隆(Remeron)。

此类药物能有效缓解双相抑郁症患者的不适症状,譬如悲伤、丧失兴趣、失眠、疲劳和想自杀的感觉。某些药物比其他药物更为有效,而某些药物的副作用让人更容易忍受。遗憾的是,它们都会对双相障碍患者产生一种严重的副作用:它们会带来轻躁狂、躁狂或混合的情感状态并会导致快速循环。由于这个原因,抗抑郁剂通常只有在必要时才推荐给患者使用,而且只会与心境稳定剂结合起来使用。此类必需的条件包括:患者至少在一至两个月内持续出现重度抑郁症,并且单独服用心境稳定剂时未见疗效;患者出现重度抑郁症状,而鲜有或根本没有伴随躁狂或轻躁狂的症状(例如,睡眠需要减少、奔逸的思维),并有强烈的自杀冲动(Dobovsky & Buzan,1999)。如果你的确服用了抗抑郁剂,那么你就必须得到仔细监测并更频繁地找你的医生就诊。

"你不得在没有服用心境稳定剂的情况下单独服用一种抗抑郁剂"。这样做将会大大增加你出现躁狂或心境加速循环的几率。尽管心境稳定剂与抗抑郁剂结合使用可以降低这种风险,但并不能完全清除这种风险。

大多数精神病医生的确会建议他们的病人在患病期间的某个时刻试用一种抗抑郁剂。就引发躁狂或快速循环的状态而言,某些抗抑郁剂似乎比另外一些抗抑郁剂更加安全。内科医生在向你推荐抗抑郁剂时,有时候会遵循医疗"决策树",以便于他或她的建议不会显得任意或随意。你了解这种"决策树"是有裨益的。一个专家组(Frances et al.,1996)曾建议,当双相障碍患者有严重的抑郁症状时,如果他们刚开始时服用那种似乎更少有引发躁狂风险的"盐酸安非他酮"(例如, Sachs et al.,1994),或者服用一种血清素再吸收抑制剂(例如,"帕罗西汀")或新颖的抗抑郁剂"速悦",那么这往往会获得最佳的疗效。

如果你在服用此类药物后不见疗效或出现严重的副作用,那么医生或许会建议你服用单胺氧化抑制剂。虽然许多患者服用单胺氧化抑制剂的效果相当不错,但是它们难以服用,因为它们要求患者禁食富含氨基酸酪胺的食物(例如,成熟的干酪、香肠、基安蒂红葡萄酒)。三环类药物往往是最后被推荐的药物,因为它们的副作用太大了。那些在服用抗抑郁剂时出现躁狂或轻躁狂症状的患者则应完全避免使用此类药物(Goldberg & Kocsis,1999)。

约有三分之一的患者服用选择性五羟色胺再摄取抑制剂或单胺氧化抑制剂时会出现与性生活有关的副作用。此类副作用会包括性欲减退和"射精延迟”（难以达到性高潮）。如果此类副作用变得显著，医生或许会建议你服用一种不同的抗抑郁剂，或者建议你暂时停止服用此药。对某些患者来说，与性生活有关的副作用是足以让他们停止服用抗抑郁剂的理由。但是应该像处理其他任何副作用那样，你在停止服用该药前必须与你的医生探讨这个问题。据了解，迅速停止服用抗抑郁剂会增加患者出现躁狂或快速循环的风险。抗抑郁剂的其他副作用包括体重增加、失眠、头疼和日间的镇静。

安定药

对许多人来说，服用安定药这个想法是可怕的，因为他们把使用此类药物与患有严重错觉、幻觉甚至精神分裂症相提并论了。虽然安定药并非一类可以轻率地服用的药物，但是它们的应用范围比仅仅治疗精神分裂更为宽广。

安定药被用于治疗双相障碍患者，有几个目的。首先，某些双相障碍患者的确有思维和知觉方面的障碍（精神症），不能完全通过传统的心境稳定剂来进行控制。譬如说，当患者的病情逐步攀升至躁狂的时期或者患者处于躁狂发作之中时，他们或许会听到有人在喊自己的名字或者有人在播放音乐（即使他们周围并没有人），他们会瞟见东西在移动（尽管实际上并无东西），或认为自己被人跟踪。此类症状可以通过服用安定药予以缓解。其次，安定药尤其是通常所说的非典型的新型安定药具有抗躁狂的特性。它们可能会增强传统心境稳定剂的效果，并且如果你服用锂盐或抗惊厥药物而不见很好的疗效的话，它们甚至可以取而代之。它们在稳定急性躁狂或混合发作方面见效相当迅速，有时候被推荐给那些出现快速循环的心境的患者使用。最后，安定药可作为镇静剂来使用，以缓解焦虑和坐立不安的症状或睡眠方面的问题。换句话说，即使你的医生认为你没有精神病，但是他或她可能还是会向你推荐此类药物。

10 年前，医生会推荐那些你或许听说过的传统系列的安定药，譬如说氯丙嗪（Thorazine）和氟哌啶醇（Haldol）。此类药物有严重的和长期的副作用，包括一种严重的肌肉运动障碍，被称为迟发性肌动障碍。更新类型的非典型安定药的严重的副作用更少，而且似乎更少可能导致迟发性肌动障碍。此类新型的药物包括氯氮平（clozapine）/氯扎平（Clozaril）、利培酮（risperidone）/维斯通（Risperdal）、奥氮平（再普乐）、奎硫平（quetiapine）/斯瑞康（Seroquel）、齐拉西酮和（ziprasidone）/齐哌西酮（Zeldox、Geodon）。现在尚不清楚，此类非典型的安定药是否具有心境稳定剂的资格（即是否它们可以控制急性发作、降低未来发作的脆弱性，并且不会使病情恶化），或者它们是否仅仅对现有的躁狂或混合发作具有短期的镇静效果。

虽然氯扎平曾经是处方中用得最为普遍的一种新型安定药，但是现在许多医生不再推荐它了，因为有少数患者（不足1%）出现了粒性白血球缺乏症（请参见前面内容中对它的定义）。目前此类药物中最为普遍的或许是奥氮平，它被美国食品和药物管理局批准为治疗躁狂症的药物。礼来研究实验室的马里西奥·托恩和同事（Tohen et al.，1999）的一项研究发现，在长达4周的时间内，那些出现急性躁狂发作或混合发作的患者在服用奥氮平的情况下比服用安慰剂的情况下康复得更快和更为全面。奥氮平确实比安慰剂具有更多的副作用，包括体重增加得更多和睡眠过多或感到困倦。

如果你的医生向你推荐此类药物，这未必就意味着你的病情加重了。或许意味着此类药物对你的症状特征（例如，激动、思维障碍、坐立不安和快速循环）的疗效比单纯的心境稳定剂的疗效更好。一般来讲，患者在一段时期内服用安定药后，一旦心境变得稳定，就逐渐停止服用此类药物。

甲状腺补充物、苯二氮平和其他选项

医生或许会推荐几种其他药物作为心境稳定剂的辅助剂。例如，医生推荐像左旋甲状腺素那样的“甲状腺补充物”的情况并非罕见。某些像锂盐那样的心境稳定剂往往会抑制甲状腺荷尔蒙的生成。了解自己是否在服用锂盐后感到疲劳或迟钝是有用的——甲状腺补充物或许会帮助你恢复正常的精力水平。即使你的甲状腺检验结果正常，甲状腺补充物也会对你有好处，因为它们有助于治疗抑郁症或快速循环（Bauer & Whybrow，1990）。请与你的医生探讨这种可供选择的治疗方案，尤其如果你是女性患者的话——女性特别容易罹患甲状腺机能减退这种疾病。

很多双相障碍患者也会服用“苯二氮平”类药物。苯二氮平是一类使你镇静、有助于控制焦虑或恐慌症状、并有助于睡眠的药物。你还记得安定吗？在20世纪70年代，医生很容易给患者开诸如地西泮（diazepam）/安定和阿普唑仑（alprazolam）/赞安诺（Xanna）之类的药物来治疗压力和紧张症状。这类药物中的其他药物包括氯硝西泮（可乐平）和劳拉西泮（安定文）。不过，患者要慎用此类药物，因为与迄今所讨论的药物不同，苯二氮平会使人上瘾。患者可能需要越来越高的剂量来获得同样的效果（他们产生了耐药性），并会在停止服用它们时出现戒断症状——包括抽搐。但是，如果你特别在晚上难以入睡

或睡着,或如果你惯常在白天感到焦虑,那么此类药物或许对你有帮助。医生也会向你推荐一种苯二氮平药物而不是非典型性的安定药来帮助你减轻躁狂的或混合的症状。

在过去几年中,许多可供选择的其他药物已经出现,并且正在接受研究的评估。内科医生对此类药物表现出大小不一的热情。例如,噻加宾(tiagabine)/概别癫(Gabitril)可能会引起癫痫发作。噻加宾(概别癫)是一种能抑制神经细胞回收伽马氨基丁酸的药剂,被某些医生用来治疗快速循环的患者。由于缺乏关于它的疗效的支持性证据,所以现在并未得到广泛使用。

另一种日益普遍的备选方案是"奥米茄三脂肪酸"(omega-3 fatty acid)计划(鱼油)。鱼油的用途对许多患者来说是令人兴奋的,因为它是一种"天然的"物质。一项研究发现,在服用心境稳定剂的双相障碍患者中,另服用鱼油的患者保持健康的时间要长于那些服用安慰剂的患者(Stoll et al.,1999)。另外,有一类被称为"钙通道阻断剂"的药物。尽管此类药物主要被用来治疗心脏病和高血压,但是它们或许有使心境保持稳定的特性。此类药物包括维拉帕米(Calan)/异博定(Isoptin)、尼莫地平(nimodipine)/尼莫通(Nimotop)以及其他药剂。它们有时候被推荐用于治疗那些难治性躁狂症,但鉴于它们的疗效可疑,所以只是偶尔使用。

所有这些药物都需要进一步的研究。现在,它们主要是当作传统的心境稳定剂的辅助剂推荐使用,或是推荐给那些不能忍受第一线药物的副作用的患者作为备选药物。

电休克治疗:有关它的是是非非

乔希(Josh)是一位35岁的患有I型双相障碍的男士,他因躁狂发作而住院治疗。在出院回家时,医生给他制订了由锂盐和一种安定药氟哌啶醇组成的治疗方案。他在出院后不久即陷于重度抑郁症,其症状表现为白天大部分时间都在睡觉,有自杀的想法,精力不济,精神迟钝,并对他的家庭和工作丧失兴趣。他开始有不同寻常的念头,譬如说担心自己的身体正在腐烂。内科医生不愿意给他开一种抗抑郁剂,因为他之前对抗抑郁剂有过多次不良反应,包括出现快速循环或混合症状的时期。增加锂盐的剂量也并未使他的抑郁症见任何起色,反而导致了更多的副作用——"这产生了更多的让我感到抑郁的东西”(他自己的原话)。

乔希最终要求再次进行住院治疗。尽管他在最初接受电休克治疗时感到相当害怕,但是这次他要求使用这种治疗方法,因为他认为这是唯一会有所帮助的一种选择方案。他开始进行每周 3 次的电休克治疗。在 3 周内,这种治疗使他的状况有了起色。在随后出院时,他的抑郁症状大大减轻了。他感到心情更加欢快,头脑也更加敏锐,与妻子和孩子也进行了更多的互动。他的自杀的想法烟消云散了。

电休克治疗通常被蔑称为“休克治疗”,是双相障碍患者可以选择的一种更为有效的治疗方法。电休克治疗见效快,疗效好。如早前所定义的那样,它是一种急性的治疗方法,是一种我们现有的最有效地使患者脱离重度抑郁的或混合发作的方法之一。电休克治疗也可以被用来使患者的心境从躁狂的高峰减缓下来,但由于有像非典型的安定药那样的速效药,它极少用于这种用途。

在电休克治疗过程中会出现什么情况呢?一般来讲,首先你会停止服用那些一贯服用的药物,包括锂盐或抗惊厥药物。一旦此类药物从你体内排出(一般需要花一两周时间),医生就会预约你的电休克治疗的时间。在该治疗期内,你会被注射一种全身麻醉剂(例如,喷妥撒钠)和另外一种药物(琥珀酰氯),以帮助你放松肌肉并防止你出现全身抽搐的情况。此类药物会使你在治疗过程中失去知觉。然后,医生会对你实施一次电击,从而在你的大脑中产生一种轻度的抽搐。一般而言,患者需要 4~12 个疗程,或者在一个月内每周进行多达 3 次的治疗。

电休克治疗背后的原理是,这种电击和电击所导致的抽搐会“刺激启动”大脑产生神经递质。这或许也会暂时减少大脑额叶的活动,而据说额叶在调节心境状态上发挥着重要的作用(Sackheim et al.,1992)。因为人们一般认为,电休克治疗不是一种维持性(预防性)的治疗方法,所以你往往会在电休克的疗程结束后,继续服用心境稳定剂、抗抑郁剂或安定药。

由于电休克治疗有令人难以理解和狂暴的历史,所以双相障碍患者及其家人往往即使在最迫切的情况下也不会考虑它。这是令人遗憾的,因为在很多情况下,电休克治疗可以挽救患者的生命。它可以把患者拖离重度抑郁的泥沼,不然的话,他们可能会在重度抑郁中自杀。

由于电休克治疗有令人丧失记忆这样一种副作用,所以很多内科医生只会勉强建议患者采用它。它对在治疗过程本身中(即在进行治疗的4周左右的时间内)所发生事件的记忆的损失最为明显。但是某些患者也会忘记在电休克治疗过程前所发生的事件。这或许是因为电休克治疗会影响那些通常保存在短期记忆(在你的大脑中被短时编码和存储的那类信息,譬如说当你第一次听到别人的名字和电话号码时)中的信息向长期记忆储存器的转移。不过,现在尚不清楚那些记忆是否永久性地消失了。实际上,关于电休克治疗之前发生的事件的记忆在治疗结束几个月后就恢复了(Mondimore,1999; Squire et al.,1981)。在接受电休克治疗的患者中,似乎有三分之二的人会遇到记忆机能的问题,但此类问题似乎是暂时性的,并且会随着时间慢慢消失。

当今,电休克治疗是一种安全而有效的治疗方法,而且在实施过程中颇为稀松平常。它可以在门诊治疗的基础上进行。由于其副作用和高昂的经济成本,它一般在出现如下情况下才予以考虑:患者在服用心境稳定剂或抗抑郁剂后未产生满意疗效,并且抑郁症、精神症或自杀倾向都使患者丧失正常的生活能力。它也被考虑用来治疗患有重度抑郁症或躁狂症的孕妇。大多数心境稳定剂和抗抑郁剂都有使胎儿受到某种伤害的危险,但是电休克治疗在按照标准医疗条件进行操作的情况下并没有这种危险。电休克治疗不会在违背你的意愿的情况下实施。如同任何精神治疗一样,接受电休克治疗是根据你与医生的共同决定来进行的。

一种可以替代电休克治疗的方法最近被开发出来,它被称为"快速经颅磁刺激疗法"(rapid transcranial magnetic stimulation)。这种程序是一种更为简单和侵害性更低的刺激大脑皮层的方法。它不需要对你进行全身麻醉,并且较少带来认知方面的副作用(George et al.,1997)。但是,对于服用抗抑郁剂不见起色的抑郁症患者来说,这种方法的疗效似乎不及电休克治疗。或许正是因为这个原因,经颅磁刺激疗法在临床实践中并未得到广泛应用(Nahas et al.,1999; Thase & Sachs,2000)。

光照治疗

你或许已经注意到,你的心境会随着一年四季的更替而发生显著变化。某些人患有季节性双相障碍,这通常意味着他们在春季或夏季出现躁狂的或轻躁狂的症状,而在秋季或冬季出现抑郁症状。这或许是因为人们在不同季节中所接受的光照方面的变化,促成了他们的心境状态的改变。对某些患者而言，每天花一两个小时坐在明亮的全光谱白光灯前，能改善他们的心境状态，并可当作传统的抗抑郁剂药物治疗的替代方案（Terman & Terman，1999）。但是，像抗抑郁剂那样，光照治疗会导致患者的心境转向躁狂或轻躁狂的状态，或会干扰患者的睡眠。现在尚不清楚它在双相抑郁症患者中的推荐用途，因为尚没有在那些服用心境稳定剂的患者中进行系统的对比研究（Thase & Sachs，2000）。尽管如此，如果你认为你的抑郁症状与季节性因素有关，那么请与你的内科医生探讨这种备选方案。

“我需要心理治疗吗”

> “我不能想象，假如我既没有服用锂盐也没有从心理治疗中获益的话，我还能过一种正常生活。难以言喻的是，心理治疗是有疗效的。它使混乱的生活具有某种意义，它控制住可怕的念头和感觉，使我对生活恢复了某种程度的掌控和希望，并可能使我从中学到点什么。这是我的信念所在——或者是我学会信任的地方——那就是可能终究有一天我能对付这一切。没有哪种药物能帮助我解决不想吞药丸的问题；同样，单凭心理治疗，无论多少次都不能预防我的躁狂症或抑郁症。我需要双管齐下。”
>
> ——贾米森（1995，第 88、89 页）

许多医生会建议你一边进行药物治疗，一边进行某种形式的心理治疗。例如，克拉伦斯是一位 19 岁的男性患者，他在一次躁狂发作中被送进医院进行治疗（详见第 7 章）。由于接受了心理治疗，他做出了关于自己的疾病与药物治疗的必要性的重大决定。他最初拒绝服药，但是通过心理治疗师的支持，他最终同意试用锂盐。通过心理治疗与锂盐治疗相结合，他从一种较难治愈的疾病中康复了。

学会接受药物治疗仅仅是寻求心理治疗的一个原因。很多双相障碍患者声称，心理治疗是他们从发作中康复的一个不可或缺的部分，可与药物治疗媲美。心理治疗既不能治疗你的双相障碍，也不能替代药物治疗。尽管如此，心理治疗可以帮助你学会识别你的心境波动的触发因素以及学会如何处理它们。如果你能负得起费用，并且能在你的社区找到一位了解双相障碍这种疾病的心理治疗师，那么我会强烈建议你找他或她进行心理治疗。根据我的经验，大多数患者对每周一次的为期一个小时的个体治疗、夫妻治疗、家庭治疗或群体治疗感到满意。

为什么要试用心理治疗

关于为什么要寻求心理治疗，有几个令人信服的理由（请参见下列工具条）。一个主要原因是为控制你的疾病寻求某种指导。你或许想讨论如下内容：那些引发你心境循环的紧张事件的作用，你感到自己被某些与你的配偶或其他家人之间的互动“惹恼”的方式，你难以接受这种疾病或其带来的耻辱，你对药物迷惑不解。你或许想探讨疾病对你的工作、社会生活或家庭关系的影响，或者想了解如何与其他人谈论它。这些都是你寻求心理治疗以帮助你应对和控制疾病的合适的理由。

你或许也想尝试通过心理治疗，来解决那些或许与你的疾病无关而为时甚久的个人问题，或那些无论你心境是否稳定都持续存在的个人问题。精神病医生在对你的药物治疗情况进行监测的过程中，或许并未处理此类问题。例如，某些双相障碍患者觉得自己从未有过成功的恋情。

双相障碍患者进行心理治疗的目的

- 帮助你理解疾病的目前或过去发作的情况；
- 鉴于你具有将来发作的脆弱性，讨论你的长期计划；
- 帮助你接受并适应一种长期的药物治疗方案；
- 识别和制定应对压力的策略；
- 改善你在学校和工作场所的正常机能；
- 应对这种疾病的社会耻辱；
- 改善家庭关系或婚姻（罗曼蒂克的）关系。

某些患者在儿童时期受过虐待，他们需要探讨过去的创伤性经历。某些患者惯常性地想自杀，即使他们并未处于抑郁发作中也是如此。某些患者有痛苦的儿童时期的居丧体验（例如，父亲或母亲的自杀），他们需要了解被遗弃和被排斥的感觉。即使此类心理学问题并非你的双相障碍的主要原因，但它们也或许会在你心境波动时变得更为突出。洞察此类冲突的性质并制定应对它们的技能，将可能会降低你出现新的心境发作的几率。

艾斯特是一位27岁的患有Ⅱ型双相障碍的女士。另外，她还患有强迫症，而这种症状变得越来越严重，以至于她不得不辞去了法院书记官的工作。她为自己有“刺伤自己27岁的丈夫卡尔”这种强迫性的思维而苦恼。因为正如她所说,“我深深地爱着他,他是我遇到的最好的人,也或许是唯一的真正善良的人。”当她出现此类暴虐的想法时,就往往会经历抑郁和自杀性发作。尽管她一直在服用双丙戊酸钠和左洛复(一种血清素再吸收抑制剂抗抑郁剂),但她的此类思维仍然给她造成了大量苦恼。卡尔了解她的这些冲动,但是他说自己并不担心。他说,她从未将它们付诸行动,“此外,我宁愿她有杀害我而不是街边的某个人的幻想”。

在一次人际关系取向的心理治疗的过程中(请参见下一节),艾斯特逐渐意识到自己对丈夫的做法感到相当愤怒。用她的话说,他“像对待他的小玩具娃娃那样对待我”。她叙述自己的多次尝试独立的努力如何遭到卡尔尖刻的抨击。在对她的此类抨击中,他会坚持“我才是老板”。她在一次特别充满感情的治疗过程中意识到,在她与卡尔进行一场关于自己想找一份工作或重新上学的令人沮丧的讨论之后几小时内,她的此类暴虐的想法往往会出现。在心理治疗后期,她越来越接受自己有正当理由对卡尔生气这个想法,并决定完善自己与卡尔相处时如何坚持自己立场的技巧。尽管卡尔仍然反对她找一份全职的工作,但是他最后同意,她可以向一个健康俱乐部申请一份兼职的工作并参加夜校课程。她的暴虐的想法逐渐消失了。

艾斯特与她丈夫之间的问题并非直接源自她的双相障碍,尽管此类问题影响了她的心境循环的模式。请注意,如下两个因素促进了她的症状的改善:她“洞悉”了自己暴虐的想法的原因与她决定“另辟蹊径”来改善自己与丈夫的关系。当今大多数心理治疗师都认为,当患者获得洞见并学会那些改变其思维模式或行为所需的技巧时,心理治疗才最为有效。

选择合适的心理治疗

与药物治疗一样,心理治疗具有不同的规模、形式和疗程。你或许能找到那些根据许多不同理论视角来进行个体心理治疗的专家,视你所在社区而定。你或许也能获得家庭心理治疗、夫妻心理治疗或自助团体的途径。如果你在农村或山区环境下生活的话,那么你可以在紧邻区域获得的心理治疗的取向和类型都会受到限制。

如果为你进行治疗的那位心理治疗师是你所敬佩和信任的,并和你有良好的关系,而且你觉得他或她真正关心你,那么此类心理治疗几乎都会起到更好的疗效。然而,找到一位了解双相障碍症候群的心理治疗师也是重要的。请你避免就你的双相障碍症状来教育你的心理治疗师,或避免让他或她在实际的、与未解决的躁狂或抑郁症状有关的问题上,将你的行为称为"像演戏"或是"低自尊"的表现。以下是需要向你未来的心理治疗师询问的几个合适的问题:(1)是否惯常治疗双相障碍患者;(2)是否会把他或她所了解的这种疾病的知识整合进对你的治疗之中,以及如何进行整合;(3)是否会重视对这种疾病及其对你的关系的影响的理解;(4)是否会定期与那位管理你的药物治疗的内科医生沟通并制订一项整合的治疗计划;(5)是否会既重视当前的症状又重视过去的症状。你也应该问清楚,自己的心理治疗估计会持续多长时间,尽管心理治疗师或许不能给你一个准确的答案。可以合理地预期,在你发作后大约 6 个月到 1 年时间内,你会接受每周一次或每两周一次的心理治疗,并同意让医生不时地评估你的状况的进展。

请你避免同意达成一份没有明确规定的目标和开放式的长期协议。请你避免如下这种心理治疗方法——把所有的疾病,不管是双相障碍、抑郁症、焦虑问题,还是物质或酒精滥用问题,都统统归结为创伤性的"被压抑的记忆"(即关于儿童时期的负面经验的记忆,它们被埋藏而假定必须被发掘出来)。尽管此类治疗方法的出现已有些时日,但是它们基本上没有获得研究的证明,并且没有在双相障碍患者中进行系统的评估。而且,它们倾向于低估甚或否认双相障碍的生物学和遗传学方面的因素的重要性以及药物治疗的必要性。这并不是说,检查童年时期的痛苦事件对你毫无帮助,"但是它必须在这样的心理治疗背景下进行:承认你的疾病有生物学基础,教导你如何应对它,既处理当前的困境也处理过去的困境"。

在下一节中,我将论述你可以在你所在社区获得不同类型的个体心理治疗,它们的假设和目的,以及它们在与药物治疗相结合时,具有稳定你的双相障碍心境循环的疗效方面的研究证据。

个体心理治疗

一旦你开始从双相障碍的一次发作中恢复,医生最可能向你建议进行个体心理治疗。心理治疗主要是一种维持性治疗而不是一种急性发作治疗。当你的心境因为药物治疗而开始变得稳定起来时,你或许仍然有明显的心境症状、思维模式障碍以及那些会妨碍你的心境长期稳定的行为模式。请考虑找一位能够为你进行“认知治疗”或“人际关系治疗”的心理治疗师。就改善双相障碍的进展而言,当与药物治疗相结合时,得到最多研究证明的就是这两类个体心理治疗方法(Miklowitz & Graighead, 2001; Graighead & Miklowitz, 2000)。

认知—行为心理治疗(CBT)是由阿伦·贝克医学博士创立的一种治疗方法。它或许是一种获得最多人认可的治疗抑郁症的心理治疗方法(Beck et al.,1979; DeRubeis et al.,1998)。虽然关于认知行为治疗对双相障碍患者疗效的已发表的研究寥寥无几,但是已有的少量研究发现,在接受药物治疗的患者中,同时接受认知行为治疗的患者复发的比率更低(Cochran,1984; Perry et al.,1999; Lam et al.,2000)。如果你的心理治疗师是认知行为治疗方面的专家,那么他或她将鼓励你去集中关注你对自己、你的生活方式以及你的未来所抱有的负面思维的模式。通过记录自己每天所思所想(请参见第 10 章),你可以学会识别你对某些关键事件尤其是任何自我挫败性的陈述——“热认知”——那些对此类事件做出反应时自发出现的认知(例如,“我丢掉了我的饭碗是因为我就是没有这种能力”)的假设。你的认知行为治疗师会鼓励你去识别此类假设对你心境的影响,并让你在日常生活中进行“实验”,以确定你的假设是否站得住脚。随着治疗的进展,他或她将鼓励你考虑对事件做更有适应性和更为平衡的诠释,并将此类新认识记录在你的思维记录本上(例如,“或许是因为我仍然处于从抑郁症中康复的过程中,并且无法以发挥那种我知道自己能够胜任的水平,我才丢掉这份工作”,或“上一份工作告诉我,我需要在一种既能让我保持稳定的心境又能让我仍然可以利用我的技能的环境下工作”)。第 10 章将更详细地探讨认知行为治疗的方法,以及精选的供你进行实验的认知重构练习。

第二种个体治疗方法是“人际关系治疗”(interpersonal therapy)。这种治疗方法旨在帮助你理解疾病对你的亲密关系或工作情况的影响,以及你的亲密关系或工作情况反过来如何影响你的双相障碍。一项对重度抑郁症患者的大型研究表明,这种治疗方法与认知行为治疗方法一样有效(Elkin et al., 1995; Weissman et al.,2000)。人际关系治疗师会鼓励你去集中关注你生活中某个特定的人际关系问题,并鼓励你去思考它与你的心境障碍有何关系。例如,某些人在经历丧失或哀伤(例如,父亲或母亲亡故)后出现一次躁狂或抑郁发作;某些人在生活发生诸如失业或离婚之类的变故后发作;某些人在与家人或伴侣发生重大争执后发作,而某些人则是在与他人维持关系上产生了一连串不断发展的问题后发作。人际关系治疗集中关注你在亲密关系中的习惯以及如何改变它们来帮助你保持稳定的心境。

一种新型的人际关系治疗方法被称为"人际关系与社会节奏治疗"(Interpersonal and Soicial Rhythm Therapy)方法(IPSRT; Frank et al.,1994; Frank et al.,2000)。它包括一项新要素:监测你的醒睡节奏、日常活动的模式以及日常社会刺激的水平(例如,你与朋友或家人之间高强度与低强度的交往的数量)。我将在第8章中详细地讨论这种方法(特别地,请你参见自我评估的社会节奏量表)。与一位在这种人际关系模型方面有专长的心理治疗师合作,或许会对你实施醒睡周期的策略和其他稳定社会节奏的策略颇有帮助。一项仔细设计的研究表明,人际关系和社会节奏治疗减少了双相障碍患者在抑郁发作中度过的时间,并增加了他们将心境保持在稳定状态的时间(Frank,1999; Frank et al.,1999)。

家庭心理治疗和夫妻心理治疗

有时候,双相障碍患者在家庭心理治疗或夫妻心理治疗的背景下获得了最佳的疗效。与你的近亲一起进行心理治疗的优势就是,他们可以和你一样获得有关你的疾病的知识,并同时学会如何应对压力。双相障碍患者通常有重大的家庭问题或关系问题(请参见第5章)。家庭治疗会向你提供改善你与配偶、父母或孩子沟通的方法(请参见第12章所描述的沟通策略)。

我和迈克尔·戈尔茨坦哲学博士开发的家庭(夫妻)治疗方法被称为以家庭为中心的治疗。它是一种为期9个月的教育性心理治疗。在以家庭为中心的治疗中,双相障碍患者及其配偶或父母都熟知双相障碍的有关事实:它的症状、原因、预后及治疗。以家庭为中心的治疗的后期阶段关注家庭或夫妻沟通策略和问题解决策略,这包括如何倾听、如何磋商和如何解决冲突(若想了解这种治疗方法的详情,请参见迈克尔和戈尔茨坦合著的这本书)。我们在两项不同的研究中发现,在双相障碍的患者中,在发作后一两年的时间内,服药并接受以家庭为中心治疗的患者的治疗结果,要好于那些服药并得到支持性个体治疗或案例管理的患者(Miklowitz et al.,2000; Rea et al.,2001)。

尽管在你所在社区或许难以找到认知治疗、人际关系治疗和家庭教育治疗之类的服务,但请你无论如何也要寻求它们。

自助团体

许多患者从支持团体中获益(Bauer & Mcbride,1996)。在团体中,双相障碍患者聚在一起,并讨论他们与疾病有关的感情、态度和体验。某些患者觉得,其他的双相障碍患者是唯一能真正理解他们并向他们提供可行的解决方案的人。在双相障碍患者的支持团体中,人们会探讨如下方面的话题:他们所试用的药物和哪些药物有疗效;他们采用了哪些心理治疗;他们如何应对工作、家庭或社会环境中的问题;他们采取了什么措施来预防自己复发等。

在超过 2 000 名对美国抑郁和躁狂抑郁协会(NDMDA)的支持团体依从调查的回答者中(1998; Lewis,2000)——所有回答者都积极参与当地的 NDMDA 团体——95%的回答者说,团体体验使他们更愿意服药、与医生沟通以及应对药物的副作用。我曾经管理过一个双相障碍患者的支持团体,并对该团体成员相互帮助的效率留下了深刻的印象。

有时候此类团体有心理健康专家做领导者,而有时候则没有领导者而只包括患者(“互助团体”)。不过,并非每一个成员都在团体背景中感到自在。如果你有疑惑,那么请参加一次团体活动,看你能否与团体中其他成员建立关系。你可以想象,当谈论自己的问题时得到支持和理解了吗?他们是否看上去也有你所具有那些类型的生活困境或管理疾病的问题?为了查看你所在社区是否有支持团体,请试着打电话给你所在城市或城镇的心理健康中心、当地专治心境障碍的精神病医生。

家庭支持团体

你的配偶或父母或许也想参加某个支持团体。他们或许会从某个他们可以与双相障碍患者的其他亲属同病相怜的团体中获益。此类机构通常会为患者家属提供有教益的讲座、团体讨论和教育材料。

请尽量不要因为你的配偶或父母渴望加入这样的团体而感到焦虑。你或许会担心此类团体将会由愤怒的亲属组成,他们将会诋毁你而且鼓励你的亲属偃旗息鼓和离开你。根据我的经验,这种情况并不会发生。相反,此类团体会提供有益的信息和支持,并帮助患者亲属减轻他们在试图理解和应对双相障碍时那种孤立无援的感觉。如果你感到不舒服,请让你的亲属带上你一起去。在大多数情况下,此类团体对双相障碍患者及其亲属保持开放,并且往往是免费的。

* * *

如你可以理解的那样，双相障碍有众多的治疗方法。尽管没有哪种方法是十全十美的，但是许多方法能有效地治疗你的急性症状，并且多半会随着时间流逝，慢慢地治愈你的疾病。在你的药物治疗方案中增加心理治疗或支持团体，将有助于确保既治疗你的疾病，又恰当地对待你这个“人”，并确保你制定出应对压力触发因素的策略。

你和医生或许需要尝试许多不同的药物治疗和心理治疗方案，才能为你找到一种既有疗效又可以尽可能减少副作用的组合方案。虽然反复试验的过程有时会令人灰心丧气，但完全有理由期待，你会随着时间的流逝而找到一种最佳治疗方案。当然，坚持长期服药是一个重大的个人决策。即使你正在遭受那些妨碍你正常机能的心境波动的折磨，但是你仍然对自己是否应该服用此类药物疑虑重重。此类反应是可以理解的。但是，当双相障碍患者停止服药，尤其是骤然停止服药时，他们往往最终陷于病情复发的境地，并且病情比他们停止服药前更加糟糕。若想了解患者如何解决这个难题，请听第 7 章分解。第 7 章将专门讲述那些涉及逐渐接受长期药物治疗项目的问题。

7.接受药物治疗

"我的姐姐在指责我有躁狂症时,她的嗓音中流露着某种古怪的躁狂味道"。她会以一种略微克制的躁狂语调问我,'你服药了吗?'这有点像在向小孩爆发出质问的那种克制,例如,'你能从那儿下来吗?'"

"仿佛通过停止服用锂盐我就能够洗清对过去的记忆,就能够证明这事儿压根儿就没有发生过,就能够推翻和驳斥对我的诊断;这样就能证明我搞对了而他们搞错了。然而,事情总是恰恰相反;他们搞对了而我搞错了。当然,我只有在服用锂盐后才能被大家接受,服用锂盐后我就'正常'了。但是我从来就没有正常过,而只是病情在好转。假如我能赢得这场赌博的话……"

——米利特(Millet)(1990,第 32 页)

双相障碍有这样一种特性:即使你感觉好些了,但你仍然有罹患这种疾病的基本的生物学素质。这种素质使得你即使在感觉良好的时候也需要服药。可是,当你感觉好些了的时候,你往往会非常想停止服药,因为你认为自己不再需要它了。这种反应是可以理解的。遗憾的是,违背医嘱停止服药(有时候即使只是服用的剂量不足或定期地漏服药物)也会大大增加你复发双相障碍的风险。

据我的经验,患者最有可能在从躁狂或抑郁发作中恢复过来的时候考虑停止服药。在这个阶段,他们或许感觉良好甚或轻度躁狂,但比他们在病情最为严重的时候更能控制他们的心境。服药似乎会令人觉得大煞风景。那些只发作过几次的更年轻的患者特别会出现这种情形。有时候,不一致地服药这种行为源自"年轻人的刀枪不入"的感觉或源自对这种疾病简单地拒绝。但是,我诊治过的出现过许许多多个双相障碍发作的中年和老年患者也仍然怀疑他们是否需要服药,即使他们的确承认自己患有这种疾病。可以理解的是,他们想了解假如不服药的话自己的生活将会是什么样子。

在上一章中，我讨论了双相障碍患者可以获得的各种药物治疗。在本章中，我会讨论双相障碍患者为自己中断药物治疗方案所提供的形形色色的理由。许多此类理由是由我的病人提供的，其中包括那些心境稳定了相当一段时间但仍然质疑该药物是否真的有效的患者。有时候，围绕不一致地或"不协调地"服药的问题与患者对该疾病的感觉或信念有关。譬如说，患者不同意这种诊断或想念自己躁狂期中出现的愉快的感觉。患者不一致地服药也可以是由如下原因所导致：副作用令人不舒服（例如，双丙戊酸钠会导致体重增加）、难以与某个特定的内科医生相处或不喜欢抽血等。有时候，患者只不过是忘了去服药。患者也会因为处方失效（并难以与医生另外预约）和药物的费用高昂而停止服药（例如，Keck et al.，1997；Lewis，2000）。

在本章中，我会提供某些使得你的药物更容易让你忍受的技巧以及与你的内科医生讨论副作用的建议。在本书对患者试图接受长期药物治疗计划时通常面临的问题所做的阐述中，你或许能更清楚认识你自己的体验。

什么是药物治疗一致性

药物治疗"一致性"是指"内科医生所制订的计划与病人所付诸实施的计划这二者相吻合"（Sachs，2000）。"不一致性"是指你在服药时没有遵循内科医生的建议或违背医嘱完全停止服药。不过，患者不一致地服药的方式行形形色色。例如，某些患者在几周内按正确的方式服药，然后突然完全停止服用它们。某些患者只是停止服用药物"套餐"中的某一种药物：他们会服用锂盐、双丙戊酸钠和奥氮平，然后决定停止服用除双丙戊酸钠之外的所有药物（有时候甚至会服用超过处方规定剂量的这种药物）。其他患者会减少他们所服用药物的剂量或间歇性地服药（例如，只服用推荐剂量的一半的卡马西平药片、漏服晚上的那剂药、周六晚上不服药）。对其他患者而言，不一致地服药的形式表现为用未经证实的药剂（例如，像贯叶连翘或卡法根那样的草药）来代替心境稳定剂，或试图用酒精或大麻来控制他们的心境状态。

为什么要采用"一致性"这个术语呢？医学文献中提出了许多备选术语，而其中最常见的是"遵守"和"依从"。根据我的经验，双相障碍患者通常对这两种术语都不喜欢。"不遵守"让人感到有批评或判断的味道，它暗示了罹患这种疾病的人不愿意或无法坚持一项达成一致的计划。"不依从"这个术语就更加不妥。它暗含有一种家长式作风的立场：双相障碍患者并不赞成其他人坚持要他或她去做的事情。

我更喜欢用"一致性"这个术语,因为它强调了内科医生与双相障碍患者结盟的重要性。患者停止服药或不一致地服药,往往可以在某种程度上归咎于内科医生,因为他或她或许没有明确地说明治疗方案中各种药物的用途,或许也没有提醒你的药物可能产生的副作用,或没有理解和尊重你的个性或没有对你表达出一种同情心。

不一致地服药的情况有多普遍

双相障碍患者经常停止服药。尽管对这种情况的比率的估计值见仁见智,但人们一致认为,似乎有超过一半的双相障碍患者在他们一生中某个时间停服药物(Colom et al.,2000)。辛辛那提大学医学院的斯蒂芬·斯特雷克斯基和他的同事所做的一项研究(1998)发现,有 59%的心境障碍患者在首次住院治疗后一年内是"部分不遵守"(不一致地服药)或"完全不遵守"(完全停止服药)。该研究还表明,男性患者和更年轻的患者比合乎如下情况的患者更有可能不一致地服药:更为年迈;患有严重的心境障碍;最近住院治疗;容易罹患酒精或药品滥用障碍;缺乏可以依靠的支持性家庭结构、配偶或朋友(Colom et al.,2000; Goodwin & Jamison,1990)。

并非所有的药物都会导致相同比率的患者出现不一致地服药的情况。例如,罗杰·维斯和同事(1998)发现,在服用锂盐的双相障碍患者中,只有 21%的人自始至终地一致服药。而在服用双丙戊酸钠的患者中,这种比率是 50%。这可能是因为它的副作用更容易让患者忍受。

并非只有双相障碍患者才难以接受长期药物治疗计划。糖尿病、心脏病、高血压、青光眼或任何其他需要不断的药物治疗的慢性病患者也面临与你同样的挑战。人们甚至会不一致地服用抗生素和避孕药!在此类抗争中,你不是在孤军奋战。

不一致地服药的后果是什么

双相障碍患者往往被告知要服药,而并未获得之所以要这样做的有说服力的理由,或并没有完全理解假如他们不这样做的话可能会发生什么后果。"之所以说停止服药是不明智的,其主要的原因是这种行为与复发的高风险有关(例如,Strober et al.,1990; Keck et al.,1998)。它也会极大地增加患者自杀的风险。实际上,不遵医嘱服药,是促成双相障碍患者病情复发的时间和频率的最大单个因素”(Colom et al.,2000)。正如贾米森所说的那样,“然而,长期以来,药剂挽救了我的生命这个事实对我来说并非显而易见;我对服用锂盐的必要性认识不足,而为此付出的代价被证明是过于昂贵的”。

当患者非常突然地停服药物时(通常是这样的情况),其病情复发或自杀的几率要高于缓慢停止服药的患者(例如,Suppes et al.,1993; Tondo & Baldessarini,2000)。如果你突然停止服药并接着重新开始服药,那么你的药物需要花一段时间才能达到稳定的血药浓度。如果你不一致地服药,那么你也会出现血液中药物的含量不足的问题,从而导致同样的负面结果。

许多患者想过“药物节假日”,认为如果他们的病情恶化的话,他们总是能够重新开始服药并恢复到正常状态——几乎与那一样。因为停止服药的后果不总是能立竿见影(即你在停止服药后会暂时感觉好些),你或许觉得自己“没有危险”,可以无需服药就能继续生活下去。遗憾的是,你的良好感觉可能是由于在停止服药后紧接着出现的轻躁狂所导致的。而这种轻躁狂往往是严重的躁狂发作演化的第一个阶段。

如果你停止服用像锂盐那样的药物接着就病情复发的话,那么当你重新服用该药物时,其疗效极有可能不如以前那样好(Post,1993)。实际上,反反复复地开始服药和停止服药会导致一种持续循环模式,在这种循环中,一次发作会导致其他病症发作,而间隔在发病期之间的感觉良好的期限会越来越短[“点燃效应”(kindling effect);Post,1992]。从正面看,在你疾病发展的早期获得医疗诊断(即当它被首次诊断时)并且坚持治疗,可以预防你出现此类持续循环。

患者为什么会停止服药——你为什么不能这样做

克拉伦斯是一位19岁的男性患者,当他在位于西海岸的一所州立大学上学时,首次出现躁狂发作。他变得好争吵、轻率和浮夸,表现出不检点的性行为,并声称他的艺术作品和著作将很快使他身价百万。他出现奔逸的思维,讲起话来也极其啰唆。他在校医院门诊就医时,医生给他开了锂盐和一种安定药。当他辍学后回到父母家时,尽管病情出现了某种程度的起色,但是他仍然有轻躁狂症状。他没有告诉父母就突然停止服药。他陷入了重度抑郁,表现出失眠、无精打采、思维迟钝和自杀倾向等症状,并出现诸如“我令人讨厌……

我没有脸面活下去……我没有为这个世界上的任何人贡献点什么”之类的想法。他最终同意去找一位心理治疗师而不是一位精神病大夫看病，而附加条件是“不管他是谁，他必须知道，无论从理性上还是从精神上，我都反对服用任何药物”。

克拉伦斯并未排除自己罹患双相障碍的可能性。不过，他明确表示，心理治疗师必须处理他独特的、与身份、性欲、道德价值观和家庭关系的奋争，而不是把他当作一个“躁狂—抑郁”的病例进行处理。这位心理治疗师花了几个疗程与克拉伦斯结成联盟，并从如下两个方面帮助他理解抑郁症的发作：它的社会心理触发因素（大学里发生的事件，如遭到他女朋友的拒绝）和它的生物学和遗传学基础，这包括他的祖父的自杀和双相障碍的历史。尽管这位心理治疗师并未挑战克拉伦斯的抑郁关涉他的“存在性和精神性”这个观念，但是他渐渐使克拉伦斯理解这种疾病或许也有化学基础。他的父亲和继母被带来参加共同的教育性疗程。在这几个疗程中，他们一起探讨克拉伦斯的治疗方案，而克拉伦斯则解释了自己的立场。在接下来的两个月中，尽管克拉伦斯的心境有所改善，但他仍然处于中等程度的抑郁之中，并抱怨自己失眠。

当心理治疗师与他结成坚固的联盟后，就试图向他提出试用锂盐的想法。克拉伦斯同意在协商好的期限（3 个月）内重新尝试服用锂盐。心理治疗师将克拉伦斯转介给一位精神病医生。这位医生耐心地与他建立友好的关系并聆听他的故事。他建议克拉伦斯每天试着服用 1 200 毫克的锂盐。这种治疗方法立竿见影：克拉伦斯的抑郁消散了，他的自杀念头也消失了，而他的睡眠质量也得到了改善。

在 6 个月内，克拉伦斯接受每周两次的个体治疗和家庭治疗，并进行惯常的维持性锂盐治疗。此后，他决定重返校园。他在重返校园后继续服药，并由学生健康服务处的一位精神病大夫管理他的治疗。这位心理治疗师的联络人几年后披露说，克拉伦斯继续在上学，仍然在服用锂盐，并且他的心境保持稳定。

接受双相障碍的药物治疗计划是一项长期的承诺，也是一个非常重大的个人决定。你自然会有疑问。如果你刚被诊断为患有双相障碍或者处于双相障碍的早期阶段,关于坚持药物治疗方案的问题对你来说尤为突出,如同它们对克拉伦斯那样。但是,即使你长久以来一直服用心境稳定剂,你或许仍然会对药物治疗抱有强烈的反感。在本节中,我讨论了患者停止服药的某些原因,以及某些可以考虑的反驳的论据,如果你觉得自己同意此类原因的话。

"我怀念我的躁狂期"

"在水中生活的鱼儿如何知道周围的环境是湿的呢?对我来说,轻躁狂的感觉很爽。我觉得在我的生命中终于找到了这样的感觉。我觉得根本就没有任何不对劲儿的地方,这种感觉很棒,而我这么长的时间内一直不舒服。于是我停止服药,然后我开始变得越来越兴奋。大伙儿告诉我继续吃药,但我觉得这是要我领情似的。我恨他们没有认识到我正在干一番事业。我告诉他们,'你们不懂,你们使我陷入困境,并把我归入某个类别'。但是,随后我就陷入抑郁并想自杀。我重新向我的医生求助——你知道结果是什么吗——医生让我重新服用锂盐。"

——一位38岁的患有Ⅰ型双相障碍的男士对他最近一个心境循环的回顾

贾米森根据她的研究以及她对双相障碍的亲身体验,表明许多患者喜欢他们的躁狂期的那种感觉(Jamison,1995; Jamison et al.,1979)。躁狂尤其是那种伴随有欣快和浮夸的躁狂,让人感觉相当愉快。当处于这种状态时,你会觉得自己卓有成效、干劲冲天、掌控全局、兴高采烈和刀枪不入。谁会不喜欢这种状态呢?为什么要用药物来毁掉它呢?

我的一位病人曾把躁狂比作坠入爱河。当人们坠入情网时,那种状态与躁狂类似:你感到眩晕、幸福和干劲冲天,并且你睡得更少;你感到自己更加自信和有吸引力,并且性欲更加旺盛;你想与更多的人谈话和做更多的事情。我的这位病人说,"如果你坠入爱河,而某人拿着会清除这种感觉的药片出现在你身边,那么你会让这个人到哪儿去呢?"

并非每个患者都觉得躁狂是一种幸福的状态。它也可以是极其兴奋的、紧迫的和急躁的状态。但是,即使患者对躁狂的体验是负面的,他们也会怨恨自己的心境受一种药物控制这样的想法。如我在早前的章节中所说的那样,没有谁会喜欢受另外的人或事物控制的感觉，并且根据我的经验，双相障碍患者对这个话题尤其敏感。他们往往对自己的心境爱恨交织：虽然他们怨恨自己的心境疯狂地波动这个事实，并且对抑郁的状态咬牙切齿，但是心境变化对他们是谁以及他们如何体验生活又是极其重要的。

我们对此毋庸讳言：药物的确使患者消除了自己的躁狂时期。当患者服用锂盐、双丙戊酸钠或卡马西平时，他们的心境会更加稳定。某些患者抱怨说，自己的心境稳定过头了。稳定的心境使你处于控制地位并使你对自己的命运有比躁狂给予你的虚幻控制更多的掌控。“但是，稳定的心境也意味着放弃双相障碍所提供的如坐过山车般的那种强烈的心境体验”。换句话说，服药意味着以牺牲这种疾病所具有的激动人心和正面的特性为代价来换取心境获得更大的稳定性。

尽管如此，躁狂时期的兴奋和刺激往往会带来接踵而至的使人虚弱无力的抑郁症。刚才所提到的那位 38 岁的男性患者在他的躁狂到达巅峰后几乎立即陷于崩溃的境地。如果你患有Ⅱ型双相障碍，那么你也会经历这种状况：即使你的轻躁狂本身并没有特别大的破坏性，预防轻躁狂发作也有助于你预防那些往往接踵而至的重度抑郁症（请另参见第 9 章）。

“我现在感觉不错，那为什么还需要服药”

虽然许多双相障碍患者意识到，当他们陷于发病时需要服药，但是他们并不明白预防的必要性——在他们处于健康状态时服药以预防将来会发作（Colom et al.，2000）。当他们的躁狂或抑郁发作减轻时，他们会问，“为啥我必须不断地服药并应对它们的副作用呢？”某些患者的关于心境稳定剂的想法与对止痛药的想法相同：当你感到疼痛时就服药，而一旦疼痛消失，你就停止服药。当人们节食时，也会使用这个相同的逻辑。一旦他们达到了减肥的最初目标（比如说减少 15 磅）时，他们就认为没有理由继续节食了，即使继续节食对保持体重是至关重要的。

这种困惑是可以理解的，但是请你记住第 5 章和第 6 章中所说的几个关键之处：双相障碍患者有潜在的化学素质，需要他们不断地服药来预防疾病发作。即使你的确在服用心境稳定剂、抗抑郁剂或安定药，这也不能保证你不会发作。但是，你长期保持健康和较少发作的几率大大增加了。

“药物损害了我的创造力”

双相障碍最为迷人的一个方面，就是它与艺术创造力的联系。许多著名的艺术家、作家、诗人和音乐家或许都患有双相障碍或它的变体。此类例子可能包括西尔维亚·普拉斯、安妮·赛克斯顿、罗伯特·洛厄尔、欧内斯特·海明威、德尔莫·施瓦茨、文森特·凡高和路德维希·凡·贝多芬。贾米森（1993）在她的那本《激情似火：躁症与艺术家气质》的著作中对这个话题着墨甚多。我也可以向你推荐由迈阿密大学药学院的特里萨·卡雷尼奥和保罗·古尼克（Teresa Carreno & Paul Goodnick，1998）对这个领域所做的详尽的综述。

双相障碍与创造力的联系会使该疾病的患者左右为难。如果你为自己的著作、艺术才能或音乐才华感到骄傲，并担心服药将会损害你的创作，这该如何是好呢？如果心境波动能使你通过向艺术作品倾注情感和激情来提高它的质量，那为什么要清除它们呢？本森（Benson，1975）报告说，在 12 位停止服用锂盐的病人中，有三分之一的人之所以这样做，是因为他们认为锂盐损害了自己的创造力。

心境稳定药物是否真的会妨碍创造力呢？我们当然能举出像贾米森那样的例子。她即使在服用锂盐时也能写出优秀的著作。关于这个课题，更广泛的研究有何结论呢？对此，尚未进行许多研究，而已有的研究大多都是案例研究。在此类研究中，研究者检验了经过挑选的一群擅长艺术创作的人士，以观察锂盐对他们的工作有何影响。此类关于创造力的研究并未涉及服用双丙戊酸钠或卡马西平的患者，所以我们无从知道此类药物的影响是更好还是更差。

马歇尔和同事（1970）发现，在 6 位患有双相障碍的著名的艺术家和商人中，有 5 位报告说在服用锂盐的情况下比不服用锂盐的情况下有更高的工作效率，并且作品的质量也更高。据摩根斯·舒尔（Mogens Schou，1979）报告，在 24 位患有双相障碍的艺术家和作家中，有 12 位报告说药物提高了他们的创造力和工作效率，6 位报告说药物降低了他们的工作效率，而 6 位说药物对他们的工作效率没有影响。锂盐预防了所有 24 位患者复发双相障碍。

双相障碍患者是否在停止服药时变得更有创造力呢？现有的文献对这个问题尚未提供明确的答案，至少就锂盐而言是如此。肖和同事（1986）发现,与服用锂盐的情况相比,双相障碍患者在停止服用锂盐的情况下在"联想加工"(产生一连串创造性的想法)的任务中做得更好。科西斯和同事(1993)对46位双相障碍患者进行了测试。这些患者长期接受锂盐治疗并在他们研究的背景下停止服用锂盐。他们发现,一旦患者停止服用锂盐,他们在记忆、联想思维的效率和肌动的速度(手指敲击)上的成绩就得到了提高。在这些量度上成绩提高幅度最大的患者,是那些在停止服药前使自己血液中锂盐水平达到最高的人,这表明更高剂量的锂盐可能会对心理机能产生更大的干扰。

此类调查结果对拥有艺术才能的患者意味着什么呢?首先,锂盐会对你的认知作业或肌动作业产生影响,但它并非一定会影响你的创造力。实际上,情形或许恰恰相反。大多数专家认为,当双相障碍患者从疾病中好转时,甚或当他们处于轻微的轻躁狂但并非完全躁狂或抑郁状态时,他们的艺术、音乐和写作能力都得到改善。有趣的是,在著名的作家中,Ⅱ型双相障碍(带有轻躁狂的抑郁症)患者比完全的双相障碍患者更为常见,这表明更轻微的躁狂状态与创造力的联系可能比完全躁狂状态与创造力的联系更为清楚(Andreasen, 1987;Richards & Kinney,1989;Carreno & Goodnick,1998)。在这个意义上说,如果药物能够成功地控制你更为严重的、波动的躁狂心境的话,那么它或许会有助于你的工作。

如果你真的认为锂盐或抗惊厥药物影响了你的创造力,那么请你在决定停止服药前与医生探讨可否减少它的剂量。他或她或许会认为,让你试着服用更低剂量的药物是保险的,特别是如果你的心境暂时稳定的话。

"药物给我带来了难以忍受的副作用"

如我在第6章所谈到的那样,所有主要的心境稳定剂、安定药和抗抑郁剂都有副作用,而其程度介乎轻微(例如,服用锂盐后感到口渴)与严重(中毒反应、肾功能问题、快速循环、粒性白血球缺乏症)之间。在许多情况下,药物的副作用是暂时的并将会消失,或至少会在你服药一会儿后变得更加轻微。其他副作用则不太容易忽视,并且会持续不断。

很多患者之所以停止服药,是因为他们发现药物的副作用太不舒服和破坏性太强。当患者服用那些用来治疗传统疾病的药物时,也会出现这种情况。譬如说,治疗血压问题的药物会使患者变得疲劳。过敏性药物会使患者变得困倦或"缄默"。甚至连天然的或草本的药物也有副作用。例如,贯叶连翘是一种备选的抗抑郁剂，它会使你肚子痛和对太阳光敏感，而且如果不和心境稳定剂一起服用的话，会导致患者陷入躁狂状态（Nierenberg et al.,1999）。

服药是一项权衡成本与效益的决定。心境稳定剂具有明显的好处，但是它们也有代价，包括副作用和实际的财务费用（请参见本章末尾的自我评价的成本—效益练习）。大多数双相障碍患者如果能够客观地权衡成本与效益的话，就会选择继续服药，特别是如果他们经历过某些痛苦的心境障碍发作的话。但这并不是意味着你将不得不忍受可怕的药物副作用，以换取稳定的心境和健康。

首先，控制副作用应该是你与内科医生进行合作的一个过程。请你不要试图擅自调整药物。相反，你要记录自己每天经历的副作用，并将它们的情况告知你的内科医生。下列练习将会帮助你组织思维，以了解哪些药物会导致什么样的副作用。请你复制完成了的记录，并在下次看病时带上，以便你与医生一起对它进行检查。

请向内科医生询问可以采取哪些措施来控制药物的副作用。许多副作用可以通过简单地调整剂量（例如，减少服用锂盐的片数以便你不会时常感到精神萎靡不振）或通过不同的剂量模式来进行控制。例如，如果你一次性而不是分几次服用锂盐的话，那么你就不需要频繁地小便。如果你服用的双丙戊酸钠缓释片剂，那么你会更少感到胃肠不适。其他副作用可以通过另外服用治疗副作用的药物来进行控制。例如，手震颤可以通过在你的药物治疗方案中追加一种β-神经阻滞剂“普萘洛尔”来予以缓解。与双丙戊酸钠有关的头发稀疏的问题有时候可以通过服用锌元素或硒元素的补充物来解决。

医生或许也会决定让你改服另外一种药物。例如，如果你因服用锂盐而出现记忆或动机方面的问题，他或她或许会让你改服那种可能更少产生此类副作用的双丙戊酸钠（Stoll et al.,1996）。如果你因服用双丙戊酸钠而出现了体重增加的问题。

那么你或许可以选择卡马西平或更新颖的抗惊厥药物妥泰。人们一直在研制那些用于治疗双相障碍的新型药物，或许最终会获得那些疗效可与“三大”药物媲美而副作用更容易忍受的药物。

当然，不会单凭你所体验的副作用来决定换服其他药物。如果运气好的话，你和内科医生将从疗效以及副作用的角度来权衡某些药物的利弊后才做出这种决定。

记录你所体验到的副作用

日期/星期	所服药物	剂量	所体验到的副作用*
______	______	______	______
	______	______	______
	______	______	______
______	______	______	______
	______	______	______
	______	______	______
______	______	______	______
	______	______	______
	______	______	______
______	______	______	______
	______	______	______
	______	______	______

本星期开始时的体重________　　　　本星期结束时的体重________

* 例如：口干、尿频、皮疹、痤疮、胃痛、失眠、头疼、疲劳、脱发、专心问题、手震颤。如果你不能确定是哪种药物导致哪种副作用，那么请你把所体验到的副作用一一列出，并在旁边打一个"问号"。

如果你觉得医生应该提前告诉你所体验到的药物的副作用，那么你或许会生他或她的气。尽管你的愤怒是可以理解的，但是请记住，他或她或许无法提前预测到你的药物的副作用的特定情况。如果你感到愤怒，请与他或她讨论这个问题而不是缺席下一个疗程。如果你没有定期地找医生就诊，那么他或她基本上对你是爱莫能助的。

最重要的一点就是："副作用只是代表着出现了可以解决的一个问题，而不是头脑简单地停止服药。"请你定期地将副作用告诉医生，这将有助于他或她和你一起考虑和探讨你的医疗计划的替代方案。

"服药是人格弱点、生病缺乏自制能力的一个标志"

"对我来说，这统统与控制有关。我总是与权威人士有过节，而药物俨然是另外一个权威人士。某人走过来对你说，‘喂，请服下这种药，你就会感觉好些，并和我们大家一样了’。我觉得这是废话，这让我意识到这个人并不太了解我。我可以轻松地搞定自己的事儿，谢谢您费心了。”

——一位19岁的刚刚因躁狂而住院治疗的男性患者

许多患者觉得服药是人格弱点的一个标志。这感觉像承认你自己生病了、有缺陷或心理不健康。当然，每天服药会提醒你有关你的疾病的事情，并使你比之前更加憎恨这种疾病。但是许多患者在这个观点上做过了头，声称他们无须服药而仅仅靠自我控制就能过活。如果你处于轻躁狂阶段，那么你尤其可能这样认为。遗憾的是，双相障碍不是单凭意志力就可以进行控制的。任何其他有生物学根源的疾病也是这样。

关于控制，人们有林林总总的想法。在某些人的头脑中，控制是指不需要任何人或任何事物的帮助。对其他人来说，控制意味着利用机会去追寻人生的目标。诚然，从短期看，现在服药意味着你放弃某种程度的控制。但是，从长远看，通过这种方式来照料自己也会让自己拥有更多的控制。逐步获得的稳定的心境会使得你更可能出现如下良好的局面：无须住院治疗，无须安排很多次找医生就诊的计划，节省了额外治疗的费用，能够预先计划好你想做的事情，获得更好的家庭关系和罗曼蒂克的关系、工作起来更有效率。换句话说，服药会向你提供而不是削减你所渴望的那种控制。与之相反，不服药则意味着放弃控制，如果它导致你的病情复发的话。

后面章节将讨论诸如监测醒睡周期的模式、填写心境表格、进行认知重构和应对家庭压力之类的策略。实施此类行为策略有助于增强你对命运的掌控的感觉。不过，如果你同时受到药物的保护，那么此类策略将会起到更大的作用。

“药物包含有我们社会中的一种耻辱”

双相障碍包含有精神疾病的耻辱，而服药会成为这种耻辱的代表。你可能会担心，如果你的雇主、朋友和浪漫伴侣知道你在服药，他们会有什么样的想法。

这并非是一个轻松的话题，而是一个令许多患者非常担忧的一个问题。由于你在服药，所以你或许不能从事某些工作（例如，一份要求你对双手进行精巧的肌动控制的工作)。据了解,当雇主了解到一个雇员的疾病后,他们会做出形形色色的反应,包括从完全同情到想方设法将他或她解雇(尽管如第12章所讨论的那样,此类歧视是非法的)。但是这种状况正在改善。根据我的印象,我们的社会越来越理解具有生物学基础的精神疾病和服用治疗精神病的药物的必要性,过去10年来的情况尤其如此。越来越多人承认自己正在服用心境稳定剂和抗抑郁剂。很少有人会潜意识地"踹掉"一个潜在的浪漫伴侣或"炒掉"一个雇员,仅仅因为那个人承认自己正在服用心境药物。

当然,你并没有义务将你的心境障碍或其治疗告知你的雇主或其他的重要人士。你或许也想有选择地将自己的情况告知他们。如我在第12章中所讨论的那样,可以用建设性的方法就你服药的必要性来教育他人,以便尽可能减少服药的耻辱感。

"这药物没有效果"

某些双相障碍患者抱怨他们所服用的药物简直没有疗效。他们很想知道,当他们认为一种或多种心境稳定剂并未真正地控制他们的症状时,为什么他们还必须服用它们。

现实的情况是,你的双相障碍只能在某种程度上用药物进行控制(请参见第6章)。但是,几乎所有的双相障碍患者服药时的状况都比不服药时的状况更好。尽管你在服药后将继续体验到心境波动,但是如果仔细地检查疾病的发展过程,你或许将发现状况有所改观。填写心境表格(第8章)将在有助于你以一种相对客观的方式确定药物如何影响你的睡眠和心境。

一个需要自问的问题是:"我所服用的药物是的确无效还是只是疗效没有我希望的那样好?"你或许会与医生探讨这个问题,视你的回答而定。你的状况可能没有如你所想的得到改善——尤其是如果你是首次试用心境稳定剂的话。如果你认为是这样的话,那么不妨告诉你的医生。他或她或许会同意你的看法并推荐你服用另外一种心境稳定剂或各种辅助剂来增强你当前的治疗方案的疗效(第6章)。

请你尽量客观地评价你的状态是否有所改善。向亲属征求关于药物对你的机能的影响的意见。他们或许会看到你没有意识到的效果(例如,更不容易被激怒,微笑更多一些了,更不容易对你周围环境的变化感到急躁,更加像你以前的自我)。有时候,效果并不像心境稳定性那样一目了然。例如,尼尔是一位18岁的患者,他觉得卡马西平对他的心境没有任何疗效。不过,他的确认为，从自己服用这种药物后，他与父母和朋友的关系更为融洽了。

“我的问题是心理问题，而不是生物问题”

如果你觉得自己的问题仅仅是由心理学因素导致的（例如，涉及童年的创伤或紊乱的家庭关系以及与权威人士相处的问题），那么药物在你的治疗过程中所起的作用对你来说或许并不明显。你或许会觉得自己潜在的脆弱性与你对自己的负面看法更为相关，而不是与生物学因素或遗传学因素相关。

请你回顾一下第 5 章中的内容。我在该章节中谈论了脆弱性—压力模型。诸如人际冲突、家庭冲突或丧失体验之类的心理压力，会与一个人的生物学和心理学脆弱性发生相互作用（例如，对你自己的智力或能力评价不高）。这是我们建议你把药物治疗和心理治疗“结合”进行而不是彼此替代的原因之一。请记住，你的问题未必是单独与生物学或是与心理学有关。它们与两者都有关。

药物实际上使你的心理治疗更有成效。大多数心理治疗师说，当一个双相障碍患者处于重度抑郁、躁狂或混合状态时，他们就没有多大作为。如果药物使你的心境稳定，或至少稳定到足以让你定期找医生就诊并坚持完成心理治疗的家庭作业的程度，那么你会因心理治疗而大获裨益。你将能够更有成效地处理那些或许导致你苦恼或忧伤的潜在的问题。

“服药意味着向我的父母（或我的配偶）屈服”

> “尽管父母是我学习的榜样，但我也从其他人那儿学到了东西。无论是在上大学时还是在大学毕业后，也无论在各种各样的工作环境、关系以及生活的重大磨难中，我都学到了很多知识。如果我继续服药，那不会是他们的决定。我是否重新开始服药，什么时候开始服药，重新开始服多少药，以及选谁当我的医生，这统统都由我自己来决定。如果他们为我做出决定，即使我同意，也无法坚持到底。”
>
> ——一位 23 岁的患有 Ⅰ 型双相障碍的女士

正如这位女性患者所说的那样，也正如本章开头所引用的米利特所说，服药会让你觉得自己向家庭的要求屈服。如果你是一个年轻的成年人，并与父母在一起生活，那么你会很快对他们的如下行为感到厌烦：不断地唠叨着要你服药；将你对日常生活的情绪反应理解为你需要服用更多药物的兆头；或者提醒你是家庭中生病的那个成员。你或许会认为,家庭中其他人也患有这种疾病,应该服药的是他们而不是你。

大多数人都希望不依靠父母过日子。服药会让人感到放弃了自己的独立性:吞服药丸、找医生就诊以及检查你的血药浓度等,都让你觉得受父母的摆布。而实际情况是,尽管服药最初或许反映了你对父母的计划表示默从,但以后会大大增加你摆脱他们而获得独立性的几率。如果你的心境是稳定的,那么你更可能会在家庭之外正常活动。但是,当你觉得服药使自己再次像个小孩时,你就难以长期坚持这个观点。

如果你已经成家或和伴侣一起生活,你或许会对你的配偶有同样的感觉。你的配偶或许会对你采取强硬路线;我的某些病人的配偶甚至威胁说,如果他们的双相障碍伴侣不一致地服药的话,那么他们会抛弃他或她。你的配偶坚持要你服药,或许会令这种选择更加不具有吸引力。

人们如何解决这个难题呢?我的许多病人最终回心转意,意识到服用心境稳定剂不仅对稳定自己的心境是必需的,而且对他们与家人的关系也是必不可少的。但是,主要由你来决定是否服药,这种感觉很重要。第 12 章将向你提供某些技巧,帮助你与家人就你的疾病问题进行沟通,包括如何磋商那些间或会引发冲突的服药问题。

或许更为重要的是,你要设法区分你对服药的感觉方式与他人对你服药的感觉方式。你是否认为药物对你有帮助,即使它的帮助比你期望的要小?是否服药就一定意味着让人感觉自己像一个小孩?如果是这样的话,那么我们如何理解许多罹患这种疾病并且服药的成功人士呢?我的许多病人报告说,一旦他们开始认识到药物治疗对维持他们的健康状态以及促进他们的人生目标的重要性,他们对服药的感觉就好些了。某些患者从最初与他们的父母或配偶争权,转变至为管理自己的药物治疗(例如,遵守惯常的服药时间表,以便省却他人的提醒;检测自己表现出的副作用;自己安排就诊和验血)承担更大的责任。这种转型有助于使他们感到,服药很少会威胁到他们的独立性和个性的感觉。

“我忘记去服药”

这是一个非常真实的问题而内科医生往往对其估计不足。实际上,使双相障碍患者倾向于不一致地服药的一个因素就是,患者需要记住大量的药物剂量(Keck et al.,1997; Sachs,2000)。患者有时候会忘记自己是否服用了早晨或下午的剂量,而最终在晚上额外服用一剂量的药物,从而增加他们服药过量的可能性。

如果你经常喝酒或使用包括大麻在内的消遣性药品,那么你会特别不容易记得去服药。这或许也是药品滥用与不一致地服药的情形高度相关的一个原因(例如,Strakowski et al.,1998)。如果你能控制住自己的药品滥用问题(请参见第8章),那么你将更容易记得去服药。而且,药物几乎肯定会更有效。

如果你不记得服药,那么请向内科医生询问是否可以向你提供最为简单的剂量模式。某些药物可以一次性服用,包括锂盐在内。治疗方案有时候可以简化为只有早晨剂量与晚上剂量。请不要因忘记服药而感到惭愧——这个问题比你想象的还要普遍。

也有办法来提醒你服药。某些患者使用丸药盒,每天开始时就将早晨、下午和晚上的剂量分好。某些患者使用一条带有一个可以装一天剂量的容器的钥匙链。你通常可以在药店买到此类用品。某些患者使用闹钟或掌中宝来提醒他们什么时候需要服用另外一剂药物。其他患者设法将它们服药的时间设定在那些会"提示"他们服药的事件上,譬如说吃饭或醒来(上床睡觉)等例程。某些患者将备用药丸放在他们工作场所的抽屉里,以备万一他们忘记带药时服用。其他患者让他们的配偶熟悉服药例程,并请他们提醒自己服药。如果你愿意配偶担任这个角色,或许会有助于你按时服药。

在接下来关于保持健康的章节中,我将向你介绍日常的自我评估的心境表格。你将在表格上看到用来记录你服用的每种药片的数量的地方。每天记录你的心境和所服用的药物,这不仅会提醒你去服药,而且会有助于你理解一致地服药与你的心境状态的稳定性之间的关系。我的一位病人讲述了如下的故事:"对我来说,早餐与药物总是联系在一起的。但是当我随后找到一份新工作后,我忘记去吃早餐,也忘记服用我早晨的剂量——我将药物带到我上班的地方但把它忘在九霄云外。当我的心境开始变得低落时,我就开始填写心境表格。我发现自己并非如我以为的那样经常服用早晨的剂量。不断填写心境表格使我更自觉地记得去服用早晨的剂量,并使我更加重视吃早餐。"

总结服药的利弊:自我评估表格

当你将某些刚才讨论过的问题想透后,用自己话总结出药物治疗的利弊或许是有用的。下列练习将帮助你理顺思路,思考服药的利弊以及你可以做些什么来使得药物更容易让你忍受。这是另外一页你或许想复制并带到你的医生的办公室的内容——它会提供一个讨论涉及你切身利益的问题的格式。

服药的利与弊

服用心境药物的理由

（例子：有助于控制我的躁狂症状，有助于改善我的抑郁的心境，改善我的睡眠，使我更能集中注意力，减少我的焦虑，改善我与其他人的关系，减少我与家人之间的冲突，提高我的精力水平，使我更为自信，使我工作时更加专心，防止我大手大脚花钱，帮助我避免因交通违章而被罚款）

1.____________________
2.____________________
3.____________________
4.____________________
5.____________________

心境药物的不足之处

（例子：副作用，怀念我的躁狂时期，药物治疗和精神病就诊的费用，不喜欢使自己的心境受控制，不喜欢我的医生，不喜欢预约就诊，使我觉得性欲或创造力衰退，药物让我觉得耻辱，药物不是那样有效）

1.____________________
2.____________________
3.____________________
4.____________________
5.____________________

我为改善状态而能采取的措施

（例子：与内科医生探讨副作用，考虑其他药物或剂量策略，为自己的治疗方案承担更大责任，更换我的医生，变更我的保险计划，就我的病情教育他人，设置服药提醒，减少喝酒量或药品使用量）

1.____________________
2.____________________
3.____________________
4.____________________
5.____________________

如果你有中断服药的冲动的话，回顾这个清单或许也会有用。它会首先提醒你服药的理由，然后提醒你还可以利用其他备选方案。

请你设法为这种练习赋予你的个性：你或许知道我在这里没有列出的药物的优势与不足之处。同样，你的家人能够帮助你识别服药的成本与效益。

* * *

坚持一项长期的药物治疗计划是一个非常艰难的决定。如你在本章中所看到的那样，双相障碍患者在与他们服药的必要性达成妥协时，面临着许多实际的和感情的问题。在努力接受这种疾病及其所需要的治疗方面，你并非孤军奋战。

人们一直在研制和测试用于治疗双相障碍的新药。某些药物将被证明是卓有疗效的，而其他药物将风行一时而后销声匿迹。但是，我们有足够的理由相信，你将会找到一种对你长期有效的药物治疗方案，并且它不需要你去忍受那种使人虚弱无力的副作用。

最重要的是，请你记住"一致性"这个术语的含义：你与你的内科医生合作的一个过程。请你把自己的顾虑和内科医生进行沟通，并看能否采取什么措施来调整你的治疗方案，使得它既具有最佳疗效，其副作用又更容易让人忍受。这是非常重要的。大多数内科医生对此类沟通持开放乃至欢迎的态度，尤其是如果你在决定停止服药或擅自决定改变药物之前与他们沟通的话。本章中的练习可以帮助你整理你的药物治疗的有关信息，以便你能在管理式医疗所允许的有限时间单元内更有效地与内科医生合作。

幸运的是，控制双相障碍并非仅仅与服药有关。为了帮助你控制你的疾病，除了药物治疗外，还有自我管理策略，供你在健康期间内（第 8 章）和当你体验到躁狂发作的苗头时（第 9 章）以及当你感到抑郁或想自杀时（第 10 章和第 11 章）使用。请你设法将药物治疗视为控制你的疾病的一系列策略中的一个要素。

第 3 部分

自我管理

- 8.双相障碍的自我管理
- 9.躁狂的自我管理
- 10.抑郁的自我管理
- 11.应对自杀的想法和感觉
- 12.女性患者专用:关于双相障碍与你的健康,你需要知道什么
- 13.有效地应对家庭和工作环境中的问题

8.双相障碍的自我管理

艾米是一位33岁的有6年双相障碍病史的患者。从被诊断为患有这种疾病起3年后,她开始陷入快速循环时期。这种快速循环似乎在某种程度上由她与男朋友分分合合的恋情所引发。当她因为他的业务关系而突然搬迁到另外一个州去生活时,她的快速循环加剧了。她在这个新城市里找了一份兼职工作并寻求精神病治疗。精神病医生给她开了锂盐和双丙戊酸钠的组合药物。这两种药物帮助她平静跌宕起伏的心境,但是她仍然体验到不舒适的起起落落的心境状态。她的睡眠情况每晚都颇不一样。

精神病医生建议她在药物治疗的基础上,找一位与她(精神病医生)一起工作的心理学家进行辅助的心理治疗。这位心理学家鼓励她开始填写心境表格。她每天记录自己的心境、每晚睡眠的时间、她所服用的药物和她感觉到的紧张事件(无论是正面的还是负面的)。刚开始时她觉得这种作业是个麻烦。她告诉心理治疗师,这个作业很费时间,并且她不喜欢这个表格如此频繁地提醒自己的病情。尽管心理治疗师承认了这种作业的不适之处,但也提醒她,记录她的心境是朝着更好地控制它们迈开的第一步。在经过某些讨论后,她同意试一试,但并未承诺定期地填写心境表格。

艾米和她的心理治疗师开始在每周会晤中检查她的心境表格。在几个月的时间内,她们开始识别到某些与艾米的心境波动相关的行为模式。譬如说,她了解到自己的混合心境状态往往是在遭到她的男朋友的排斥(譬如说在其他人面前遭到他的忽视或冷落)后开始。她并不会就此类体验与他直接对抗,而往往是在当天晚上或第二天晚上与女性朋友出去喝酒。接着她的睡眠状况会变得更加紊乱，而她的心境会呈现出一种急躁和焦虑的特点。一旦她恢复惯常的起居时间，心境往往会稳定下来。

她询问自己的朋友，如果她和她们一起出去玩但不喝酒的话，她们是否会有不同想法。似乎没有人对此特别在意。尽管艾米并未完全戒酒，但她发现限制自己摄入酒精的确有助于改善自己的睡眠质量，而后者反过来使她第二天更少感到急躁、焦虑和抑郁。她向心理治疗师摊牌说，她无意放弃自己“可恶的一面”。不过，随着时间的流逝，她逐渐使自己与此类生活习惯更加保持一致，并惊喜地发现这种一致性对使她保持稳定的心境发挥了良好的作用。

你可以采取哪些措施来尽量增加你处于健康状态的时间和尽量减少你生病的时间呢？虽然很多患者在很长一段时间都不会出现显著的症状，但是几乎所有的患者都会在某个时间复发病情。根据我的经验，在长时间内康复得最好的患者，是那些不仅定期服药和找医生就诊，而且成功地实施自我管理策略的人。

成功地管理双相障碍到底有什么含义呢？在第5章中我们讨论了双相障碍的风险因素(使你病情恶化的事情)。也有保护性因素：那些当你容易受到心境波动的影响时使你保持健康的因素。你已经从之前的章节中熟悉了某些保护性因素——例如，一致地服药和获取社会支持。

从本质上说，保持健康就意味着尽量减少风险因素而尽量增加保护性因素(请参见下列表格)。有时候风险性因素与保护性因素不过是一枚硬币的正反两面。例如，睡眠剥夺是一个风险性因素，而保持一个惯常的醒睡的节奏就是一个保护性因素。在其他情况下，保护涉及在你的日常生活中引入新的因素，譬如说填写一份心境表格。

尽量减少风险因素和尽量增加保护性因素几乎无疑会改善你的疾病的进程和生活的质量。但是，这样做会很困难。它会要求你放弃某些你很依赖的东西(例如，通过喝酒来放松，熬夜)。避免表格中的每个风险性因素而充分地利用每个保护性因素，这对你来说或许是个不可能的任务。例如，尽管某些患者能够一丝不苟地遵守药物治疗方案并学会避免喝酒，但发现不可能去避免睡眠干扰。其他患者能够较为一致地保持白天和夜晚的例程，但发现难以调整他们所受到的家庭压力或其他人际冲突的影响。如果你非常了解自己，那么你或许能够确定，哪些风险性因素是你实际上能够避免和不能避免的，哪些自我管理策略是可能在你目前的生活方式中实施的。

本章将使你熟悉以下四大类自我管理策略：

- 每天填写你的心境表格；
- 保持惯常的例程和醒睡周期；
- 避免喝酒和使用其他改变心境的物质；
- 发展和维持社会支持。

双相障碍的危险因素与保护性因素

增加你患病几率的危险因素	
危险因素	例子
紧张的生活变化	失业，获得或失去一段新的关系，小孩的出生
酒精和药品滥用	纵酒，尝试服用可卡因、迷幻药或摇头丸，服用过量大麻
睡眠剥夺	穿越不同的时区，考前突击，醒睡习惯的突然变化
家庭苦恼或其他人际冲突	来自父母、配偶或伴侣的大量批评，与家人、同事的挑衅性或敌意的交流
不一致地服药	突然停止服用心境稳定剂；定期遗漏一次或多次剂量
有助于避免你生病的保护性因素	
保护性因素	例子
观察和监测自己的心境以及心境波动的触发因素	每天填写心境表格或社会节奏表格
保持惯常的白天和夜晚的例程	每天分别在相同时间上床睡觉与醒来；具有可预知的社交日程表
依靠社会支持和家庭支持	与亲属沟通顺畅；在紧急情况下向你的重要他人求助
接受惯常的医疗和社会心理治疗	坚持一贯的药物治疗方案，获取心理治疗，参加支持团体

当你感觉良好或仅仅体验到轻微的心境波动时，此类策略的用处最大。

它们也有助于防止你出现更严重的双相障碍发作。我将在本章的各个部分，向你介绍其他双相障碍患者如何在他们的日常生活中使用此类策略，以及他们如何避免某些与实施此类策略相关的易犯的错误。第 9 章、第 10 章和第 11 章将向你提供工具，以便你控制住躁狂、抑郁或自杀性病症发作的发展苗头，防止它们蔓延至失控的地步。

保持健康的第一个技巧：填写心境表格

如果你早就找过一位精神病医生就诊，那么你或许会熟悉某种形式的心境表格。如果你是首次发作，那么精神病医生或心理治疗师或许尚未向你介绍这种作业。心境表格就是关于你的心境状态的日记，上面的日期表明此类心境什么时候开始或结束。这种表格也包括有关你的睡眠、药物和生活应激源的信息。

你为什么必须填写心境表格呢？首先，觉察到自己的心境和活动水平中的细微变化将帮助你意识到自己是否复发了心境障碍，并确定你是否应该与医生联系，来查看是否变更药物会有所帮助。许多双相障碍患者通过观察他们心境表格的细微波动而“未雨绸缪”，阻止了发作，因为这种波动往往预示着严重的躁狂、混合或抑郁的发作。真是百闻不如一见！

其次，你的医生将会觉得该表格有用，因为他或她能够看出你的药物的疗效如何，另一方面，它什么时候使你感觉更为糟糕（例如，当抗抑郁剂导致快速循环时）。他或她或许想监测你的躁狂或抑郁之外的其他症状，譬如说焦虑、睡眠障碍或急躁等。

第三，你可以利用心境表格中的信息来识别你的心境循环的环境触发因素，从而使你能够采用压力管理策略来减轻此类因素的影响。随着时间的流逝和不断的实践，我的许多病人逐渐能够有效地识别压力触发因素，譬如说她们的月经周期开始、与特定的家人发生争执或工作压力等。例如，艾米通过填写心境表格逐渐意识到，与她的男朋友的冲突是她心境循环的一个触发因素。她还发现，她惯常的应对压力的策略——外出喝酒——导致了她随后几天出现急躁的心境。尽管这种认识并未使她完全禁酒，但它的确使她开始权衡，把喝酒当作自我用药治疗她的情绪的一种手段的利与弊。

下列表格被用于美国国立精神卫生研究所的双相障碍系统治疗改善项目中（Sachs，1993，1998）。表格可以供你记录长达一个月的心境。因此，如果你在月中开始填表，那么你可以将该表格继续使用至下一个月中，然后开始填写一份新表格。换句话说，“第一天”未必是某月的第一天。它可以是某月的第十天，而表格中的“第十天”可以是某月的第二十天。

双相障碍患者发现这是一种“用户容易掌握使用的”、用来记录他们一定时期内的心境循环的方法，即使它起初看上去似乎是挺难的。一旦习惯它，你通常每天只需花几分钟就可以填好这个表格。我通常建议患者无限期地填写这种表格，但是如果它看上去让他们望而生畏的话，他们不妨尝试着填写一两个月的表格，看它是否有用。此后，你或许会决定以一种不同的方式来填写自己的心境表格（或你的医生让你使用另外一种表格）。

现在让我们一起来以艾米的心境表格为例进行说明。她在心境发生显著波动的一个月中完成这份表格。她的“×”记号表明她任何一天的心境状态。请你注意，她在某些日子里做了两份评级，一份是对躁狂症的评级，而另一份是对抑郁症（她的混合心境状态）的评级。

艾米识别了某些导致她心境波动的因素，包括像她的狗生病那样的生活事件。虽然她的心境较为平和（请注意在她与父亲发生争执和遭到男友排斥的事件之间并未出现心境“峰值”），但是她随后在一场音乐会上熬夜并经历了一段轻躁狂的时期。在该月的第 16 天时，她连续几个晚上都没有睡好觉，并开始体验到混合的心境症状。尽管在这段时间内她的药物并未发生变化，但是她在第 10 天与第 11 天并未一致地服药。因此，她识别了在这个特定的一个月中或许与她的心境波动有关的 4 个事件：涉及她的宠物的事件、与她的男朋友之间的问题、睡眠剥夺和不一致地服药。

我们不能确切地知道，是否这些变量会在另外一个月中影响艾米的心境。这也是需要按照正在进行的方式填写表格的原因之一——以确定你是否有一组可以预测的“心境触发因素”（例如，与家人发生争执、期末考试、时区变化、某种特定形式的睡眠剥夺）。识别心境触发因素是控制你的心境的重要一步，如你将在本章和后面章节中详细地了解的情况那样。

艾米的自我评级心境表格

姓名：艾米

治疗（填上每天服用的药片数量）：安定药 毫克	毫克	抗抑郁剂 毫克	抗惊厥药物双丙戊酸钠1000毫克	苯二氮平	锂盐 1 200毫克	言语治疗	心境表格 月/年 8月/2000年 每日备注	0=无 1=轻微 2=中等 3=严重：急躁	焦虑	昨晚睡了几个小时	用两个评级分数来分别表示最佳与最坏心境（若适用）：抑郁 严重（严重损害不能工作）	抑郁 中度（严重损害能够工作）	抑郁 轻微（不严重损害）	WNL 不能确定是躁狂还是抑郁的心境 无症状 在来月经的日期上画圈	躁狂 轻微（不严重损害）	躁狂 中度（严重损害能够工作）	躁狂 严重（严重损害不能工作）	精神症状、怪诞的想法、幻觉
			4		4		与爸爸争吵	1	1	7			×	1				
			4		4			1	1	6			×	×2				
			4		4	√		0	0	8				×3				
			4		4			0	0	6				×4				
			4		4			0	0	6				×5				
			4		4			0	0	6				×6				
			4		4			0	0	6				×7				
			4		4			0	0	6				×8				
			4		4		遭到男朋友拒绝	2	1	10			×	9				
			4		4		音乐会，熬夜到凌晨3点	0	1	5				10		×		
			4		4			0	0	3				11		×		
			4		4			1	0	6				12	×			
			4		4			0	0	5				13	×			
			4		4	√		0	0	6				14	×			
			4		4			0	0	6				15	×			

续表

治疗（填上每天服用的药片数量）							心境表格 月/年 8月/2000年	0=无 1=轻微 2=中等 3=严重			用两个评级分数来分别表示最佳与最坏心境（若适用）							精神症状、怪诞的想法、幻觉
											抑郁				躁狂			
											严重	中度	轻微		轻微	中度	严重	
安定药 毫克	毫克	抗抑郁剂 毫克	抗惊厥药物双丙戊酸钠1000毫克	苯二氮平	锂盐 1 200毫克	言语治疗	每日备注	急躁	焦虑	昨晚睡了几个小时	严重损害不能工作	严重损害能够工作	不严重损害	WNL 不能确定是躁狂还是抑郁的心境 无症状 在来月经的日期上画圈	不严重损害	严重损害能够工作	严重损害不能工作	
			4		4		狗生病，上宠物医院	2	2	4			×	16	×			
			4		4			1	2	6			×	17	×			
			4		4			1	2	6			×	18	×			
			4		4			1	2	6			×	19	×			
			4		4			1	2	6			×	20	×			
			4		4	√	狗出院了	1	0	7			×	21				
			4		4			1	0	7			×	22				
			4		4			1	0	7			×	23				
			4		4			1	0	7			×	24				
			4		4			1	0	6			×	25				
			4		4			1	0	6			×	26				
			4		4			1	0	6			×	27				
			4		4	√		0	0	6				28				
			4		4			0	0	6				29				
			4		4		朋友的婚礼	1	0	5			×	30	×			
			4		4		大部分时间在烹调	1	0	5			×	31	×			
			4		4		体重:127											

备注：WML=在正常限度内。经加里·萨克思医学博士许可改编（版权 1999）。

第一步:每天评估你的心境

学会填写心境表格的第一步就是逐渐熟悉与你不同的心境障碍水平相对应的数字量表。工具条为你提供了采用一个-3~+3的量表判断每日心境的指导方针。它向你提供了双相障碍患者在此类各种状态中如何感觉和思维(以及他们说些什么)的例子(请另参见 Young et al.,1978)。为了使用相对应的量表的数值,并非表中的每一个例子或描述标签都适合你使用。相反,请你设法断定哪种类别的抑郁或躁狂最适合描述你在某一天中的感觉。

填写心境表格需要少许练习。你或许是一个天生就能判断自己是否感到躁狂或抑郁的人,并且也能够轻松地向他人描述你的体验。另一方面,"躁狂"或"抑郁"这样的描述标签或许不能完全地描绘你的感觉。如果是这样,请你耐心地学习心境表格和数值量表,并设法查看你是否能够将表格中的术语与你描述心境状态的特定方法对应起来。譬如说,"抑郁"可以意味着"沮丧";而"躁狂"可以意味着"极其兴奋"。

请你练习一下,看能否采用-3~+3量表,用心境描述符来描述你今天和昨天的心境。如果你不能确定自己的评级是否合理,那么请向某个熟悉你的人(或许是你的家人或伴侣)询问,看他或她是否会同意你的评级。如果感觉你的心境在一天内的起伏颇大,那么请你做一个"最佳"和一个"最糟"评级(例如,你或许会将上午的心境评为-2,而将傍晚的心境评为-1或0)。如果你在同一天内既感到躁狂又感到抑郁,请你做两份评级,分别表示最狂躁的心境与最抑郁的心境。

在选择你的心境水平时,请设法考虑你一生中最轻微与最严重的抑郁或躁狂的情形,并确定此类状态在量表上的位置。对某些患者来说,他们曾经最糟糕的时期在量表上的数值或许是-1;而对其他患者而言,这个数值或许为-3。如果你的心境在量表上的得分从未低于或高于2,那么请将它们作为判断你今天和一周内的心境的基准。

请你将今天的抑郁水平与典型的一天(你的基准心境或你大多数时间内的感觉,它的得分为0)进行比较。然后将你的心境与如下其他日子中的心境相比较:你感到抑郁或心境不佳,但机能并未受损(-1);你感到机能受损但仍然可以非常艰难地活动(-2);你感到特别抑郁乃至完全不能工作或与他人进行互动(-3)。此类比较势必会帮助你确定对今天的心境的评级。同样,请你设想你曾经感到最为躁狂或轻度躁狂的情形。如果你曾经感到严重躁狂并住院治疗,那么你那时候的心境的评级应该是+3。

心境描述符

(0)"WNL"(在正常限度内)。这是你的基准线:你的心境既不躁狂也不抑郁,你的精力水平正常,睡眠也正常,你能毫不费力或基本上不需费力就能从事日常的工作和完成其他任务。你并没有心境障碍的其他明显症状。

欢欣的心境

(+1)"轻微欢欣"。尽管你感到眩晕、兴高采烈或精力充沛,或比往常稍微急躁、焦急或紧张,但是你的身心机能并未真正受损;你不仅有更充沛的精力和更多的想法,感到更为自信,而且能够有效工作,并与其他人正常地相处。"我今天比往常更为好动/活跃/健谈","我打了更多次电话","我少睡一点也无妨"(例如,比往常少一两个小时),"我今天的注意力更容易分散","我对人呵斥更多","我更容易为鸡毛蒜皮的事儿感到沮丧","我有点激动或兴奋","我的脑瓜转得更快","我觉得自己更加性感","我更为乐观","我感到轻度的躁狂"。

(+2)"中等欢欣"。"兴奋"或中等躁狂;你的心境是欣快或非常急躁或焦急的,并且人们告诉你,你的心境状态似乎不对劲;你想乱摔东西;你有强烈的目标紧迫感和过于旺盛的性欲,你的思维转动得非常迅速;你很难全神贯注于你的工作;你与他人发生口角(他们的言行举止似乎过于迟缓);人们抱怨你似乎爱发火或爱发牢骚或行事过于匆忙;你对他人不适当地吼叫。你每晚只睡4个小时而不感到疲倦。"我今天感到很不耐烦","我想少睡一点也不碍事","我为性生活神魂颠倒","我的脑瓜比以往转得更快","我有太多的话要说而我痛恨有人插嘴","我对每一件事儿都感到急躁和愤怒"。

(+3)"严重欢欣"(躁狂)。欣快或咄咄逼人;不停地笑或急躁失去控制;与他人大吵大闹或干架;你觉得自己才华出众或拥有特异功能(例如,读心术,改变天气的能力),你不停地走来走去而不能静坐片刻;你无法工作或与别人和睦相处;你在公众场合惹是生非,被警察逮住或被送进医院;你很少睡觉或根本就不睡觉。

续表

抑郁的心境

(-1)"轻微抑郁"。你感到略微迟钝或悲伤;你难以将某些负面的思维置之脑后;你感到对自己更加挑剔,你想睡更长的时间或你有点难以入睡或睡熟,你感到比平时更为疲劳;你怀疑自己是否值得活下去;事物似乎不如往日那样有趣;即使你觉得自己效率更低,你仍然能有效地工作并与他人正常相处;你的抑郁对大家来说并非显而易见的。

(-2)"中等抑郁"。你感到非常悲伤、闷闷不乐、绝望、中等程度的迟钝、大部分时间内对事物缺乏兴趣;你睡觉的时间更长或特别难以入睡或熟睡(例如,惯常在半夜醒来);越来越少有东西会引起你的兴趣;你反复琢磨着你现在或过去的缺点;你感到满腹牢骚和急躁;你很难完成自己的工作(旷工、旷课或工作效率更低);你的专心的能力受损;其他人说你似乎闷闷不乐或反应迟钝,或你说话慢吞吞的;你想过自杀并考虑过各种各样的自杀方式。

(-3)"重度抑郁"。你感到极为悲伤或麻木;你几乎对任何事物都失去了兴趣;你体验到严重的自杀的感觉,你想去死或试图了结自己的生命;你感到极度绝望;你觉得自己罪孽深重而应该遭到惩罚;你无法工作、全神贯注、与他人交往或完成自我照管的任务(例如洗澡、洗衣服);你大部分时间都呆在床上并且(或者)睡不着,有严重的与精力不济有关的问题。

来源:Sachs(1998);Young et al.(1978); Williams(1988)

如果过于兴奋,乃至你难以正常工作的话,那么你的心境评级将会是+2。如果你感到"极其兴奋"和"乐观",但是这种状态并未导致你与他人发生争吵或使你难以入睡,那么你的心境评级或许应该是+1(轻躁狂)。换句话说,你应该根据自己的基准心境来评级。

第二步:记录你的焦虑和急躁的水平

你将注意到,心境表格也会要求你采用0~3分的量表来评估你的焦虑和急躁水平。之所以这样做,有两个原因。第一,焦虑和急躁可以是一个新的躁狂或混合发作的最初征兆。第二,某些药物或许会产生表现为此类症状的副作用(例如,选择性五羟色胺再摄取抑制剂型抗抑郁剂)。因此,记录此类症状是个好主意，即使你不能确信它们与你的双相障碍的循环有何关系。

“1 级”急躁的例子包括感到有点急躁或暴躁，但是尚未达到你与他人不能正常相处的程度。“2 级”急躁指那种给你工作或家庭带来麻烦的中度急躁。“3 级”急躁意味着你非常急躁或愤怒，乃至你真的难以正常活动。同样，“1 级”焦虑意味着你感到轻微的紧张不安、忧虑或恐惧，但是稍微努力一下便可挺过来。“2 级”焦虑意味着中等程度的焦虑，它使你难以工作、阅读、参加社交活动或完成日常的家庭杂务；不过，你格外努力的话，仍能正常活动。“3 级”焦虑意味着明显的恐慌和严重的使人丧失能力的焦虑。

第三步：记录你每天睡眠的小时的数目

在给自己的心境评级的同时，请你每天评估前一天晚上睡了多少个小时。比方说，如果要你评估周四的心境，那么请你记录周三晚上至周四早晨之间你睡了多少个小时。如果你的睡眠是断断续续的，那么请设法估计你实际睡着了的小时数目。当早上醒来时，你或许能最准确地回忆前一天晚上睡眠的时间。

如果你习惯打盹，那么请分别记录你夜晚与白天的睡眠时间，这使你得以调查下午打盹是否会使你晚上更难以入眠或使你的心境在那天结束时变得更糟。

在连续一周或更长时间内每天填写表格后，你或许会开始理解你的睡眠与心境是如何相关的。许多患者对结果感到诧异。譬如说，艾米一直以为缺乏睡眠使她变得更为抑郁，然而她从心境表格发现，缺乏睡眠与她的轻度躁狂时期有更加一致的联系。

第四步：记录每天的生活事件和社会应激源

如果你觉得自己的心境受一个或更多事件或与其他人交往的影响，那么请你在表格的“每日备注”栏里将它们记录下来。某些此类事件或互动或许会有重大影响（例如，与你的伴侣分手，辞职），而其他事件或互动则可能会显得微不足道（工作时间的变动，赶往机场乘飞机，塞车）。请将你感到重要的所有事件都记录下来，尽管它们对许多人来说似乎无关紧要。例如，艾米发现，即使她与父亲只是发生较为平常的争吵，这也会与她的心境轻微低落（-1 级）有联系。此处的目的是为了观察特定的事件与特定的心境变化之间的联系。当

你回顾每天的情形并填写表格时,请考虑诸如下面的问题:

- 在我上次感到急躁或轻度躁狂前到底发生了什么事情?
- 在我的急躁心境开始后发生了什么事情?
- 在我的心境逐渐低落前发生了什么事情?

当你记录应激源时,请回忆第 5 章中所提出的问题:要区分压力到底是你的心境的原因还是其结果是困难的。随着时间的流逝,填写心境表格或许会帮助你确定事件相对于你心境变化的时机。例如,你是赶往机场然后才感到精力水平和心境上扬呢,还是你在赶往机场前就感到心境变得更加敏锐呢?你是在与父亲争吵后才感到心境低落,还是你在争吵前就有这样的感觉了?如果你不确定到底是哪种事情导致了另外一种事情,那么请你暂时不要着急。相反,请你尽量识别发生巧合的因素:紧张事件、心境状态和睡眠模式。

"每日备注"这部分也适合记录你喝酒或使用药品的情况。如果你在某天喝酒了,那么请记录该信息,即使你所饮的酒量似乎微不足道(例如,"喝了一杯啤酒"或"喝了一杯玛格丽塔鸡尾酒")。接着你就可以自己观察是否喝酒或使用药品影响了你第二天的心境,以及影响的程度有多大。你或许也会了解到,使用药品是否在某种程度上减缓你前些天或前一周负面的心境状态。

第五步:记录你的治疗

请你在表格的左上角一栏上填写你计划服用的全部药物及其剂量,包括那些并非专治双相障碍的药物(例如,用于治疗高血压的药丸)。请在与你进行评估的该月的那一天相对应的栏目里,记录你实际服用的数量。这有助于你自己、你的内科医生以及你的治疗组的其他成员了解,你不一致地服药是否影响了日常的心境。艾米漏服了她欣赏音乐会的当晚以及次日傍晚的剂量,这也许导致了她的心境不稳定。如我在第 7 章所说的那样,大多数患者偶尔会漏服一剂药物,但是记录这些似乎微不足道的不一致的情况是重要的。同样,请你在参加心理治疗的一个疗程的任何日期旁边打上一个勾。如同服药那样,某些患者颇为有规律地参加心理治疗,而其他患者则三天打鱼,两天晒网。

你或许会"按需要"服用某些药物。例如,某些患者只有当他们睡不着时才服用像氯硝西泮那样的药物。请你在心境表格的左上角一栏中合乎这种描述的药物旁边标明"按需要服用"。某些患者发现,在他们服用"按需要服用"的药物的第二天,他们的心境就变得低落。其他患者则发现某些"按需要服用"的药物(例如,过敏性药物伪麻黄碱"pseudoephedrine")使他们暂时感到精力充沛、极其兴奋甚或轻度躁狂。

内科医生能够把你的药物治疗记录用于多种用途。让我们来设想他(她)为你开了双丙戊酸钠和一种选择性五羟色胺再摄取抑制剂型抗抑郁剂的处方。假设你的表格表明你在开始服用选性五羟色胺再摄取抑制剂型后一两周内心境有所改善,但是接着你开始报告自己的情绪和精力水平如"坐过山车般"急转突变或出现快速循环。如果所有这些信息都被记录在你的表格中,内科医生或许会决定让你停止服用该抗抑郁剂或调整你所服用的剂量,以便使你的心境保持稳定。

第六步:记录你的体重和例假

另外两条信息将帮助你完成心境表格。首先,在该月中你至少记录一次你的体重。最好在每个月的同一天称重,以便你能够看出是否你所服用的药物、压力或心境循环与你的体重变化有关。例如,如果你因服用一种非典型安定药(例如,再普乐)而体重增加了,那么你的内科医生可能会选择让你改用同一类中的其他药物(例如,维斯通)或调整你所服用的剂量。如果你是女性患者,那么请你在例假期间的日期上画圈。你和医生会检查你的心境循环是否在你的例假开始前、例假中或例假后才开始。

评估你的心境表格

每次找你的心理治疗师或内科医生就诊时,请与他(她)共同研究你完整地填写的心境表格。你们可以一起评估某些应激源对你心境的影响、睡眠障碍的影响、各种药物的影响以及你一致性服药的情况。即使你并非定期地与你的医生或心理治疗师会晤,也请确保在每周末检查表格,看是否有任何模式让你感到吃惊。在一年或更长时间内坚持每天填写表格,将使你得以提出有关哪些生物因素或社会因素(例如,大量地喝酒或使用大麻的时期、进入冬季、进入春季、圣诞节、工作量或学业压力增大的时期)导致你心境波动的更为长期的假设。

制作心境表格所存在的问题

制作心境表格会使人感到一种还原论者的味道:它并没有妥善处理你每天所拥有的各种各样的体验。它也非常注重当下的情形。某些患者觉得他们的心境变化与那些不容易在表格上记录的因素(例如,在最近或童年时期发生的创伤性事件)有关。不过,尽管填写心境表格有此类局限性,但它仍然是一种非常简明地为你和医生总结大量信息的十分有效的方法。如果你使用心境表格作为个人心理治疗的补充,那么请你将它视为探索那些影响你的心境的更大问题的一个起点。例如,诸如与伴侣的小吵小闹那样的事件会对你的心境产生深远影响,如果它们引发了对分离或丧失的恐惧的话。你或许希望与你的心理治疗师谈论此类更大的问题。

患者也很难记得每天去填写心境表格。请设法选择并坚持在每天的某个时刻来填写表格。某些患者在准备上床睡觉前填写表格;而其他患者将填写心境表格与某种特定的日常活动挂钩(例如:在刚吃完晚餐后、在遛狗后、在收看晚间新闻前)。请你避免选择在一天中状态最糟糕的时刻来填写表格,如果那个时刻的状态并不能代表你那一整天的状态的话。因此,如果你通常在刚醒来时感到相当不快而在半个小时左右后感觉好些,那么请你在选择另外某个更具代表性的时刻来填写表格。请你避免试图在马上要与医生会晤前填写一个月以来的心境表格,就像某些患者有时做的一样。你传递给医生的信息愈精确,你和医生就愈能做出更好的治疗决策。

保持健康的第二个技巧:保持惯常的白天和夜晚的例程

"我的确感到心理分析给我带来了好处。我每周进行四次心理分析。但是我认为这不单纯是了解我童年所发生的事。以下事情是非常具有疗效的:每天早晨总是要去一个地方,每天找同一个心理治疗师就诊,见到停车场的同一个服务员,在同一时刻回到我的车上……我觉得所有这些井然有序的日程都让人感到非常舒服。"

——一位 40 岁的患有Ⅱ型双相障碍的女士

在第 5 章中,我讲述了外部的"计时员"对你的心境稳定性的有益影响,以及那些干扰你日常例程和醒睡周期的事件或社会要求的潜在的负面影响

(Ehlers et al.,1988,1993)。"主动地保持白天和夜晚的例程是你能实行的一个最为重要的行为改变(除有规律地服药外),以帮助你掌握那些管理你的疾病的主动权"。在本节中,我会讨论"社会节奏稳定性"的方法,便于你保持健康。

填写社会节奏表格

尽管社会节奏量表是一个比心境表格要花费更多的时间进行填写的工具,但它也潜在地具有更多的信息量(Monk et al.,1990,1991)。在这个表格中,你将记录你什么时候吃饭、睡觉、进行健身锻炼和社交活动,并对你每天的心境进行评级。随着时间的流逝,你可以通过制订井然有序的日常例程来使你的心境保持稳定。这包括计划白天或晚上可以预料的时刻进行你惯常的活动。

在埃伦·弗兰克和戴维·库普弗关于"人际关系和社会节奏治疗"的研究中,社会节奏量表占据了中心地位。如我在第6章所讲述那样,弗兰克和她的同事表明,人际关系和社会节奏治疗与药物治疗珠联璧合,可以有效地改善双相障碍的进程(Frank,1999; Frank et al.,2000)。若干年前,我接受了弗兰克的社会节奏治疗方法的培训,并深信双相障碍患者记录并保持稳定的日常节奏,将有助于他们保持稳定的心境。

记录日常节奏旨在使你发现你的日常例程、人际刺激的水平以及醒睡周期方面的变化与你的心境之间的关系。在几周或几个月之内,你将开始看到某些模式浮现出来(如艾米所发现的那样)。例如,你或许会发现,你的活动水平或睡眠模式的变化预示着新的发作。在躁狂的开始阶段,你能观察到你花在睡觉上的时间逐渐减少而花在健身锻炼上的时间逐渐增加。同样,你或许会发现,随着你从躁狂或抑郁发作中恢复过来,你的活动和睡眠模式会自然地恢复到你生病之前的状态。换句话说,你的睡眠和活动模式可以是表明你的心境问题是否在好转或恶化的征兆。

如同填写心境表格那样,你最好每天填写社会节奏量表并每周对它回顾一次,并且与你的心理治疗师或精神病医生一起对它进行检查。定期地和不断地记录社会节奏表格,将使你得以捕捉到那些或许对你的心境发挥微妙影响的、你的日常例程和醒睡周期方面的变化。

下列表格是由一位40岁的患有Ⅰ型双相障碍的女士莱斯利填写的(本书的末尾提供了空白的社会节奏量表表格)。请你首先注意她在量表的左上角用-5～+5量表对她的心境进行了评级。就此而言，它就像心境表格。但是请你注意，在表格的左栏列有17项活动；而大部分患者每天会进行此类活动中的某些活动。请你在栏目上标明你进行此类活动的时刻：什么时候醒来、喝第一杯咖啡、上班、上学或从事某些其他的日常活动、吃午饭、锻炼、回家、吃晚饭、上床睡觉等。此类日常例程在某种程度上"驾驭"了你的醒睡周期的习惯（Frank et al.，2000）。例如，如果你是轮班工作的，某天从早上8点工作到下午4点，而第二天从下午4点工作到午夜12点，那么你的上床睡觉时间和醒来的时间将相应地逐日发生变化，你的心境也或许在接下来的日子里发生变化（高涨或低落）。相形之下，如果你在白天或晚间的相对固定的时刻吃饭、锻炼、工作和与他人交往，那么你将预期自己在某个时刻可能睡觉。

社会节奏量表也要求你记录"谁与你一起从事此类各项活动以及各项活动的刺激水平有多高"。你与其他人的交往的挑衅的程度、冲突的程度或其他刺激的程度，与低调或"息事宁人"的程度，将在很大程度上决定你体验到的情绪状态的稳定程度乃至睡眠的稳定程度。譬如说你与你的妻子（或丈夫）共进晚餐但两人吵了一架，然后你俩在家里彼此躲得远远的，互不搭理（刺激等级为"3"）；你在那晚或许更难以入睡。请将这个晚上与你和配偶轻松共进晚餐（或许刺激等级为"1"——其他人只是在场）的另一晚上进行比较。

你虽然会从其他人那儿获得颇为正面的高水平的刺激，但是它们仍然会对你的心境或醒睡周期造成负面的影响。现龄26岁的黛博拉是一个酒吧的晚间女服务员，她发现自己特别喜欢这份包含非常刺激的阵发性活动的工作（顾客通常在3个小时的时段内需要她提供大量服务）。当她下班回家后往往比没有上班的晚上更加难以入睡。而当她被安排上更早的晚班时，她就感到更为轻松了。

凯瑟琳现龄42岁，在一家百货商场的服装部门工作。她喜欢在工作中与人进行大量的交往。然而，在圣诞节前的周末中，社会刺激上升到无法忍受的水平，而她感到自己变得越来越急躁。她学会了在此类工作日之后的周末的夜晚不安排任何社交活动，以便减少她对压力和刺激的接触。

社会节奏量表(SRM)

麦克阿瑟基金会心理健康研究网络 I

请你在每天结束时填写该表

星期:星期天　日期:5 月 28 日

心境评级(选择一个数值):-2 量　表 -5-4-3-2-1 0 1 2 3 4 5 非常抑郁　正常　非常躁狂	如果没有做,请打勾	时间			如果是独自一人,请打勾	其他人 1=仅仅在场 2=积极参加 3=引起刺激的其他人			
活动 (神经质　激动　急躁)		时刻	打勾			配偶/伴侣	孩子	其他家人	其他人
活动例子(仅供参考)		6:20	上午	下午		2			1
起床		9:30	√						
与他人第一次联系(亲自或电话)		10:00	√						2
喝上午的饮料		9:30	√						1
吃早餐		10:00	√						2
首次出门		10:45	√						3
开始工作、上学、做家务、做义工、照料小孩或家人	√								
吃午餐		12:00							3
睡午觉	√								
吃晚餐		7:30		√	√				

续表

星期：星期天　日期：5 月 28 日										
心境评级（选择一个数值）：-2 量　表 -5-4-3-2-1 0 1 2 3 4 5 非常抑郁　正常　非常躁狂	如果没有做，请打勾	时间			如果是独自一人，请打勾	其他人 1＝仅仅在场 2＝积极参加 3＝引起刺激的其他人			
活动　激动 神经质　急躁		时刻	打勾			配偶/伴侣	孩子	其他家人	其他人
体育锻炼		5:30		√	√				
吃夜宵（喝饮料）		9:00		√	√				
观看晚间电视节目		10:00		√	√				
观看另外的电视节目	√								
活动甲（电话交谈）		9:30		√					3
活动乙									
回家（最后的时间）		7:00		√					2
上床睡觉		10:00			√				

社会节奏表格。版权（1991）属于 Elsevier Science 所有。经 Monk 等人（1991）允许翻印。

莱斯利的例子：对社会节奏表格进行评价

尽管以上的社会节奏表格只显示了莱斯利例子中一天的情况，但是我们仍然可以提出关于影响她心境状态的因素的某些假设。对她来说，在出现混合的心境状态这一天内，她感到抑郁，并伴有激动、神经过敏和急躁。请你注意，尽管例子中的这一天发生在日照时间较长的春季，但是她接受日照的时间仍然较短（她早上 9 点半醒来而晚上 10 点钟上床睡觉）。她睡眠的时间过长。她在白天也有几次高度刺激的互动（她与前夫在电话中就他们的孩子的事情发生争吵，并与她觉得不体贴人的一个室友闹不和）。当独自一人时，她至少喝了一杯含有酒精的饮料。除了她的生物学素质外，此类因素或许在某种程度上决定了她的激动、抑郁的心境。

此类事件和活动也可能是由她的心境所导致的（例如，她可能一直感到焦虑和急躁，从而更容易与人闹不和）。为了有助于确定到底谁是因谁是果，莱斯利在长达几个月的时期内收集了自己的社会节奏信息和心境信息。她开始明白与某些人之间的挑衅性互动、睡眠模式和喝酒如何一起改变了她的心境，以及她的心境状态如何影响了此类事件和习惯的时机和频率。她越来越确信，上床睡觉前喝酒和超过 9 个小时的睡眠共同使她变得神经质和急躁，并且使她更容易与人发生争吵。

“我如何调节自己的日常例程”

下一步是采用策略来帮助你调节自己的日常例程。保持惯常的例程听起来简单明了，但是如果你曾经尝试这样做过的话，就会知道自己可能会面临重大挑战。你可以独自这样做，但是心理治疗师或许能够帮助你设定和遵守诸如睡眠和锻炼之类的各种活动的“目标时刻”。

首先，最为重要的要素是每晚在同一时刻上床睡觉并且每天早上在同一时刻醒来。请你尽量在周末也保持这种模式，尽管你喜欢在周末晚点睡觉。当然，有些时候是不可能在目标时刻上床睡觉或者在特定时刻醒来的，例如当你旅行、周末有社交活动、孩子生病或需要起个大早去火车站接人的时候。此类事件中，某些是你可以控制的（例如，是否早点或晚点去看某部电影），而某些是你无法控制的（例如，飞机航班的时间）。如果某个晚上你的日程有一两个小时的变化，那么请设法尽快恢复到原来的醒睡周期。

请尽量保持你的睡眠模式，即使事件凑巧使你不得已改变它们。例如，如果你失业了的话，那么请尽量在你以前上班时起床的那个时刻起床。如果你的新工作要求你在不同的时间上班（比如说从早上 8 点而不是从 9 点开始工作），那么请你将上床睡觉的时间提前一小时。你最好是逐渐地而不是突然地实施新的时间表。

你也可以和心理咨询师一起来“预测那些将会改变你的日常例程的事件”，并制订一旦发生此类事件时对自己进行调整的方法。例如，如果你知道自己或许不久将跳槽或做更多的旅行，那么你可以预测自己的睡眠将受干扰。即使在此类干扰性事件发生后，你也要提前制订计划，在惯常的时刻上床睡觉和醒来。

其次，如果你难以入睡（请参见下面关于睡眠的那节内容），那么请设法避免“睡懒觉”，即你通过在周末睡更长的时间来补回这一周中你所丧失的睡眠。你或许会发现，睡懒觉对你的心境有负面影响（一般会导致抑郁；例如，请参见沃弗森和卡斯卡顿关于睡眠障碍的一项研究，1998）。它也会使你在第二天晚上更难以入睡。

第三，请设法看看你能否保持在同一时段内上班或上学。例如，每天在同一时段内上课。请避免在一两天内上完所有课程，而在其他三天内无课可上。为了与你惯常的工作时间相匹配，请在同一时间（例如，刚下班时）而不是在某天傍晚很晚的时候和第二天早上很早的时候进行锻炼。请在上床睡觉前惯常的时间内放松。请避免在快要睡觉前与伴侣、朋友或同事进行具有刺激性的交往。

保持惯常例程所面临的实际挑战

当然，有些实际问题需要你去解决。你想参加的课程或许在白天或晚上完全不同的时刻进行讲授。你的工作或许要求你经常出差，需要在周末上长班，要求你在某些晚上在家里工作或不在家里工作，或涉及不断变动的班次。合同护理工就是这样一个例子，人们往往在 1 个小时前打电话要求你上 8 个小时的班。餐馆的工作也往往有变动的时间表。你将在第 12 章中看到某些建议，供你根据你的疾病所会导致的限制来与你的雇主磋商工作时间。

我在这里提供某些例子，说明我的某些病人即使在面临上学或上班的要求时也能保持惯常的社会节奏。沃尔特与他的老板坦诚地探讨了他的心境障碍的情况。老板同意他按照每天 8 小时每周 5 天的方式来从事电脑编程的工作，而不是按典型的不断变动的班次来工作。胡安妮塔经常出差，即使当她处于不同的时区时，也总是设法每天获得相同时间的睡眠。由于和她一起出差的同事经常怂恿她很晚还在外面参加各种活动，所以她在某种程度上需要果断地保持她的睡眠习惯。

坎迪斯发现，她在过周末时，很长时间内都很少与其他人联系，而那个时候她的抑郁症状往往会加重。她安排自己在周末与朋友或熟人进行有节制的活动,这使她觉得自己从工作日到周末之间的例程有更大的连贯性,并且改善了她的心境。同样,卫斯理在与女友分手后变得抑郁,他发现安排自己每天早上与其他人一起活动,或至少自己去咖啡厅喝咖啡,有助于促使他在某个时刻起床。

社会节奏量表可以帮助你根据你当前的社交、家庭和工作的要求,制订一张舒适而可行的睡觉、吃饭、锻炼和社交的时间表。请你设法为自己设定什么时候上床睡觉和什么时候醒来的计划目标,并努力使自己偏离计划目标的时间不超过 30 分钟到 1 个小时,即使有那些你觉得会改善你的心境的有益的活动(例如,晚会或午夜电影)。你家庭中的其他成员(例如,你的配偶或伴侣),如果与你在一起生活的话,或许能够帮助你设计这个计划并予以贯彻执行。

记录和保持惯常的例程所遇到的阻力

某些患者抱怨,记录社会节奏是一项单调而乏味的工作,使他们想起上学时做的家庭作业。与大多数治疗和自我管理技巧一样,社会节奏量表并不是没有时间和精力成本的。但是,随着你慢慢习惯它,你将会发现自己能在每天结束时的 5 分钟之内填写完表格。随着时间的流逝,你将会发现表格中的某些项目比其他项目更值得记录。例如,你上床睡觉的时刻、醒来的时刻、工作的时间以及锻炼的次数,或许在决定你的心境稳定性时更为关键,而你的进餐时间和看电视的习惯或许不那么重要。

根据我自己的和其他临床医生的经验,双相障碍患者所面临的更大问题是那些涉及调整他们的日常生活时所需付出的代价:这意味着放弃一定程度的自发性。患者有时候想知道,"为什么我就不能持有像其他人那样的'无所顾虑'的态度呢?如果其他每个人都在晚会上熬夜到凌晨两点钟,为什么偏偏我就不行呢?"

如果你有此类反应,是可以理解的。对艾米来说,保持一个惯常的例程使她觉得自己与众不同。另一方面,她逐渐意识到她所渴望的不可预测性和社会刺激就像药品一样。她在第二天往往有"心境宿醉感"。

了解你为管理自己的疾病未雨绸缪,会令人感到欣慰。当你使自己的白天和晚上的例程井然有序时,你几乎无疑会看到你的心境稳定性和工作效率都得到改善。随着时间的流逝,一个惯常的例程将为你提供安全感和对自己的命运的掌控感。

我的某些病人发现,即使抛开心境稳定性方面的话题不说,记录社会节奏也有助于他们以未料到的方式来管理自己的疾病和生活方式。例如,现龄 29

岁的卡门发现,记录社会节奏量表有助于提醒她去服药,而此前她经常是三天打鱼,两天晒网。亚瑟现龄 35 岁,在连续几周填写自己的社会节奏表格后说,“我习惯于使自己忙得焦头烂额来避免抑郁,但是接着我就像一辆耗光了汽油的汽车那样无法动弹。我想与他人接触,但我会达到社交压力让我承受不了的地步。我需要某种更为一贯的生活方式,我用不着不断地受到过多刺激而使自己失控”。

不单只有双相障碍患者必须保持惯常的、受到严格控制的时间表。父母也往往需要遵照非常可靠的例程来管理孩子们的日常活动。运动员也需要按照一个受到良好控制的时间表来进行训练。那些成为娴熟的表演者的人,譬如说多才多艺的职业音乐家,往往会制订那种受到特别严格的控制的例程来帮助他们获得技能(例如,Krampe & Ericsson,1996)。

尽管如此,如果你觉得一个受到严格控制的例程让你感到过于沉闷,那么请与你的医生探讨这个问题。你们或许能制订出某种折中的方案。你或许会识别起伏不定的例程对你的心境造成负面影响的那个点。例如,偏离你惯常的时刻 30 分钟才上床睡觉或许对你的心境没有影响,但是偏离 90 分钟或许就会造成很大影响。请设法查看你是否能够识别例程波动的范围,你在这个范围中既可以正常活动又可以感到心境稳定。

“好吧,现在我准时上床睡觉,可是我如何睡得着呢”

“我辗转反侧,看看钟表,调息运气,在屋子里走来走去……练瑜伽,打坐,观看《美国角斗士》电视剧……,但是我仍然睡不着。我的老婆可以一躺下就呼呼大睡,这让我感到无穷无尽的烦恼。我差点忍不住想把她弄醒并使她像我那样受罪,然而我没有这样做……每天晚上都像这样,然后,当然,我第二天工作时萎靡不振,像个废物。”

——一位 51 岁的患有快速循环的双相障碍的男子

对某些双相障碍患者来说,在合适的时刻上床睡觉不是主要的问题,问题在于入睡和熟睡。没有什么事情比躺在床上醒着而试图入睡更令人感到沮丧了。睡眠障碍是双相障碍的一个关键症状,而有时候可以是抗抑郁药物的副作用。它也可以由诸如咖啡因、过量的糖、烟草或酒精等物质所导致,尤其是如果你在快要上床睡觉时摄入此类物质的话。

医生或许会决定给你开诸如氯硝西泮和唑匹旦(zolpidem)/安必恩(Ambien)之类的安眠药。尽管此类药物往往有效,但是并非每一个人都喜欢服用它们,因为此类药物会使人上瘾或使人具有耐药性(即,随着时间流逝,你或许需要服用更大剂量的药物来获得同样的疗效)。但是,你和内科医生可以决定,为了避免睡眠障碍导致你的心境状态恶化,服用安眠药是一个最佳选择。

幸运的是,现在有关于睡眠问题的行为干预的文献了。

应对睡眠障碍的方法

- 不在卧室内从事有压力的活动;
- 在睡觉前花点时间让自己放松;
- 从不"强迫"自己入睡;
- 使用肌肉放松技巧;
- 在旅行前调整你的睡眠循环。

来源:奥托等人(1999)

哈佛医学院/麻省总医院的迈克尔·奥托和他的同事为双相障碍患者提供了改善睡眠的建议(请参见工具条)。此类睡眠技巧也适合于没有罹患双相障碍的人使用。

"卧室中的压力"的例子包括与你的配偶发生争吵,在床上准备你明天的工作安排,检查你明天的工作日程表,查看股票市场专栏,最后一次查看电子邮件,在床上吃东西,最后打一次电话。你应该避免在快要上床睡觉时进行此类活动。一般地说,请在睡觉前1个小时内避免进行紧张的活动,以便你能够放松和休息。如果有可能,可以使你的卧室不受噪声的干扰(例如,拔掉电话线,关掉收音机)或你戴上耳塞。

令人啼笑皆非的是,那些通常被人们认为理应是入睡必需的活动或许实际上却导致了睡眠障碍。例如,很多人在关灯睡觉前躺在床上观看晚间新闻,但是新闻节目对他们产生了过度刺激并使得他们兴奋起来。同样,许多人觉得自己不看书的话就无法入睡。然而,有时候即使你阅读的只是一本小说,也会使你晕头转向而思绪万千。如果你在看一本谋杀推理小说,你或许难以在扔下书后就心如止水!同样,大多数人都认为惯常的锻炼有助于改善睡眠,因为它使你筋疲力尽并使你的肌肉得到放松。但是,如果你在快要上床睡觉时锻炼,它也会使你难以入眠——请设法在上床睡觉之前3个小时完成锻炼。

如果你想查明是哪些活动导致了你的睡眠问题,请尝试分别在不同的晚上进行此类活动与不从事此类活动，并填写你的心境表格或社会节奏量表（例如，在周四晚上填写“没有看电视”，而在周五晚上填写“看电视”，并记录各个晚上的睡眠情况）。请你尝试看自己能否检测到从事或不从事某些活动是否会影响你的睡眠和心境。

某些患者觉得入睡就像一项体育竞赛，譬如说在某段时间内跑过一段距离。未能入睡使他们觉得自己不胜任或无能，并且在他们努力入睡时开始出现“作业焦虑”。请你尝试着不把目前的睡眠障碍视为自己做了某事而导致的结果，而是把它视为你的疾病的生物学征兆。请不要因为自己无法入睡而苦苦挣扎，而应该去体验躺在床上的身体感受，这包括你的身体的感觉、被单盖在身上的感觉、头枕着枕头的感觉等。如果你有放松磁带或打坐锻炼设施，你可以使用它们，以帮助你体验那些可以导致入睡的身体感受（Otto et al.，1999）。

许多人会在旅行期间出现睡眠障碍。如果你从美国西海岸飞到东海岸的话，那么在你到达时，其他所有人都准备上床睡觉了，而你觉得还有 3 个小时才到睡觉的时间。对双相障碍患者来说，跨大西洋旅行（例如，从芝加哥飞到巴黎）尤其令人难受，因为生理节奏发生了巨大的变化。然而，旅行往往是无法避免的。

应对旅行给睡眠造成干扰的一个方法是，在你实际启程之前逐渐调整自己的生物钟，以适应目的地的新情况。因此，请你在准备旅行至一个更晚的时区的前一周内，比平常提前一个小时上床睡觉，接着提前一个半小时，然后提前两小时，如此类推。当到达目的地时，你或许就更容易适应新时区的时间了。如果你将在新时区待好几天的话，这个措施往往能发挥最佳效果。

你也可以采用其他策略来改善你的睡眠，而其中某些策略超出了我们所论述的范围。如果你一直受睡眠障碍的困扰，请考虑阅读专门针对睡眠问题的自助书籍，例如威廉·迪蒙特和克里斯托弗·沃恩所著的《睡眠大师》，或彼得·豪利和同事（1996）所著的《和失眠说再见》。

保持健康的第三个建议：远离酒精和消遣性药品

鲁斯是一位 32 岁的刚被诊断为患有 I 型双相障碍的女士。当较少出现双相障碍的症状时，她就通常会出现严重的酗酒问题。一般而言，与男人的恋情或充满冲突的业务困境是她出现此类发作的背景因素。她的酗酒问题是如此严重，乃至于常常不得不住院接受解毒治疗。她参加了一个戒酒硫项目。根据该项目的要求,如果她喝酒了,就通过每周两次服用一种药物来使得她呕吐。但是她从该项目中退出并继续喝酒。

她认为,是双相障碍导致了她贪杯。而包括她的医生和家人在内的许多观察者则觉得情况恰恰相反:她首先贪杯,然后出现心境循环。她不断地诉说自己遭受心境跌宕起伏的痛苦及其相关焦虑的折磨,但是她的症状持续地与喝酒同时出现,乃至于难以区分哪些症状是由双相障碍导致的,而哪些症状是由喝酒导致的。

有一段时期,鲁斯确信自己必须放弃喝酒,并且几乎在6个月之内滴酒不沾。在此期间,她的双相波动的心境得到了很大改善:尽管她仍然有轻度的抑郁症,但是躁狂的或混合症状消失了。她能够保持一个固定的服务生的工作,并且活动机能比之前很长时间内的情况要好。

然而,在康复期中,鲁斯断定自己喝酒并没有问题。她开始几乎完全根据她的双相障碍的新诊断来解释她过去的状况,而否认喝酒与她的症状有何因果关系。譬如说,她将以往的酗酒称为"快速循环"和"自我用药治疗"。她推断,既然自己的心境变得稳定,那么她就不会放松对自己喝酒的控制了。

在她禁酒后5个月左右,她与新任男友一起到棕榈泉市度周末。颇为故意地,她在旅行前5天内中断了戒酒硫项目。在一周之内,她重新住院并需要解毒治疗。当她出院时,她的抑郁症严重得多,并重新参加戒酒硫项目。

酒精和药品:有哪些风险?

大多数精神病学家和心理学家都认为,如果你患有双相障碍,那么你必须完全避免喝酒和使用消遣性药品。如我在第5章所论述的那样,酒精和药品会妨碍你的药物疗效并使你的病情恶化(例如,Sonne & Brady, 1999; Strakowski et al.,2000)。如果你喝酒和使用药品,那你或许不会遵照药物治疗方案,从而使得你的心境变得更加难以稳定(Keck et al., 1998; Strakowski et al.,1998)。最为糟糕的是,酒精和药品会极大地增加你自杀的风险(Jamison, 2000b; 请另参见第11章)。

有些医生将会告诉你,你可以喝极少量的酒(例如,晚餐时只喝一杯酒)。

或许有的双相障碍患者可以这样做并能保持稳定的心境,但是,老实说,我所知道的这样的患者极少。我倾向于持有更为严厉的观点,“即根本不喝酒和不使用任何药品(包括大麻)是保持健康的最佳方式”。双相障碍患者即使只摄入少量的某些药品(请参见第 5 章),其心境稳定性和行为也会受到相当强烈的影响。如果他们在自己的心境状态已经开始波动时仍然沉溺于酒精或药品之中,那么尤其会出现这种情况。

许多像鲁斯那样的双相障碍患者被诊断为同时患有酒精(或药品)滥用或依赖(“双重诊断”的状况)。被双重诊断的患者必须学会禁酒,因为这两种疾病会互相恶化,特别像它们对鲁斯所造成的影响那样。如果你之前有酒精或药品滥用方面的问题,请考虑加入诸如匿名戒酒者协会(如鲁斯所参加的那样)或匿名戒毒者协会那样的“十二步项目”。此类团体是帮助人们保持戒瘾的强大的资源。如果你不喜欢团体,那么可以通过个体心理治疗的形式获得治疗成瘾行为的十二步项目或其他项目(例如,动机性访谈;Miller & Rollnick, 2002)。

现龄 45 岁的斯宾塞多年来一直为抵制喝酒的欲望而苦苦挣扎。然而,通过接受有关他疾病的夫妻教育性心理治疗和填写心境表格,他学会了识别他的心境循环的征兆:急躁和愤怒略微增强、无精打采和失眠。在此类循环的间隔中,他学会在与妻子和朋友聚会时喝不含酒精的碳酸饮料,而他的妻子和朋友则喝酒。他最终戒掉了酒。他把自己的经验总结如下:

> “过去许多年来,我通常每晚喝两杯酒,一晚都不会错过。最终我得出结论,我不能再这样下去了。这事与道德无关,它实际上只是一个简单的决定,这就是喝酒使我陷于悲惨的境地。即使仅仅喝一点儿酒,此后两天内我也会觉得自己看每个人都不顺眼,情感上麻木不仁,并成天想睡觉。我所付出的代价太惨重了。但是在我戒酒之前,我必须得找到确凿的证据,表明酒精正在损害我的生命,并且证明它并非我自己需要的东西。我最后明白酒精是使我发火和导致我与其他人的关系发生摩擦的罪魁祸首。如果没有喝酒,我就能够决定我是否要控制我的愤怒;它在我的控制能力之内。而如果我喝酒了,愤怒就会驾驭我自己。”

关于喝酒、药品滥用和双相障碍的信念

人们往往对酒精、药品和双相障碍抱有错误的信念。某些此类信念被列在下列工具条中。

我听过某些双相障碍患者声称，大麻或可卡因简直可以像双丙戊酸钠那样的心境稳定剂一样有效地控制他们的心境状态。他们争辩说，酒精使他们心情放松或降低了他们的焦虑的程度，或改善了他们的抑郁状态；他们还争辩说，当他们感到抑郁时，大麻提升了他们的心境状态。一位病人说，“对我来说，酒精就像防止热气球升空的那根绳子一样……反过来说，它宛如掩盖抑郁症的一种伪装”。

某些人的确可以通过喝酒或使用药品来使他们感觉好受些，但是，此类物质是否真的有此功效（还是相反地使他们的心境恶化）则是另外一个问题。据我们所知，酒精会使患者的心境恶化（如上述例子那样）。与不喝酒的患者相比，兼有双相障碍和酗酒问题的患者也有更多的快速循环、混合症状、焦虑或惊慌的症状。酒精也会干扰睡眠，从而使躁狂症恶化。

患者往往像鲁斯那样以为，他们的抑郁症首先出现，而他们使用酒精或药品是为了自我施药治疗这种抑郁症。然而，对许多双相障碍患者来说，酗酒在前而抑郁在后，而不是相反的情形（Strakowski et al.,2000）。对某些患者来说，出现了这样一种恶性循环：他们大量喝酒然后变得抑郁和焦虑，接着停止喝酒并体验到由适应戒酒所导致的抑郁或恐慌症状的复发。然后，他们试图通过喝更多的酒来自我治疗此类心境症状。这种模式使这两种疾病进程大大恶化。

对双相障碍患者来说，大麻的毒性或许不及酒精，但是大麻也会给你的心境稳定性带来有害影响。

关于双相障碍与酒精或药品滥用之间的关系的错误信念

- 酒精或药品可以用作心境稳定剂；
- 诸如安非他明、迷幻药或可卡因之类的致瘾性麻醉品可以用作抗抑郁剂；
- 如果你的心境一直是稳定的，那么摄入药品不会使你的病情恶化。

在斯特拉克斯基和他的同事的一项研究（2000）中，摄入大麻与躁狂的症状之间存在联系，而喝酒与抑郁的症状之间存在联系。一位病人这样说：“大麻使我不断地想啊想啊想啊，然后使我难以入睡。它似乎成了我体内的某种催化剂。”大麻也会妨碍你的注意力和专心能力，并使你忘记去服药。某些患

者发现大麻使他们无精打采和缺乏动机。

为了对他们滥用药品的行为自圆其说，某些患者声称迷幻药(acid)、安非他明、可卡因或摇头丸(Ecstasy)实际上是抗抑郁剂。他们争辩说，就治疗他们的抑郁的症状而言，此类药品的疗效比像"百忧解"那样的标准抗抑郁剂更好。某些患者了解表明如下情况的研究：迷幻药会刺激某些五羟色胺的受体的活动，或安非他明会像某些抗抑郁剂一样刺激和延长多巴胺的活动。但是，他们误解了此类研究的临床含义。即使许多消遣性药品的确会像抗抑郁剂一样影响相同的神经递质系统，但是它们并不会给患者带来真正稳定的心境。相反，它们往往导致神经元产生爆发式的短期活动，并伴随有兴高采烈的或急躁的症状(很像躁狂或轻躁狂)，而不是真正地减缓抑郁的症状。

某些双相障碍患者使用药品来增强他们的轻度躁狂或躁狂状态的兴高采烈或浮夸的层面。他们感到特别想寻求更强烈的和更新奇的刺激。他们尤其可能会通过服用可卡因和安非他明来达到这种目的。这往往会导致患者的躁狂的或轻躁狂的症状严重加剧，或开始出现那种需要住院治疗的快速循环。

你或许会相信，只要你在一段时间内感到健康，那么喝酒或使用药品是没有什么大不了的。这就是鲁斯的逻辑，她不断地对此进行检验，一旦她的心境在一段时间内保持稳定，她就会"不再戒酒"。对她来说，平平常常的生活似乎非常单调，而酒精所带来的起起落落的心境状态比那些生活变得平凡和乏味的感觉更逗人喜欢。许多心境保持稳定的双相障碍患者报告说，酒精和药品为他们的空虚感带来一丝慰藉。但是，这只是一种暂慰，因为此类物质触发了远比乏味更不舒服的负面的心境状态。

下列练习或许会帮助你识别到底是什么因素导致你想喝酒或使用药品(McCarady，2001)。它的目的是帮助你识别如下内容：

- 你的期望；
- 使用药品(酒精)的直接后果(例如，感到放松、感到更加自信、忘记你的药物治疗)；
- 使用药品或酒精的扩大的或延迟的后果(例如，睡眠障碍、第二天旷工、几天后感到急躁、昏昏欲睡或焦虑)；
- 使用酒精或药品的触发因素(例如，与那些你想给他或她留下美好印象的人在一起)；
- 你想舒缓的痛苦的感觉(对许多双相障碍患者来说，是想减轻抑郁或焦虑的症状)。

保健练习

识别酒精和药品滥用的触发因素

你对此类触发因素的反应及其后果

请列出你最常使用的酒精或药品的类型(例子:啤酒、葡萄酒、大麻、可卡因)。

请列出你最可能会喝醉或变得麻醉的"情景"(例子:独处;与朋友出去玩;晚会;周五下午下班后;与特定的人在一起)。

请列出你刚准备喝酒或变得麻醉前的"感觉"(例子:抑郁、焦急、急躁、激动)。

请描述你对酒精(药品)有什么样的"期望"(例子:它将使我放松并与人无拘无束地相处;帮助我应对困境;降低我的抑郁的程度;有助于我睡觉;使我的思维更加清晰)。

请描述你最近几次喝酒(使用药品)的"实际后果"。请你设法区分(1)在你刚喝酒(变得麻醉)后发生了什么事情(例子:使我放松、使我与他人发生一场争执、减轻了我的抑郁、使我似乎更合群)与(2)延迟效果(使我第二天更加抑郁、宿醉、上班迟到)。

直接效果:

延迟效果:

换句话说,请你将喝酒或使用药品视为系列事件中的一个事件而不是单纯的独立的行为。然后你将会处于思考怎样改变这种序列的立场。例如,艾米学会避免某些她认为会使她喝更多的酒的场合和人。厄尔原先抽大麻抽得很凶,现在学会了在他最可能出现麻醉的时刻(一般是他下课后更晚的时候)安排事情去做。贝沙奈学会了去质疑自己的有关酒精能减缓她的抑郁症的信念。当她系统地评价她喝酒的结果后,她断定刚开始时感觉好些但随后会感到更为急躁和抑郁。她现在开始认为喝酒导致了她的心境问题而不是相反。

保持健康的第四个建议:依靠社会支持

坎迪斯是一位49岁的患有Ⅱ型双相障碍的女士。她患有一种不能通过抗抑郁剂或心境稳定剂来缓解的抑郁症。在经历试用一系列药物而均告无效的挫折后,她向一位心理治疗师求助。这位心理咨询师说,她与社会隔离的程度颇为严重:她两个月前与男友分手,新朋友甚或熟人寥寥无几,与父母和两个姐妹断绝联系。她的心理治疗师鼓励她尝试某些她极不愿意参加的新的社交活动。在周末,她基本上在自己的公寓里形影相吊,用她的话说,"一个人在思绪中苦苦煎熬。"

坎迪斯目前的生活,除了在大学中踢足球外,基本上没有其他的业余爱好。带着几分勉强,她参加了一个在周末踢足球的团体。起初她感到尴尬,她说:"她们不是像我这种类型的人。"刚开始时她强迫自己去踢球。不过,慢慢地,她发现自己周末的生活因为踢足球而变得越来越有条不紊了。尽管她从未承认自己喜欢这个足球队中的成员,但她的确注意到当她与她们一起活动时,她的心境变得灿烂起来。最初她以为这是因为体育锻炼而导致的结果,但是她发现,当她在队员家里吃家常便饭或看电影时,她的心境也会变好。她最终向几个队友透露了自己的病情,而她们"并未像她以为的那样感到担心"。随着时光的流逝,这个团体变得像她的第二个家庭那样,而她开始和其中的一个男队友约会。在参加这个足球队的活动6个月之后,她在一个心理治疗的疗程中承认,尽管她的慢性抑郁症仍然存在,但是它不像在她建立此类社会联系前那样糟糕了。

社会支持——感到与自己惯常打交道的人有情感联系——是一个重要的抵抗抑郁的保护因素。约翰逊和她的同事发现，与那些社会支持系统更为微弱或根本就没有社会支持系统的双相障碍患者相比，拥有良好的社会支持系统的患者在出现抑郁发作后长达 6 个月的时期内康复得更快，而且所出现的抑郁症状也更为轻微(Johnson et al.,1999)。对重度抑郁症患者的研究也得出了类似结果(例如，Brown & Harris,1978)。换句话说，拥有一个由如下成员组成的团体将有助于你改善自己障碍的循环的进程：你非常了解他们，你可以信任地把自己双相障碍的病情告诉他们，你可以经常地拜访他们。

你或许是一个天生爱与人打交道的人，或你可能喜欢一个人呆着。不管怎样，当你陷入抑郁时，你是难以与任何人交往的。除非你在健康时就建构好一个社会支持系统，不然，当抑郁袭来时，你或许就会发现自己难以寻求你所需要的帮助。同样，当你处于健康状态时，与社会支持系统保持惯常的接触，也会大大有益于预防未来抑郁的发作。当你遇到与家人或同事之间不可避免的冲突时，你的朋友或对你提供支持的亲属可以像一个降落场一样，为你提供慰藉和坚固的依靠。他们起到了缓解紧张的冲突并尽可能减少其影响的作用。

我不想通过暗示你只要身边有人就行了来使事情过于简单化。如我在第 5 章中所讨论的那样，与你的核心圈子中的某些成员尤其是家人之间高水平的冲突会使你的疾病更难痊愈。与你的核心圈子中的成员建立相互同情和相互迁就的关系，以及参加简单而有节制的社交生活，才能最好地预防你陷于抑郁状态。不用说，这也不是总能灵验的。在第 12 章关于家庭和工作关系的内容中，你将会熟悉某些技巧，帮助你最充分地利用你的社会支持系统的正面影响。

你的核心圈子

如你将在后续章节中看到的那样，你的社会支持系统可以在避免你的疾病蔓延至失控的状态上发挥至关重要的影响。不过，首先让我们一起来识别你的社会支持系统中的这些人是谁。

请你完成下面的“识别你的核心圈子”的练习。你或许会对自己的清单感到吃惊。对某些人来说，核心圈子由教堂或教团的成员组成，或由专门热衷于特定的业余爱好的团体(如坎迪斯的情形那样)构成。其他人惯常与少数几个朋友或家人交往并依靠他们。避免你的心境低落并非单纯取决于你一生中的朋友或家人的数目的多寡，而是取决于你与他们的关系的质量和与他们交往的规律性。

识别你的核心圈子

请你列出你认为是你的“朋友”的人——你觉得可以与他们推心置腹（聊天，获得情感支持）和每周至少见一次面或打一次电话的人。请在第二栏中列出他们的电话号码。

________________	________________
________________	________________
________________	________________
________________	________________

请你列出你惯常见面并感到可以舒适地推心置腹的“家人”。请在第二栏中列出他们的电话号码。

________________	________________
________________	________________
________________	________________
________________	________________

如果你曾经陷于困境（例如，得了急症）并需要某人来帮助你，你最可能想到谁？他们的优先顺序是什么（请按优先顺序列出，从第一到第四）？请在第二栏中列出他们的电话号码。

________________	________________
________________	________________
________________	________________
________________	________________

有会帮助你缓解孤独或在你出现任何类型的紧急情况下都会帮助你的“团体”吗？（例子：教堂或教团团体、像匿名戒酒者协会那样的支持团体、致力于某些活动——艺术、烹饪、外语或体育的团体）。

____

____

____

远离酒精或药品但保持友谊

如果你的社交圈子中的成员严重地依赖酒精或药品，那么将会怎样呢？使用酒精、大麻或致瘾的麻醉品真的会产生负面的社会后果。例如，某些人就发现难以在与朋友一起出去玩时免于喝酒（艾米的情形就是这样）。某些人说，他们的朋友贬低他们为节制喝酒而付出的努力。如果你也出现这样的问题，那么请你与你信得过的一个朋友或多个朋友探讨你的进退两难的局面。他们是否了解你的病情以及使用酒精或药品可能对它造成的影响？

如果你不便于向任何朋友透露你的病情，那么请考虑提供你为什么不喝酒的其他正当的理由。现在很多人都尊重他人旨在改善身体和心理健康水平以及结实程度而采取的任何措施，因此，你可以说自己正在试图减肥，或说你想早起锻炼身体，而晚上喝酒会对此有妨碍，或说喝酒会降低你第二天上班时所需的心理灵敏性。所有此类理由都可以阻止他们进一步向你劝酒。

我的许多病人报告说，禁酒或停止使用药品的确使他们在与某些人一起进行社交活动时更加尴尬。不过，如果患者的朋友了解他们的动机——为了照顾他们的健康而不是自视高人一等而戒酒的话，那么极少有人会遭到公然的排斥。

* * *

请你考虑分阶段来管理你的疾病。某些技巧最适合于你在健康状态下采用（本章），而其他技巧适合于在你的疾病的不同阶段中采用（第 9 章至第 11 章）。在前面的章节中，我强调了一致地坚持药物治疗方案和心理治疗疗程的重要性。本章所包含的保持健康的策略——填写心境表格、保持惯常的醒睡周期的例程、远离酒精和药品以及依靠社会支持——可以增强精神病治疗在使你保持稳定的心境方面的疗效。在后续的三章中，你将看到这里所讨论的生活方式管理技巧如何能在你感到自己的心境开始向上或向下波动时进行调整。

9.躁狂的自我管理

罗伯特现龄45岁,是一家经营成功的风景建筑公司的经理。自从他与现在一起生活的女友杰西约会起的4年内,他出现过3次躁狂发作,而其中2次让他进行住院治疗。他与前妻所生的两个孩子保持着紧密的联系。一个是18岁的安吉,另一个是22岁的布莱恩。杰西没有生小孩。

最近一个导致他住院治疗的躁狂发作中,涉及一组可以识别的警报征兆。他报告的最初征兆是对工作失去兴趣并对他所不信任的同事感到急躁。现在可不是对工作失去兴趣的时机;由于他参与规划了一个新的住宅开发项目,他的业务正在蒸蒸日上。他描述说,自己在躁狂发作的最早阶段就感觉某些事情不对劲:他的思维开始奔逸,脑中充满着妙策高见。不过,他在夜晚的大部分时间内都能够睡着,并认为没有必要打电话给他的精神病医生。

据杰西说,在他住院治疗前的一周内,罗伯特变得"极度富于表情",并"采取武力支配的态度"。例如,他观看了安吉的篮球比赛,并成为"露天看台上最为吵闹的观众,在某个时刻教练甚至叫他离开"。在某个晚上,当罗伯特和杰西到快餐店吃饭时,他朝着女侍者"大喊大叫"地点菜。他后来向这位女侍者道歉。杰西和罗伯特讨论了他的逐渐变得亢奋的行为,罗伯特承认自己不仅"亢奋",而且感觉良好;他说"我比以前更能清楚地看问题了"。

他们最后同意打电话给他几乎一年都没有谋面的医生。罗伯特的医生通过电话与他交谈,但是并没真正地询问他的心境状态的问题,而是关注他对工作状况的感觉。她断言说:"你需要稍微休息一下,你听起来筋疲力尽。"关于他的只包含低剂量的双丙戊酸钠和戊脉安("异搏定",一种钙通道阻断剂)的药物治疗方案,她并未建议他做任何改动。

当罗伯特因为其儿子布莱恩没有回他的电话而被激怒时，他的状态恶化了。他去了布莱恩工作所在的唱片店，并在紧挨着收银员的地方与布莱恩进行了一场涉及大量亵渎语言的言语交锋。布莱恩的老板很愤怒，让罗伯特和布莱恩“到别处去闹”。布莱恩相当难过，并告诉罗伯特从此不要再来他上班的地方找他。

在接下来的几天内，罗伯特的行为急剧升级。他的动作变得快速而狂乱。他变得愤怒和多疑，并对从事音乐生涯的浮夸的念头出神，尽管他只是偶尔在消遣时玩玩吉他。他买了一把芬达牌电吉他，但是随后在一场吉他表演上用它换了一款价值低很多的乐器。他和杰西开始发生激烈的争吵，用罗伯特的话说，“她装出一副愤怒、怨恨和冷漠的腔调，但也变得颐指气使和假装博学多闻”。他冲动地搬出了他们的公寓而住在自己的办公室里。一天晚上，他哭着给她打电话，说他开始感到惊慌失措了，因为他觉得自己快要死了，他可能会自杀。杰西打电话报警，而警察发现他在办公室里瞪着天花板发呆。他们护送他去当地的州立医院。他在医院里呆了两周时间，出院时医生给他制定了一种由双丙戊酸钠（更大剂量）和奥氮平（一种安定药）构成的新的治疗方案。

一次躁狂的发作可以给人的一生带来重大破坏。它可以使人倾家荡产、毁坏婚姻和长期的关系，损害人的身体健康，引发法律纠纷，并导致失业。它甚至会使人丧命。它也可以导致持久的附带结果：爱荷华医学中心的威廉·科里尔和他的同事（1993）发现，在一次躁狂发作减轻后长达5年的时间内，仍可以观察到它的社会影响和与工作相关的影响。

如果你回想自己上一次躁狂发作，或许将回忆起那个时候它是令人相当振奋的。你或许在某种程度上想重新制造这种躁狂阶段，以便你享受它们所伴随的欢快、精力充沛和自信的感觉（请另参见第7章）。但是当你的心境开始变得躁狂时，你或许会觉得自己的想法似乎具有非常强的目的性并且卓尔不群，即使其他人觉得它们稀奇古怪。你或许喜欢精力充沛和目标明确的感觉。你即使知道自己正在变得躁狂，但也不愿意阻断这种醉人的感觉。这就是罗伯特所出现的情况，也是我所诊治的许多双相障碍患者所出现的情况。

回顾起来，你或许觉得，假如能够预防或至少尽量降低与躁狂发作有关的损害,那么你会这样做。在住院后,罗伯特对自己的躁狂发作所造成的损失感到特别懊悔:杰西威胁说要离开他,儿子布莱恩不和他说话,他与雇员的关系也受到了损害。

如果你没有完全的躁狂发作或混合发作,而只有轻躁狂的发作(即Ⅱ型双相障碍),那么你在活跃的心境状态中基本上不会受到损害。尽管如此,你或许也会发现轻躁狂发作(很像更为严重的躁狂发作那样),随后会带来重度抑郁症。“有起必有落”这句格言真是太适合于描述双相障碍所涉及的过程了。

由于躁狂和轻躁狂有其生物学基础,所以你不能完全预防它们复发。但是你或许能够控制它们的严重程度并限制它们所造成的损害。你可以通过识别它们什么时候开始发作来“防患于未然”,然后实施计划以避免自己的躁狂进一步蔓延。在罗伯特的案例中,有一个他的预警征兆明显显现的短暂时机,而他原本可以抓住这个时机采取更多的措施来预防他的轻躁狂发作攀升为完全的发作。你稍后将会在本章中更详细地了解罗伯特和杰西是如何学会预测并阻止他出现最糟糕的躁狂症状的。

如果你能成功实施一项计划来预防你的躁狂发作或减轻它的严重程度的话,那么你在家庭、工作和社交生活中的活动机能几乎会毫无疑问地得到改善。这项计划的某些方面将涉及你自己所做的事情,而某些方面将会涉及你的家人和与你关系重要的他人的行为,还有其他方面则将牵涉到你的医生和心理治疗师(如果你有一位心理治疗师的话)。“当躁狂升级时,你将会需要别人的帮助,因为你自己难以控制它”。你最好是在自己尚处于健康状态时就制定好预防复发的计划,因为当躁狂升级时,你将难以识别与你的行为相关的潜在危险,以及需要采取什么措施来扼制你的心境攀升的循环。

我觉得逐步形成的躁狂发作就像一列出站的火车。当火车开始驶离车站而某人要下车时,列车员尚有时间在火车达到全速前将它停下来。但是如果他拖延太久,那么火车就会按自己的轨道行驶,而乘客就会滞留在火车上,直到火车停止或自撞毁。躁狂发作感觉就像这列火车一样。关键之处在于能够知道火车什么时候开始启动,并设法在火车高速行驶前下车。

预防复发的训练

你知道自己什么时候变得躁狂,这到底有多重要呢?一项研究表明,双相障碍患者再次住院治疗有这样两个预测因子:一个是没有服药,另外一个是未能意识到复发的早期征兆(Joyce,1985)。从好的方面来看,在长达18个月的时间内,那些接受教育性干预的双相障碍患者,譬如说学会识别躁狂的预警征兆并且随后寻求心理健康服务,比那些没有受过此类教育的患者更少出现完全复发的躁狂发作,并且拥有更好的社交和工作机能(Perry et al.,1999)。如罗伯特所说,一旦他和杰西开始实施一项成功的预防复发的计划,"我曾经认为当我躁狂时我处于控制的地位,但那是生病时的胡言乱语。现在我认为当我能够防止自己变得躁狂时,我才有控制权"。

在本章中,你将学习一种三步走的策略,使得你在躁狂这列火车载着你作一趟悲惨的旅行前下车。这种被称为"预防复发的训练"的方法是由埃伦·马拉特和朱迪思·戈登(1985)为治疗酒精中毒复发而研制出来的。这种预防复发的训练被成功用于我们对双相障碍患者进行的以家庭为中心的治疗研究(Miklowitz & Goldstein,1997; Rea et al.,2001;请参见第6章)。预防复发的方法也是美国国立精神卫生研究所双相障碍系统治疗改善项目的"合作照料"计划的中心部分(Sachs,1998; Otto et al.,1999)。

预防复发的训练就像你上学时参加的消防演习那样。如消防演习那样,预防复发的训练当一切都是安全无误时才予以确定的,以便你知道万一发生灾难时你到底应该做些什么。如消防演习那样,预防复发的训练包括采取一系列步骤,以防止某个预期的事件对你造成损害:

- 识别你的前驱症状;
- 列出预防措施;
- 制订一项阐述了预防步骤的书面计划或合同。

在第一步"识别你的前驱症状"中,你(往往在他人的帮助下)列出那些预示着躁狂期开始的预警征兆的清单。识别报警的征兆或许也涉及识别引发此类症状的环境(例如,纵酒、漏服药剂、错过与你的心理治疗师或内科医生的约会、遇到紧张的工作环境)。

在第二步"列出预防措施"中,请你和你的家人共同出谋划策,决定如果你出现一种或多种前驱性症状的征兆时将采取什么行动(譬如说,打电话给你的精神病医生、预约急诊、安排其他人照顾你的小孩)。此类行动涉及你自己、你的医生和你的核心圈子中的成员(请另参见后续章节中的例子)。

在第三步中,你自己、你的重要其他人以及医生在总结第一步和第二步措施的基础上,制定一项类似于合同的书面计划,它规定当你觉得躁狂快要发作时该采取什么措施。所有的关键参与者都必须随时能够获得这份合同,以便他们在你开始出现心境循环时帮助你将计划付诸实施——因为在那个时候你是最不可能会寻求帮助的。

本章仅仅集中关注预防躁狂发作。这种资料也与预防轻躁狂发作相关，而后者往往具有类似的一组报警的征兆，并可以通过相同的预防策略予以阻止。后续两章将讨论预防和尽量阻止抑郁症加重的方法。不过，在我详细讨论关于制定合同的实际技术性细节之前，请允许我讨论一个你或许已经碰到的敏感话题：你生病时依赖他人而导致的不便之处。

来自你的朋友的少许帮助

"我开始大喊大叫，可是接着我突然又变得开心起来。我的睡眠完全是乱糟糟的，思维变化得太快乃至于连我自己都抓不住它们。我变得兴高采烈而且意志坚强。但是对我来说最不可思议的事，就是我竟然不知道自己生病了。如果我没有生病的话，那么我为啥要吃药呢？当我变得躁狂时，我的老公总是第一个知道，其次是我妹妹，然后是我最好的朋友们，而我总是最后一个才知道。"

——一位33岁的患有Ⅰ型双相障碍的女士

丧失对自己的洞察力是躁狂症的一种神经病学的征兆——当患者处于发作的顶峰时，甚至有时在他们的心境向上循环或发作结束时，他们看不出自己的行为有何反常（Ghaemi et al.，1995）。这特别像当某人中风时，他不知道随后会出现的记忆缺陷，或类似于当某人被催眠或正在做梦时，并没有意识到他或她的行为有何异常。由于你丧失了对自己的洞察力，所以你的近亲（父母、兄弟姐妹、配偶或浪漫伴侣）往往会最先觉察到你的躁狂症状的苗头，看出你所不能觉察到的行为中的问题（请参见后面的亲属语录）。由于这个原因，所以使他们参与预防复发的训练的三个步骤是至关重要的。请你回头参考第8章中的练习。该练习要求你列出当你出现紧急情况时，你觉得可以托付的家人和朋友的名单。

近亲必须参与照料任何患有慢性疾病的人，不管这种疾病是精神疾病还是像心脏病那样传统的内科疾病。我们从健康心理学的研究得知，拥有最佳健康护理措施的患者往往请他们的家人改变自己的不良习惯。例如，家人鼓励他们吃健康的食物、避免抽烟或鼓励他们进行锻炼。然而，牵涉他人是一把双刃剑：接受另外一个人的帮助或小心照顾或许会让你产生某种程度的心理苦恼(Lewis & Rook,1999)。

这是一种关于什么方面的苦恼呢？大多数人痛恨那种当他们开始生病时使得他人(尤其是他们的近亲)处于权威位置的想法。最极端的情况是,这会让人觉得自己同意让某个另外的人剥夺你的独立性。此类反应是可以理解的,也是患有其他内科疾病的人所共有的。例如,胰岛素依赖性糖尿病患者不喜欢这样的感觉:如果他们陷入休克的话,那么某个其他的人或许必须为他们注射胰岛素。高血压或心血管疾病的患者也不喜欢配偶可能会监视他们的饮食或盐分摄入情况的这种感觉。

双相障碍患者似乎特别容易出现这种感觉。我从我的许多病人那儿听到"我痛恨向任何人转交自己的控制权的感觉"之类的陈述,不管这种控制权是转交给情人、配偶、医生还是(尤其是)父母。我认为,之所以控制权的问题对双相障碍患者显得如此突出,这有几个原因。首先,当你体验到心境波动所导致的内部混乱感时,你至少还掌控着外部世界的这种感觉对你来说显得尤其重要。其次,与躁狂早期和晚期阶段相联系的自信和权力的感觉会使你尤其容易拒绝其他人的建议、观点或直接帮助。第三,许多双相障碍患者有过其他人试图在紧急情况下对他们实施控制的恼人的经历——不管人家的动机是多么良好。

如果你对牵涉他人的事情产生负面的反应,那么请你思考自己为什么有这样的感觉。是什么事情最让你对依赖他人感到苦恼？这个问题的确与控制权或个人自治有关吗？它是否与竞争有关？你是否害怕别人的帮助中带有"附加条件"？或者,你是否觉得自己已经向太多的人寻求过帮助？在处理紧急情况下选择向谁寻求帮助的问题上,某些病人说:"唯一可能为我做这样的事情的人正是我不想让她再对我的生活有任何控制的人——我的妈妈";"我和我老婆的关系是这样的,那就是总得付出某种代价。如果我依赖她,那么她将以某种其他的方式来苛刻地批评我";"我的弟弟(哥哥)和我总是处于竞争状态。如果当我变得躁狂时他插手帮助的话,那就相当于我对他说,'你赢了'"。请你设法了解,当你寻求其他人的帮助时会危及什么样的问题,这是重要的。

当你在考虑此类问题时,可以采用各种各样的方法来使你对他人的卷入感到更为轻松。"首先,请你记住,你是在自己生病时而不是处于健康状态并能胜任地料理自己的日常生活的情况下,才请求他们插手帮助的"。你或许会担心,如果让其他人在你处于人生中某段艰难的时期对你进行控制的话,那么你随即就会放弃自己对其他领域的控制。你或许会担心你的妻子(丈夫)或家人将总是守在你身边,以确保你按照他或她的规定吃饭、睡觉、工作和参加社交活动。但是,真实的情况是你只是对自己的生活的一小部分放弃控制,而且只有在你的心境攀升至躁狂阶段情况下的短暂时期内是如此。实际上,你或许想向他们挑明:你"只是"在生病时而不是在健康状态时才请求他们的帮助。

其次,请你设法请求那些并未长久以来一直与你争夺控制权的人来帮助你。如果你曾经与你的母亲或父亲就你的独立性问题产生过严重的冲突,那么去请求你的兄弟姐妹或知己来帮助自己好了。你的核心圈子中或许有你惯常见面的人,有某些如果你出现异常情况他们就会知晓的人,也有你在危急关头可以向其托付某种程度的决策权的人。

依赖社会支持时会出现的一个实际问题是:你的核心圈子中没有谁如此频繁地与你见面,以至于足以在短时间内就能知道你是否表现出预警征兆。如果你的亲属在离你很远的地方生活或只是与你进行电话沟通的话,那么他们或许不能观察到那些构成你的心境循环的细微变化,或者他们并不具备那些能够对你提供帮助的实际资源(例如,联系上你的内科医生)。病人通过如下方式来解决这个问题:更加倚重当地的朋友或室友来行使同样的功能,或向离得很远的亲属提供他们的内科医生的电话号码,并指导他们在感到担忧时如何打电话给他们的医生。

如果你在当地没有重要的社会关系,那么你观察自己的心境和行为并在你需要帮助时向医生求助,这就变得更为重要。某些患者根据他们心境表格(第 8 章)中的波动来决定什么时候需要加强与其心理治疗师或内科医生的联系。随着你的发作正在形成,你或许甚至会在短短几天内观察到自己的心境略微上升。尽管此类观察具有主观性,但是它们仍然可以提供有关你的治疗情况的信息,并且远比忽视你的病情并任其蔓延的这种做法可取。

第一步:识别躁狂症的预警征兆

"他离群索居并变得冷淡,让人有点受不了;然后开始变得容易发脾气……盛气凌人,吵吵闹闹,而又麻木不仁。他说起话来简直和平时判若两人。但是在这个时候我就知道是怎么回事了。"

——一位 50 岁的 I 型双相障碍患者的妻子

“我开始思考自己在工作(作为一名冰箱修理工)时犯了错误……我开始怀疑是否自己接错了线,然后某人家里的冰箱会发生爆炸并烧伤他们……我开始怀疑自己是否在思考问题或将它们大声说出来。这使我远离每个人。我变得沉默寡言了。”

——一位60岁的带有精神病特征的Ⅰ型双相障碍的男性患者

“她平常很害羞,但是当她陷入躁狂状态时,她就会变得喧闹;她变得自以为是,感情外露,溢于言表,譬如说向一个银行出纳员讲述她的整个生活的来龙去脉……我可以看到其他人都在向后退并有几分瞪着我看的样子,但是她不知道自己是如何给别人留下深刻印象的。”

——一位37岁的Ⅰ型双相障碍女性患者的丈夫

界定你的前驱期

请你回顾一下,我在第2章中描述了躁狂的症候群,它们涉及心境、精力和活动水平、思维和知觉、睡眠以及冲动控制方面的变化。请你考虑躁狂开始阶段涉及此类变化中的任何变化或所有变化。“前驱期”通常被定义为从症状首次发作到症状到达最严重的顶峰之间的时期,它可以持续一两天甚或一周到几周时间。在前驱期中,你的症状也许是轻微的,并且未必是令人烦恼的——因而难以被觉察到。它们往往是完全躁狂症状发作的柔和版本。“正是在这个前驱期,躁狂这列火车才刚开始驶离车站,而你对自己的命运有最大的控制权”。我鼓励我的病人要特别谨慎:即使出现一个轻微的前驱症状也往往预示着需要寻求帮助。

加州大学洛杉矶分校的艾米丽·阿托曼和我们的研究小组进行了一项对躁狂发作的前驱期的研究,观察了双相障碍患者在住院治疗之后9个月内的情况,并且每个月都对他们的症状进行评估。某些患者在观察期内出现了躁狂发作。出现躁狂发作的患者在他们形成完全的躁狂发作之前的一个月内,其“异常思维的内容”有轻微地增加。此类异常思维反映在患者临床访谈中做出的关于如下内容的陈述中:他们关于灵魂、通灵能力或秘学的影响的信念;他们关于快速致富的过于乐观的计划;他们对其他人盯着他们看或嘲笑他们的感觉；认为他们的脑瓜比其他任何人都更为灵敏（换句话说，轻度的精神病症状）。思维的此类变化是轻微的，在某些情况下即使是表达此类观点的患者本人也承认该观点听起来古怪或不切实际。因此，在躁狂发作一个月前你的思维和言辞内容出现显著变化，这或许是你的心境开始循环的一个信号。

格蕾丝·王和多米尼克·拉姆（Grace Wong & Dominic Lam，1999）做了一项调查，要求双相障碍患者对在他们以前的躁狂发作之前出现的预警征兆进行描述。患者所报告的最常见的征兆是睡眠减少和活动增加，有超过40%的回答者均报告了这两种征兆。患者所报告的较不常见的征兆是，在刚要发作的一段时间内感到欢快或急躁，出现奔逸的思维，或感到精力充沛和工作效率高（目标驱动）。

许多双相障碍患者似乎都能够描述他们处于躁狂状态下的行动，至少当他们在事后接受询问时是如此。更棘手的问题是，你如何预先知道自己应该寻找什么样的症状？增加你或其他人识别一个正在发展的发作的概率的一个方法就是，当你处于健康状态时列出一张你从过去的几次发作中回忆起来的预警征兆的清单。换句话说，充分利用你在健康状态时对自己的疾病更深的洞察力。尽管当你逐渐形成发作时，更难以要求你进行这种客观的观察，但是，备好这份清单或许会有助于你从一种不同的视角来看待你的攀升的心境、思维和行为。我马上将论述，当此类前驱期征兆出现时你实际上可以做些什么。

下面的练习将有助于你着手记录你的前驱症状。然而，你的预警征兆或许会与练习中所列的内容不同。南希对她的轻躁狂发作的体验是，自己感到更加焦虑和烦恼。彼得报告说，当他的心境攀升时，尽管感到思维敏捷和内心的兴奋，但是他显得更加冷淡，因为他知道一旦自己变得躁狂，他就会使得其他人对自己敬而远之。希瑟逐渐被某个电影明星迷住，用她自己的话说，“开始瞟见东西在移动”。

重要的是，要将躁狂的预警征兆与抑郁的预警征兆区分开来，后者通常涉及患者感到迟钝、疲劳、自我批评、绝望或对事物失去兴趣（请参见下一章）。霍利报告说，虽然自己在躁狂发作之前出现了更加急躁和焦虑的时期，但是将它们误认为是抑郁症的征兆。

请列出你的躁狂症或轻度躁狂症的前驱症状

请你通过你的知己或亲属的帮助，列出几个形容词来描述在你的躁狂或轻躁狂的发作刚开始时你的“心境”是什么样子（例如兴高采烈、愉快、更加戒备、任性、更加灵敏、古怪、急躁、欢快、焦虑、极其兴奋、喜气洋洋、优柔寡断、振奋）。

____

____

请你描述随着你的躁狂的发展，你的“活动”或“精力”水平的变化（“目标导向的行为”）。这包括你与其他人相处的方式的变化（例如给很多人打电话、结交很多新朋友、承担更多项目或开始“多项任务”、更加健谈并且语速更快、咄咄逼人、斥责别人、感到“性饥渴”或性欲非常旺盛）。

____

____

____

请你描述你的“思维”和“知觉”方面的变化（例如思维奔逸或至少变得更快、声音变大、颜色变得更为鲜艳、我认为自己无所不能、我认为其他人正在盯着我看或正在嘲笑我、我对宗教或神秘学更感兴趣、我觉得自己非常聪明或自信、我有很多涉及金钱的新想法、其他人显得乏味和保守、我有超感官的知觉能力、我有通灵的能力、我想自残或自杀、我沉思某些事情、我的注意力容易分散）。

____

____

____

描述你睡眠模式的变化（例如比往常少睡两个小时但第二天并不感到疲劳、夜间醒来多次、熬夜和依赖在白天小睡、不需要睡眠）。

____

____

描述在上周中你所做的那些你通常都不会做的任何事情（例如冲动性地花一大笔钱或进行投资、得到一张或多张超速行驶罚单或鲁莽地驾车、与伴侣或其他伴侣发生多次性关系、赌钱)。

____

____

描述与此类症状相关联的背景(任何变化、事件或环境)(例如你的工作压力增加、停止服药或不惯常地服用、错过与医生的约会、开始喝酒或使用药品、开始一个新项目、工时的变化、跨时区旅行、更多的家庭或关系冲突、开始一段新关系或了断另外一段关系、你的财务状况的变化)。

____

____

____

____

在了解自己疾病的详情前,她过去惯常用像贯叶连翘那样的无需处方就可以买到的药剂来自我治疗她的急躁心境。在心境攀升的某个时期,她甚至说服一位内科医师为她开了一种抗抑郁剂,从而使她的躁狂症状恶化了。随着时间的流逝,她观察到急躁的和焦虑的心境通常预示着躁狂症而不是抑郁症,而她也学会依靠更为传统的预防方法,譬如说增加所服用的心境稳定剂的剂量。

如果你只出现一两次发作,那么你或许难以列出你的前驱症状。你的家人或朋友在此或许能帮上忙,如同你的医生那样。我在第 2 章中论述了躁狂症患者对这种疾病的看法如何与他们的家人或医生的看法颇为不同。你的亲属或许会认为,你的某种行为(例如,攻击性)或思维模式(例如,随境转移)是你变得躁狂时的特点。尽管你或许并不认同他们的此类观点,但是如果它们可能在某个方面会帮助你的亲属早些识别你的发作,那么你最好将此类行为或思维模式列出来。同样,请你记录自己的关于预警征兆和诱发环境的观点,即使此类观点与你亲属的想法不一致。

本章开头所讨论的那个男性患者罗伯特报告说,他在心境变化前感到性欲非常旺盛并且有奔逸的思维。他的女友杰西对此有不同看法:她认为他首先变得急躁,然后变得吵闹和肆无忌惮地追求肉欲。另一个双相障碍患者汤姆说,他的躁狂症几乎总是涉及对宗教的全神贯注和偏执狂。他的父母这样描述他,“他的眼中流露出某种神态”,并且“压着嗓音嘀咕着什么”。阿伦是一位60岁的冰箱修理工,他认为其他人会听到他在想什么。那位为他治病的内科医生觉得,他的第一个前驱症状的征兆是他的“活泼和乐观的品质”。诸如此类的描述有助于从你自己的视角和其他人的视角来更为完整地描述你的前驱期到底是什么样子。

如果你患有Ⅱ型双相障碍,那么你或许想知道自己的轻躁狂是否真的有可确定的开始和结束的阶段。轻躁狂发作可以是非常难以捉摸的,并且,因为它们并未明显地妨碍你的日常机能,所以难以将它们与你的基准状态区分开来。不过,即使是轻躁狂,它也会涉及与你的正常状态相对的身体、认知和情绪方面的显著变化。轻躁狂典型的前驱症状是睡眠丧失(有时候只改变一两个小时)、精力水平上升、思维或说话的速度增加,以及急躁或不耐烦。你或许能回忆起上次此类变化是什么时候发生的,而你知道某些事情发生了变化。

识别你的预警征兆出现的背景

如果你也记录你的前驱期征兆所发生的背景,那么你会更容易描述该征兆。例如,罗伯特觉得他在上次发作中的急躁心境与他的提高了的工作要求和他的同事所表达的烦恼是紧密相连的。他的同事开始以公司的财务前景向他施加压力。对鲁斯(请参见第8章)而言,躁狂循环几乎总是由喝酒导致的,有时候哪怕只喝一点点也是这样。在以上的练习中有一个空白处,可以供你填写你(或你的任何亲属)认为或许会与你的预警征兆相联系的任何诱发性环境。

识别与你之前的躁狂发作相联系的环境会有助于你尽量降低下一次躁狂发作的影响。如果你知道某种特定的环境(例如,因为圣诞节而增加的工作量)与你上次发作相联系(即使你认为并非是它导致你生病),那么你或许想在接下来会出现这个应激源或类似应激源的时期内(例如,下次你知道自己的工作要求将会提高),对你的感觉状态或行为更为警惕。这种警惕性会有助于你确定什么时候应该寻求医疗帮助或其他种类的帮助。

特里萨是一位会计师,她意识到工作时间要长得多的征税季节是她的躁狂发作的触发因素。在征税季节前,她的医生给她开了一种镇静剂(在她的案例中,是“斯瑞康”),让她在睡不着、出现奔逸的思维或感到过分受到目标驱动时开始服用。当她觉得自己的心境开始攀升时,她也能安排自己在征税季节中休几天假。因此,她能够在不出现完全的躁狂发作的情况下平安度过征税季节,尽管她仍然意识到,她处于一种仅仅在某种程度上被药物掩饰的潜在的精力充沛的状态。

第二步 A 部分:你可以独自或在他人的帮助下采取的预防措施

本节的焦点在于,当你出现一个或更多的预警征兆时,你和你关系重要的他人可以采取什么预防策略。我把这一节与下一节(B 部分)分开,而后者涉及从你的医生和心理健康系统协商获得帮助。稍后,我们将把第一步和第二步整合进一则书面合同(第三步)。

并非下列所有的预防措施都适合你。例如,你或许有金钱方面的困扰,但是并没有出现不检点的性行为。你或许曾经做出过冲动的人生决策,但是你从来不鲁莽地驾车。你的前驱症状的独特模式或许会决定以下哪些预防措施对你来说是刻不容缓的,而哪些则是可以推迟实施的。因此,譬如说,如果你的前驱症状是急躁和减少的睡眠需要,那么你或许想立即找你的内科医生就诊,但是,请求某个其他的人保管好你的信用卡就或许不会显得至关重要(除非过去的急躁和睡眠障碍预示了盲目投资的冲动)。

管理钱财

"有一次我打的去商业区,给了司机一半的小费,然后在一家百货商店买了两套非常昂贵的礼服。我以为它们是大幅减价销售的,结果发现它们不是这样的。我对所买衣服的料子一无所知,也不知道它们的价格是否合适,也没有像往常那样找个人陪我一起去。我花了一千美元,而这么多钱是我们手头上没有的。我最终将其中一件衣服退回给商店,但是,(当我变得躁狂时),我将一把熨斗放在另外一件衣服上面而将它糟蹋了。"

——一位 55 岁的患有Ⅰ型双相障碍的女士描述她的一次躁狂发作

双相障碍使患者管理钱财时比往常艰难得多。当患者变得躁狂尤其是当他们处于完全躁狂的状态时,他们往往大手大脚地花钱并草率地投资。在许多方面,这是双相障碍更富有喜剧味道的症状之一。贾米森于 1995 年写的自传《躁郁之心》中,为此类大手大脚花钱背后的思维提供了恰当的例子。但是正如贾米森所叙述的那样,大手大脚地花钱和鲁莽的商业投资会损害你的生活并使你在躁狂发作清除后感到绝望。

躁狂往往会导致“超积极思维”。这种思维会使你高估自己获得成功的能力(例如,赚一大笔钱),并低估你的行为的风险(例如负债)(Leahy,1999;Otto et al.,1999; Newman et al.,2001)。当你有超积极思维时,你就难以后退一步来客观地评价它们。实际上,某些患者将“想象”能够做某事与真的能够“做”某事相提并论。如果你能想象自己迅速地赚到一大笔钱的话,那么实际上这样做究竟有多难呢?

你和你关系重要的他人会敏锐地注意到你的思维什么时候开始变得过于乐观或表现出超积极的倾向。你是否会忽然认为自己找到了解决那些困扰已久的财务问题的捷径?你是否越来越对“快速致富”的方案着迷?你是否发现自己异乎寻常地热衷于金钱或买卖,渴望购买昂贵的东西(请参见罗伯特和他的电吉他的例子)?你是否认为自己必须买到那些东西,最好是捷足先登而不是姗姗来迟,否则你将会“被人敲竹杠”?你是否开始相信自己的财务资源几乎是无穷无尽的?当你的配偶告诉你,你买不起某种东西时,你是否对他或她感到恼火?

你或许无法预防此类思维发生,但是当它们刚一露面时,你可以采取如下具体的措施:

- 让某人保管好你的信用卡;
- 避免到银行去,除非让一个你信得过的人陪你一起去;
- 离开你最爱逛的商店;
- 避免观看主要目的是向你售卖商品的电视节目;
- 不要将你的信用卡号码或银行账户信息告知那些向你推销优惠商品或服务的“电话推销员”或投资顾问(当然,即使当你感到健康时,这也是一种明智的做法);
- 完全避免在股市上进行投资或突然改变你的退休账户或从退休账户上提款;
- 远离网上交易。

换句话说,减少接触那些实施你的计划的“手段”,将使你更少可能将它们真的付诸行动。

某些人推荐了一个48小时准则:要购买超过一定限额的东西前,在睡好觉后的两个晚上后再等待24小时(例如,Leahy,1999; Newman et al.,2001)。在这48小时内,请你与3个或以上的信得过的人(家人、朋友、医生或心理治

疗师)探讨预期的采购。在这个等待期内,向自己提出如下问题:

- 如果某个其他人想做我打算做的事情,那么我会向他(她)提供什么样的建议?
- 如果我无法将我的计划贯彻到底,那么会出现什么样的最糟糕的结果?
- 如果我真的实施了这个计划,那么会发生什么样的最糟糕的结果?

时间的流逝、你自己对该情景的审视以及他人的意见可能会帮助你评估你的财务决策获得成功的可能性。

另一个实用的策略是,当你处于健康状态时,避免自己在实际操作层面上在短期内持有一大笔钱。有几种方式可以做到这点,包括将钱分成小份额分别存在不同银行的几个账户上,或将你的大部分钱存在需要联合签署才能提款的共同账户上。卡拉是一位35岁的患有Ⅰ型双相障碍的女士,她与男友塔奇达成了如下协议:卡拉从他俩的共同账户上获得三张借记卡,每张卡上都标识有一个支付类别(例如,"衣服"),并设定了一个消费限额。他俩同意每周来确定她所进行的采购以及她的花销离每个种类的消费限额有多近。

如果你与你的投资顾问紧密合作的话,那么你或许可以如实向他(她)告知你的病情,以便他(她)能阻止你进行过于鲁莽的或不合理的投资。不妨请他(她)为你的单笔交易的金额设置一个上限。

当然,对你的财务保持此类控制意味着你的思维仍然相当合理并且你能够做出恰当的决策。在躁狂的前驱期,你往往可能会具有合理的思维(这是早点发觉你的发作的另一个理由)。但是,如你或许知道的那样,一旦症状加剧,你就会难以做出任何类型的逻辑的决策并且会特别憎恨其他任何人对你的干预。如果你在心境攀升的早期让你的重要他人牵涉进来,并对他们托以足够的信任,让他们保管你的信用卡、为投资提供最终签署或为你的开销决策提供建议,那么你或许能够避免重大的财务失败。请记住,即使是在最佳的环境下,大多数财务决策也需要参考其他人的意见。

交出汽车钥匙

你的躁狂发作是否通常表现为鲁莽地驾车的特征?某些患者是这样的,而其他患者则不然。一位男性患者简洁地说:"我的躁狂总是伴随有那些涉及我的汽车的问题。"如果你的确有不良的驾驶记录,那么你的预警征兆或许会预示着你需要立即停止驾车。躁狂(很像喝酒那样)使得你驾车时会危及你自己和他人的安全。如果你处于躁狂状态并且像许多人那样酒后驾车,那么你发生车祸的风险尤其高。这是听取他人的建议会有所裨益的另一个领域。与你关系重要的他人能一起合作,帮助你做出你能否安全驾车的良好判断。你可能会怨恨你的配偶或兄弟姐妹可以用车而你却不能,但是请你记住,这仅仅在有限时间内是如此,直到你的躁狂或轻躁狂症状得到消除。如果你的医生了解你的驾车历史的话,那么他(她)的建议或许也有用处。

避免做出重大的人生决策

如果你有一个或更多的预警征兆的话,那么请避免做出那些能够影响你或其他人的未来生活的决策,尤其如果此类决策涉及与某些具有"命运控制权"的人会谈的话。现在可不是向你的老板要求晋升或改变工作职责的时候——你可能给他(她)留下过分要求或有资格这样做的印象(请另参见第12章关于工作环境中的应对策略的内容)。如果你是一位雇主的话,那么请延缓关于召集雇员并告知你将对公司结构进行重大调整的决定。同样,请你避免做出会导致长期后果的有关你的家庭生活的决定,譬如说结婚、离婚、决定生儿育女、决定购置一套新住宅、搬迁到另外一个城市或将你的孩子们转到另一所学校。

当你感觉过于良好、过于乐观和过于兴高采烈时,是难以自己认可此类协议的,而将它们付诸实施就难上加难了。你在躁狂时急匆匆地做出的决定似乎在当时显得非常棒,即使对其他人(甚或对处于健康状态的你自己来说),该主意似乎是不现实的和极为冒险的。请设法将你做出此类决定的压力和你对自己的思想更为清晰的感觉视为你的疾病的一部分(尤其是如果你也注意到其他症状的话,譬如说随境转移、奔逸的思维或增强的性欲)。双相障碍患者几乎总是在他们处于康复和情感正常的状态时才能做出最好决策,而他们往往会对自己处于躁狂状态时所做出的决策感到懊悔。

避免危险的性行为情景

"我变得严重躁狂并对卡尔和孩子们感到厌烦,于是我只身前往一家酒吧。我碰到以前的一个女朋友并和她一起喝醉了。我和她最终在那晚同床共枕。我简直不敢相信自己做出这样的事,我可不是这种人!在当时,那似乎是一件很爽的事。当然,我随后觉得这糟糕透了,这给我和卡尔的关系带来严重的伤害。尽管她了解躁狂症及其生物学机制以及诸如此类的东西,但是她仍然责怪我首先使自己陷于那种境地。她认为我真的希望做这样的事,而躁狂症只是给我提供了一个借口。”

——一位46岁的患有Ⅰ型双相障碍的男士

当你处于躁狂状态时,性生活如同许多奖赏性尝试那样,对你具有特别的吸引力。即使当你在心境处于稳定状态时是一个在性生活方面保守的人,也会出现这种情况。当患者的心境攀升时,他们往往使自己陷于发生非常危险的性行为的境地,而有时候这种行为所造成的情感后果(可以包括感到羞耻、羞辱和愤怒)使他们循环的心境状态雪上加霜。并且,如你所了解到那样,一时冲动而发生的性行为带有感染上性传播疾病的高风险。

如我在第2章中所讨论的那样,与其说躁狂是一种快乐的状态,不如说它是一种受目标驱动的状态。当你觉得自己受到奖赏的强烈吸引时,你是难以后退一步并问你是否在为自己做有益于健康的决定。患者在处于躁狂的前驱期和活跃期时容易在性行为上“冲动行事”,而某些患者通过了解这种情况而受益。了解自己的这一点是控制冲动的性行为的第一步。

避免危险的性行为情景的最佳方式是,在尽可能多的时间内与你所了解和信任的人待在一起,他们会劝阻你进行冲动的性行为。那就是说,当你晚上外出时,请一位了解你的病情并能在你表现出糟糕的判断时“掩护你撤退”的朋友陪伴你。请特别注意远离酒精和消遣性药品:没有什么事情比你用咖啡因、毒品或酒精来“自我药疗”你的躁狂心境更糟了——这种做法几乎无疑会导致你的心境攀升,并降低你发生冲动的性行为的阈限。如果你的朋友认为你在做出愚蠢的决定,那么请你鼓励他们送你回家。归根结底,尽管你与某人发生或不发生性关系的决定取决于你自己,但是其他人的限制(即使在当时是令你相当恼火的)可以帮助你避免发生那些你随后会追悔莫及的冲动的性行为。

某些患者报告,当他们变得躁狂或轻度躁狂时,他们主要的罗曼蒂克关系得到了改善,因为他们更加热衷于与伴侣发生性关系。其他患者则报告,更频繁地与伴侣发生性关系,导致了他们的心境向躁狂攀升。不过,对大多数患者来说,变得躁狂并不意味着必须避免与他们固定的伴侣享受性生活。实际上,如果你是在合适的时间与合适的人发生性关系，那么这种性行为会是你发泄精力的良好途径。关键在于不要让你的躁狂症驱使你进行不负责任或危险的性行为。

关于"保持健康"策略的一个提示

当你处于躁狂症的早期时，你采用第 8 章所概述的保持健康的策略是至关重要的。请你尽可能睡上整整一宿的好觉（你的医生或许能够为你开安眠药），并使你从工作日到周末的作息时间保持一致。请你尽量避免与其他人尤其是你的家人进行紧张的交往。请你严格遵守你的药物治疗方案。请继续每天填写你的心境表格来尽早识别你的心境状态的变化。

第二步 B 部分：那些涉及你的医生的预防策略

与你的精神病医生合作来预防或减少躁狂发作的影响比它看上去的样子要复杂得多。大多数精神病医生会告诉你，当你认为自己的病情恶化时，就应该打电话给他们预约急诊。这听起来像"无需动脑子就能做到的事情"。但是现实情况是，你或许并不相信你真的生病了或你的病情严重到了需要打电话给医生的地步。另外，你或许对打电话给你的医生感到不舒服，尤其是如果你对他（她）感到陌生或如果你有过打电话给他（她）的不愉快的经历。

即使你认为有必要进行紧急护理，你也或许会怀疑你的医生到底能够为你提供多大的帮助。你或许会担心他（她）将建议你改服副作用比你已经体验过的副作用更加严重的药物。你或许会担心他（她）会让你立即住院治疗，从而使你在工作或家庭中遇到社交的困窘。当然，如果你更早地打电话给你的内科医生而不是等到病情蔓延到"不可挽回"的地步，那么你更有可能会避免住院治疗。但是在紧急状况下给医生打电话需要你在某种程度上相信，你的内科医生将富有同情心地对待你并采取那些将会使你的症状缓解而不是恶化的措施。本节会论述在紧急情况下与你的医生合作的策略。

"我应该在什么时候打电话，我应该说些什么"

一条良好的经验法则是，一旦你觉得自己的心境或精力水平似乎向上或向下变化，或你认为（或你的一个重要他人认为）你出现了一个或多个前驱症状，你就要尽快打电话给医生。换句话说，宁可在当你或其他人认为你可能需要帮助而寻求帮助时发现其实是大惊小怪，也不愿假定你不需要帮助而因此犯错。

请确保你和其他人可以很容易找到你的医生的电话号码（或他（她）工作所在的诊所的电话号码），包括他（她）的紧急联系方式。你的预防躁狂的合同（在本章的末尾）上有记录这种信息的地方。大多数内科医生在度假或过周末时都会安排其他医生处理紧急情况。通常，候补内科医生的电话号码被包含在你的医生的信息之中或诊所的紧急电话号码之中。当你真的与你的内科医生或他（她）的候补医生联系上时，请准备好叙述你认为自己出现的任何前驱症状。

下面是一位Ⅰ型双相障碍患者查德与他的精神病医生伊斯特伍德大夫之间的电话对话：

查德："是的，我想我的病情又发作了。"

伊斯特伍德大夫："发生了啥事？"

查德："虽然我在服药，但是我仍然有各种各样的想法以及诸如此类的念头。"

伊斯特伍德大夫："关于什么方面的想法？"

查德："大概关于过去的事吧。关于我的爸爸和他的死亡之类的事。"

伊斯特伍德大夫："你的心境如何呢，查德？是否有啥变化呢？"

查德："是的，就是更容易生气，爱发牢骚，对小家伙们大喊大叫。我简直不知道自己是否还需要这个家。"

伊斯特伍德大夫："过去几个晚上你的睡眠情况如何呢？"

查德："还行，但不是特别好；睡着的时间不是很长。我晚上在家里踱来踱去什么的。不断地想七想八。床睡起来也不舒服。"

伊斯特伍德大夫："似乎现在开始出现大量的症状了。还有哪些我需要了解的情况吗？你是否想过自残之类的事？你是否觉得需要住院治疗呢？"

查德："没有，我还没到这种地步。只是心烦意乱之类。恼火，睡不着觉。"

伊斯特伍德大夫："你服药的情况怎么样？"

查德："我今天早上漏服了锂盐，准备晚上补服这剂药。"

通过这次对话，伊斯特伍德大夫做了一项快速评估并断定查德或许处于躁狂或混合发作的前驱期。在这个阶段，查德的攀升的心境可以通过门诊来进行治疗。伊斯特伍德大夫安排了急诊，并且增加查德所服锂盐的剂量，还让他另外服用了一种小剂量的安定药。一次验血表明查德血液中锂盐处于低水平，尽管查德说他一直比较惯常地服用这种药物。他的药物治疗方案的此类改变产生了疗效，并且没有带来新的副作用。在一周内，查德的躁狂心境停止攀升并且心境开始恢复到他的基准状态。

查德极好地描述了他的前驱症状。伊斯特伍德大夫也引导他描述此类症状以及他的服药情况。她是相当注重实现自己的治疗目标的，并且防止查德偏离治疗方针的轨道。请注意伊斯特伍德大夫并没有在电话中询问心理治疗方面的话题，譬如说查德对他的父亲或他目前的家庭的感觉等。请你预计到，当你在紧急情况下打电话给你的内科医生时，他(她)在大多数情况下都不会对你进行心理治疗。这或许会让你感到沮丧，因为你或许觉得某些私人的事宜在解释你的症状上会发挥重要作用。许多患者认为自己的许多症状是由丧失感所引发的，如同查德所想的那样。然而，给你的内科医生打紧急电话主要是为了让他或她评估你是否需要改变所服的药物，或者在更为极端的情况下，是否需要住院治疗。一旦你的症状稳定下来，心理治疗师或许能在一个疗程中帮助你理解当前或过去的应激源如何导致你的心境攀升。

“如果我与我的内科医生合不来，我该怎么办”

本章开头所说的罗伯特不太喜欢他的内科医生，并且只是偶尔找她看病。或许由于这个原因，他的医生在预防他的躁狂发作上并没有发挥应有的作用。假如他与一位相处得好的医生保持联系的话，那么这位医生或许能够迅速地安排一次面对面的疗程，从而带来更正面的结果。

并非所有的患者都觉得在紧急情况下给他(她)的医生打电话是舒服的，并且在躁狂加剧时，你的不舒服感觉会变本加厉(在躁狂期，患者的大多数情绪都变得更加引人注目)。霍利是一位接受我的心理治疗的来访者，长期以来一直对她的医生感到失望。当她觉得自己的心境出现快速循环时，她给纳尔逊大夫打过几次电话，而纳尔逊大夫一般都没有回她电话。虽然她考虑过找另外的内科医生就诊，但她并未深信自己已经给纳尔逊大夫一个公正的尝试。根据我的经验，纳尔逊大夫是个平易近人的人，于是我鼓励霍利与他就这个难题进行沟通。但是霍利觉得自己难以提出这个话题，用她的话说，害怕他将

“把我当作一个病人来进行抨击”。当霍利出现混合的情感症状以及自杀的念头时，我最终插手并给纳尔逊大夫打了电话。纳尔逊大夫告诉我，他好几次设法给霍利打电话，但是她没有回复他的电话。他还发现，当他向霍利建议如何控制她的症状时，她就会变得恼怒和不肯合作。因此，他们双方都感到沮丧。

最终，我们安排了一次涉及霍利、纳尔逊大夫和我自己的会谈，并仔细制定出一系列协议，以规定如果她在将来出现混合或躁狂症状的话，应该采取哪些措施。纳尔逊大夫向霍利提供了一个额外的号码，并再一次向她解释他的关于紧急情况和候补（度假）的政策。尽管他们仍然在如何处理紧急情况上存在紧张的局面，但紧张的程度降低了。最后，通过霍利的精神病医生与心理治疗师之间的直接沟通，霍利的治疗获得了更大的成效（请另参见第6章）。

最好的选择是，将你的顾虑与内科医生进行沟通，直到你对在紧急情况下与他（她）联系感到相当舒服。请向你的医生解释自己对新药物、副作用或住院治疗的必要性的恐惧。如果你的“底线”是当你感到不舒服时你也决不会给这位医生打电话，那么请你找另外一位内科医生看病吧。

“是否应该由其他人替我打电话”

当你感到振奋、激动和受目标驱动时，你或许会认为没有理由因为听从内科医生不得不提供的建议（一般是让你服用更多的药物）来破坏这种感觉。由于这个原因，由某个与你亲近的人来给你的内科医生打电话是合理的。你或许觉得你不需要内科医生的帮助，所以请给你的核心圈子的成员一些余地，以决定什么时候打这种电话。我深切地感到（无论是在临床实践中还是在我们的研究中），那些允许他们的核心圈子的成员在紧急情况下给医生打电话的患者获得的疗效更好（例如，Miklowitz et al.，2000）。例如，洛兰是一位64岁的I型双相障碍的女性患者，每当她变得眩晕、妄想或焦急不安时，她的丈夫保罗就会照例给她的医生打电话。洛兰的医生通常能够通过电话来调整她的处方，而不是通过让她住院治疗来处理她的心境攀升的问题。

你的亲属与医生之间的联系要求双方都了解你的治疗政策。医生必须向你和你的亲属澄清，在哪些情况下他们应该打电话（例如，当你的心境明显攀升时，当你拒绝接受任何治疗时）。你的亲属或许会抱有一些可能不现实的期望。譬如说，当你错过一次与医生的约会或当你报告“任何”症状时，你的医生将会立即打电话给他们；你的医生将会在调整药物前与他们讨论拟做的调整；每当出现一次家庭争执或每当他们想了解双相障碍的某些情况时，他们就可以打电话给你的医生。你的内科医生或许并不抱有此类假定的想法。请你记住，要为你的医生签署一份资料透露同意书，以便你所选定的亲属与他或她互通消息。

请你向你的内科医生咨询，是否你的一个朋友或亲属能陪伴你去看急诊。如果你因为症状而变得困惑或随境转移，那么当你后来需要将内科医生的建议付诸实施时，与你关系重要的人或许能更好地回忆起它们（另请参见第12章）。

"我的医生将会做些什么"

在急诊中，内科医生或许会采取本页工具条中所概述的步骤。他（她）会首先评估你的症状并重新评价你的药物治疗方案。如果不能安排一次约会的话，那么医生会决定通过电话来改变你的治疗方案。提早发现并治疗你的症状的一个主要意图是帮助你避免住院，但是，如果这不可行，那么你的医生会帮助你安排住院治疗。

他（她）通常将首先向你询问诸如伊斯特伍德大夫询问查德的那类问题。尽管不同的内科医生会关注不同的症状（某些医生会关注患者的心境，而其他医生则关注活动水平或睡眠情况），但一般而言，你愈是能采用前驱症状的术语（例如，奔逸的思维、目标驱动的行为、睡眠需要降低）来与他（她）交流，他（她）将愈能清楚地向你建议采取什么措施。你的内科医生也许想知道你是否漏服了任何剂量的药物，而你对此应该尽量坦诚相告！

你的内科医生将采取的预防躁狂升级的措施

- 评估你的症状的严重程度；
- 评估你的心境稳定药物在血液中的水平；
- 改变你的药物治疗方案，包括增加或减少某些药物或增加现有药物的剂量；
- 有必要的话，安排你住院治疗。

当患者变得躁狂或轻度躁狂时，他们会漏服某些剂量的药物（特别是预期他们要服用大量药丸时），这种情况一点儿也不罕见。

如果你服用锂盐、双丙戊酸钠或（较不常见地）卡马西平，你的医生或许会要求你验血。他（她）将很关注你的血药浓度的"波谷"值。波谷值通常在你上次服药10~14小时后采集血样来获得（如果在患者上次服药后仅仅几个小时就验血，所得结果看上去是患者服用了足够的药物，而实际上并非如此）。例如，如果你一直在服用锂盐，而你的血锂的波谷值是 0.6 千当量/升或更低（参见第 6 章），那么他（她）或许会断定你漏服了剂量或你的剂量不足以达到疗效水平，从而建议你增加锂盐的剂量来防止你的心境进一步攀升。由于你的血药浓度可能需要等几天才能进行处理，所以医生或许会决定不等那结果出来就改变你的药物的剂量，尤其是如果他（她）一直在采集血药浓度的信息的话。如果可能，他（她）将在你的症状恶化期间增加你的治疗疗程的频率。

如果内科医生增加你的主要心境稳定剂的剂量，那么你和你关系重要的他人将应该熟悉“神经中毒性”的征兆（请另参见第 6 章）。神经中毒性是与服用太多的某种药物相关的医学并发症。对锂盐来说，此类症状包括困倦、严重恶心、腹部不适、严重腹泻、视物模糊、口齿不清、肌肉颤搐，或分不清自己在哪个地方或自己是谁。对双丙戊酸钠而言，它们包括严重眩晕、困倦、呼吸不均匀、严重震颤或昏迷。对卡马西平来说，它们包括复视觉、走路摇摆或感到眩晕。如果你表现出任何此类症状的话，那么请你或你的核心圈子中的一个成员立即通知你的医生——以便他或她能够调整此类药物，甚或让你停服它们。

医生或许会增加第 6 章中所讨论的某些药物，包括像“再普乐”那样的带有心境稳定特性的非典型安定药或像氯硝西泮或“安定文”那样的苯二氮平。此类药物或许有助于缓解你的激动和焦急不安的状态，改善你的睡眠质量，并治疗妄想性思维（例如，妄想症）。如果你只服用一种心境稳定剂的话，医生或许会增加第二种心境稳定剂（例如，在锂盐的基础上增加双丙戊酸钠）。此类决定往往是根据内科医生的个人选择而不是研究数据做出的。例如，我们就不知道，在预防躁狂复发上，是否单单增加锂盐或双丙戊酸钠的剂量比同时服用这两种心境稳定剂更为有效还是更为无效（Sachs，1998）。

如果你的内科医生认为，对你攀升的躁狂症状的最佳治疗是停止服用你正在服用的某种药物而不是让你开始服用另外一种药物，那么请你不要对此感到意外。如果你变得躁狂并被认为出现快速循环（每年出现 4 次或更多发作），最有效的干预或许就是停止服用抗抑郁剂，假如你正在服用的话（Kulopulos et al.，1980；Wehr et al.，1988；Sachs，1996）。当你的心境处于攀升阶段时，你的内科医生是不大可能让你开始服用一种抗抑郁剂的（请参见第 6 章）。内科医生或许也会建议你停止服用安定药，或建议你停止服用你周期性服用的咖啡因或像沙丁胺醇那样的支气管扩张剂，例如“喘乐宁”（Proventil）（Sachs，1996）。

“什么时候需要住院治疗呢”

许多双相障碍患者从来不需要住院治疗。此外，最近几年出现了住院治疗的一种替换方案——例如部分住院或日间留院住院治疗项目——作为处理紧急情况的短期策略。此类项目可以密切观测你的症状和治疗反应，而无需你住院治疗。但是，如果你的躁狂症状攀升到具有某种程度的破坏性，或如果你有活跃的自杀倾向或会危及他人的安全，那么你的医生很可能会建议你住院治疗一段时间。如果你出现躁狂（或混合）症状而不是轻躁狂或抑郁症状，那么你住院的可能性更大。

陷入躁狂发作的患者认为自己没有必要住院治疗，这种情况十分常见。他们通常坚持在入院后不久就出院，认为自己比医生或其他人认为的那样更接近康复。你也许会有某些此类经历。但是，如果医生认为你有伤害自己或他人的临近危险，或你不能照料好自己，那么他（她）有职业、道德和法律方面的责任，寻求法官的许可来要求你继续接受住院治疗，并且必要时按法院指令来执行。虽然你将不会对这种做法感到舒服，但是为了保护你自己和他人的安全，这种做法或许是必要的。

如果医生真的建议你住院治疗，那么他（她）打电话给医院安排一张病床，这通常是最容易不过的了。在某些情况下，你或你的家人或许不得不做出这种安排（例如，如果你的医生有一段时间没有见到你或不具备安排你住院治疗的权限）。作为一种预防复发的策略，请你将推荐的医院的急诊室电话号码和你的保险卡放在让人容易找到的地方（请参见后面的预防躁狂合同的练习）。

当今，某些患者拥有“管理式医疗”的健康保险计划。该计划规定哪些医院能或不能收治他们，以及收治的时间有多长。在你签订一份新的保单前，请查看你就诊的精神病医生是否在该“网络”中，以及他（她）拥有收治权限的医院是否属于计划内的定点医院，这点很重要。否则，你的健康保单会要求你被收治进不同于你的医生可能会推荐的医院。

“在医院里我会发生什么事情”

如果真的接受住院治疗，那么你可能将每天与一位住院精神病医生（他或她或许是你的固定的医生，也或许不是）见面。你应该预期会有某些涉及生活的话题、预防复发和住院后调整的个体辅导或团体辅导的疗程。在最佳的方案中，家人或配偶探访会受到鼓励并成为治疗计划一个不可或缺的部分。

住院治疗会是一项令人感到害怕的提议。许多患者担心精神病医院像疯人院那样——在这样的地方，到处都是脏兮兮的，人们都很粗暴，护理人员都残酷无情，而病人很少得到帮助。尽管这基本上是根据过去的情况进行的一种歪曲的描述，但是医院的质量的确良莠不齐，如同在里面工作的医生和护士的素质那样。许多医院是优秀的，并提供一流的心理健康护理，而其他医院则有资金不足的问题，采用过时的干预模式，并且在取向上并未把治疗与保护他人并举。如果你有一次以上的住院治疗的经历，那么你或许会有各种各样的感受，视你入住哪家医院以及你住院治疗的条件而定。

如果你需要住院治疗，那么请你考虑如下内容。首先，许多人将住院治疗与被医院收容弄混淆。后者通常指一个人每次连续几个月或几年都待在医院里。而现在，精神病住院治疗的时间很短，平均为一周左右。

其次，你在医院里接受的治疗通常是为了控制你的急性症状（包括自杀的念头或意图）并防止它们恶化，以减少你对自己或你身边的人造成的当前危险。如果你在躁狂攀升时一直在喝酒或使用毒品，那么住院治疗也使你得以"戒酒（毒）"。你在住院期间将开始采用新的药物治疗方案或服用经过重新调整的剂量的药物，或尝试其他治疗方法（例如，如果你出现急性的躁狂、混合或抑郁症状，并在服用心境稳定剂、安定药或其他药剂时不见起色，那么就对你试用电休克治疗）。然而，你住院治疗的时间或许不会很长，让你足以知道你的新治疗方案是否长期有效。

第三，住院治疗并非是患者人格缺陷导致的。你具有某些不能完全受自己控制的生物学失调的情况，如果你需要住院治疗，这并非你的错。住院治疗并非意味着其他人从现在起就开始管理你的生活。相反，它表明你临时在短期内放弃对自己的生活的控制权。你的生活将会足够快地恢复常态，特别是如果你与医生成功合作而制订出一项有效的出院后保健计划的话。

最后，住院治疗可以为你提供一次非常需要的休息或暂停，使你免受日常生活中应激源的困扰。虽然你无疑更喜欢在巴哈马群岛度过为期一周的假期，但是，接受一次短期甚或更长时间的住院治疗，使得你有空想清楚你的治疗计划中哪些措施是有效的，而哪些是无效的。它也能为你提供与亲属疏远的机会，而这或许是你（以及他们）有时需要的。罗伯特的住院治疗帮助他重新思考他对杰西以及他的孩子们的感情，而在他出院时，他觉得更有决心去使事情正常运转。当你第一次住院治疗时，你是难以采取这样的观点的，但是随后你会对这种经历有相当不同的看法。

第三步：制定一份预防躁狂复发的合同

现在让我们将本章迄今所讨论的全部内容整合为一份预防躁狂复发的书面合同。以下练习要求你总结如下内容：你对你的前驱期所做的结论；你和你的重要他人可以采取的预防复发的措施；那些涉及你的医生的紧急程序。请与你的家人、配偶、医生和其他信得过的人一起磋商，以确保每个人都了解他（她）需要做的事情。

在填写这份合同时，请设法包括尽可能多的选项。尽管某些选项似乎比其他选项让你感到更加舒服，但是你最好将它们都填写下来，即使你最后并没有采用它们。鼓励与你关系重要的人坦率告知，在你循环进躁狂阶段时他们乐意做或不乐意做的事情。请只把你和他们都愿意承担的责任写入合同。另外，请列出你的所有可能的选项，并将它们按优先顺序从上往下排列。然后，请每个有关的人签署这份合同。

检查你的合同的缺陷

在罗伯特出院后，他的状况得到了改善。他找了另外一位精神病医生巴纳德大夫看病。巴纳德大夫在他出院后与他见过几次面，以帮助他优化药物治疗方案的疗效。罗伯特和杰西也与一位心理学家会面，后者帮助他们制定一份预防躁狂的合同。

躁狂预防合同

你的内科医生的姓名：__________ 办公室电话号码：__________

紧急电话号码：________________

你的心理治疗师的姓名：__________ 办公室电话号码：__________

紧急电话号码：________________

当地医院的名称：__________ 急诊室电话号码：__________

你的保险人：________________ 保险单号码：__________

团体号码（若适用）：________________

1.请列出你的躁狂发作的典型的预警（前驱）征兆（源自前面的练习）。

____

____

2.请列出此类前驱症状最可能出现的环境。

3.请你的核心圈子的一个或更多成员添加他们所观察到的任何其他预警征兆,并且,如果征兆意义重大的话,也请他们列出此类征兆首先出现的环境。

4.请列出当你开始出现此类症状时你能履行的行为(例如打电话给你的医生、验血、严格遵守你的药物治疗方案、设法获得有规律的睡眠、恢复有序的白天和晚间例程、远离酒精、毒品或咖啡因、交出你的信用卡和汽车钥匙、避免做出重大的财务决策或其他人生决策、远离会发生危险的性行为的情景)。

5.请列出你的亲属、与你关系重要的人或朋友能够履行的行为(例如打电话给你的内科医生、与你进行支持性的谈话、告诉你你的什么行为令他们担心、告诉你他们有多关心你、防止你给自己安排太紧凑的时间表、打电话给医院急诊室、提醒你去服药、陪伴你去找医生就诊、照顾你的小孩、陪伴你晚间外出、帮助你理财、帮助你保持惯常的醒睡周期、帮助你远离酒精或毒品)。

6.请列出你想让你的精神病医生去做的事情(例如以急诊的方式来与你会面、检查你的血药浓度、适当地调整你的药物治疗方案、必要时打电话给医院安排你住院治疗)。

签署　　　　　　　　　　日期

他们一起列出他的前驱症状的清单,包括轻度急躁、多疑、与他人的距离过近、嗓门过大、对工作突然失去兴趣、性欲变得旺盛以及主观地觉得自己的思路清晰。他们区别了此类预警征兆与他的完全躁狂时的征兆,后者包括感到兴高采烈或自大、在社交场合爆发出不合时宜的愤怒、大手大脚和冲动地花钱、对他的音乐才能抱有虚夸的信念、睡眠严重减少、极力否认自己有任何问题。他们也就与他的心境攀升相关的环境达成一致的意见:过重的工作量、家庭纠纷和财务问题。

罗伯特与杰西一起磋商了一系列预防措施。其中一项措施涉及,如果罗伯特出现心境攀升的情况,那么允许杰西打电话给他的精神病医生。他们也同意,当他的症状尚处于轻微状态时,杰西会帮助他远离临近的应激源(例如,鼓励他请几天假与她一起工作)。他们还同意,作为一对夫妻,将设法保持惯常的醒睡周期的例程,特别是当他出现一个或更多的前驱征兆时。最后,罗伯特同意,必要时杰西会陪同他到医院急诊室就诊。

然而,罗伯特并不是完全没有发作。他的下一次躁狂发作在两个月左右后开始出现,但是这次他和杰西更早地察觉到它。他再一次拒绝与他的医生约会:他承认自己的心境或许在攀升,但是他不想服用任何更多的药物。他和杰西开始争吵起来。如罗伯特后来所描述的那样,杰西变得"固执……指责、严肃、没有温情"。当杰西发现巴纳德大夫已经出城时,她变得越来越绝望。她给巴纳德大夫的候补医生打电话,而后者让她增加罗伯特所服用的安定药的剂量。罗伯特同意进行药物调整,从而避免了自己重新住院治疗。尽管如此,他俩的关系受到了更为严重的损害,而杰西考虑离开他。在此期间,罗伯特也与他的同事和其他家人出现更多的冲突。

在罗伯特改变了自己所服药物后一周左右,他与他的心理医生进行了一次会谈。这次会谈主要是检查躁狂复发预防计划的缺陷。罗伯特仍处于轻躁狂阶段,他抱怨说由于杰西所持的情感立场,这个计划不起作用。他说他需要杰西在对待他的方法上变得“更加宽厚和更加温柔”。这位心理学家让他说得更具体点,他说,“我希望她告诉我,她爱我,并且用更温和的方式告诉我,她认为我需要帮助和我为什么需要帮助,即使我不愿意接受”。他补充说,他希望她不要将他的急躁当作他人格的问题,而应该把它视为他的疾病的一部分。反过来,杰西为他当巴纳德大夫在城里时他不去赴约就诊而感到沮丧。“我希望他去找医生看病,如果他不为自己着想,那他也应该为了我或为了我们的关系着想,他应该知道,我是出于对他的关心才这样说。”她不敢确定在处理他的攀升的心境时,她是否能采取一个更加温和的感情立场。

这位心理学家鼓励罗伯特和杰西练习按对方希望的方式进行沟通:杰西应该更加温和地对待罗伯特,而罗伯特应该向她让出一定程度的控制权。他们也讨论了在紧急情况下可能会牵涉到如罗伯特的儿子等其他家人的情况。不过,罗伯特决定,他想尽量对布莱恩隐瞒自己的病情,并且不想让自己的儿子与医生进行沟通。杰西同意了他的这个决定。

当巴纳德大夫外出归来时,她与罗伯特和杰西会面,并告诉他们,如果罗伯特出现一个或更多的前驱征兆并且不能立即来找她看病的话,那么请他们执行如下药物治疗计划:增加他所服用的“再普乐”的剂量并另外服用一种苯二氮平(“可乐平”)来改善他的睡眠质量。她开了一张附有增加剂量的计划的处方,条件是罗伯特在开始实施新剂量计划后会尽快来找她就诊。此类药物治疗方案都写入了他们修改后的合同(例如,“罗伯特应该增加奥氮平的剂量;罗伯特应该打电话给他的医生并愿意在自己不这样做时让杰西打电话;杰西应该设法承认罗伯特的急躁是他的躁狂的症候群的一部分”)。罗伯特和杰西同意每隔三个月复查这份合同,并在必要时予以修订。

尽管罗伯特仍然出现心境循环,但是他的发作越来越像轻躁狂而不是躁狂症。他觉得自己与巴纳德大夫和他的心理医生相处愉快,而他与杰西仍然在一起生活并继续解决他们的问题。他向他的儿子解释了自己的双相障碍,而后者随着时间的流逝,越来越能理解这种疾病。

请将你的躁狂预防合同视为一项不断进行的工作。尽管当你处于健康状态时,你可以界定、磋商和实施该预防措施,但是在你将它们付诸行动前,没有谁能够确定它们的功效如何。为了使这份合同在实际生活中见效,了解你的前驱征兆、对其他人的反馈做出灵敏反应以及了解自己什么时候寻求帮助都是不可或缺的。

尽管你有预防合同，但是你仍然出现躁狂发作，那么请你在尘埃落定后与你的医生、家人或心理治疗师一起坐下来磋商，并设法确定哪些措施管用而哪些措施不管用。你无法联系上你的内科医生或候补内科医生吗？如果是这样的话，那么请你的医生建议对药物进行调整，以便你下次出现心境攀升时自己就能妥善处理。请他（她）以处方的形式写下你的紧急药物治疗计划，条件是当你的预警征兆出现时你将按处方行事，并在此后尽快安排与医生进行面谈。

有其他问题妨碍了这份合同生效吗？例如，你是否对与你关系重要的人不友好，乃至于他们袖手旁观并拒绝进一步帮助你？你的亲属是否表现出过分的控制？另外，是否你寻求过帮助而找不到人呢？如果是这样的话，那么你或许可以考虑你更少可能在紧急情况下对他们做出负面反应的其他亲属或朋友，或者那些可能稍加招呼就能来到你的身边的其他亲属或朋友。

是否因为你觉得由重要他人提出的建议无法接受而导致合同无效呢？如果是这样的话，那么如何修改这种合同以使得此类建议更加令你称心如意呢？例如，加布里埃尔拒绝找那位他的父母坚持要他去看的医生就诊。不过，他倒愿意去找一位自己物色的医生看病。能够去找他所喜欢的医生就诊这一条被写进合同，作为对他们的躁狂预防合同的修改。你将会发现，如果你的每一步措施采纳别人的建议，如果列出了多项备选的策略而不是只列出单一的策略，如果你可以随着病情的变化而检查合同的缺陷并予以修订的话，那么该合同获得成效的几率就会大得多。

* * *

由于你独特的神经生理因素的影响，你不应该预期你能完全预防躁狂发作。但是，你或许能够抓住躁狂攀升的早期阶段中的一个最佳时机，降低即将来临的躁狂发作的严重程度。能够早点识别你的发作并接受紧急治疗，最后会使你觉得有更大的自主权，即使从短期看这意味着你将控制权交给别人。一份书面合同，尤其是如果它是在你处于健康状态时被制定并填写时，将使你和其他人所采取的预防措施更可能获得成功。

抑郁发作具备不同的特性。对大多数患者来说，它们并不会突然发生，而且往往比躁狂发作持续更长的时间。但是如同躁狂发作那样的情形一样，识别并应对抑郁的预警征兆将有助于你感到对自己的疾病有更大的控制权。你将会在第 10 章中看到，你如何可以利用你的核心圈子的支持，以及诸如行为激活和认知重组之类的某些特定的个人策略，来预防你的抑郁症恶化或防止它使你虚弱无力。

10.抑郁的自我管理

“某天,你发现自己的生活只剩下痛苦,过不下去,简直是一团糟,根本就是人类存在的白色地带上的黑色污点。某天清晨你醒来时,害怕自己还要继续活着……关于抑郁我想要说的就是:它和生活完全无关。在人生的历程中,总会遇到悲伤、痛苦和悲哀的事儿。所有此类状况,在合适的时刻和季节都是正常的——虽然有煞风景,却是正常的。抑郁处于一个完全不同的地带,因为它涉及一种完全的缺乏状态:既缺乏情感,也缺乏感觉;既缺乏反应,又缺乏兴趣。你在一种严重的临床抑郁症的过程中所感到的痛苦,是人类本性填补真空的一种尝试(毕竟,自然害怕真空。)”

—伍兹尔(Wurtzel)(1994,第 22 页)

在双相障碍中,抑郁症可以通过“纯粹”的形式表现出来——你感到极度悲伤、迟钝,没精打采、疲乏或麻木,或表现为混合发作的一部分——这意味着你既感觉到抑郁症的症状,又感觉到躁狂症的症状。很多作者对双相抑郁症和单相抑郁症给患者所带来的绝望进行过描述(例如,Jamison,1995,2000a;Manning,1996;Solomon,2001;Styron,1992;Thomopson,1996)。然而,对你而言很重要的一点是,你要学会识别你的抑郁症复发的预警征兆。本章的中心目标就是提供某些自我管理心理学技巧,让你在抑郁症尚未使你丧失能力的早期阶段采用,从而获得最大裨益。当自我管理技巧在此类早期阶段有效地改善了你的心境时,你或许能够避免那种当抑郁达到最严重的程度时通常所需要的医疗干预。

医疗干预通常包括抗抑郁剂、更大剂量的心境稳定剂、电休克疗法(ECT)和住院治疗。鉴于第 6 章所讨论的原因,如果有可能的话,你最好是避免某些此类备选方案(例如,抗抑郁剂会在疏忽大意中导致快速循环)。尽管如此,如果自我管理方法或你的个人心理治疗并不能有效阻止抑郁症的恶化,那么你就必须向你的内科医生咨询此类医疗备选方案。

在下一章中,我将讨论自杀性症状以及怎样应对它们。自杀的念头和自杀的冲动是双相障碍症候群一个非常普遍的部分。这并没有什么可羞愧的——几乎每个患有这种疾病的人在某个时刻都想过自杀。幸运的是,当你开始感到自己有自杀倾向时,有些办法可以防止你在自杀的泥潭中越陷越深。

本章主要讨论治疗抑郁症的希望之路。抑郁症是人类状态的一个痛苦的方面,而双相障碍患者对它的体验几乎会比其他任何人都更为强烈。更加糟糕的是,这样的痛苦对你周围的人而言并不明显,而他们或许希望你迅速振作起来。虽然你做不到这点,但是你可以做某些力所能及的事情(一般是在他人的支持下),来帮助你应对抑郁症。

双相抑郁症:是一种疾病,而非性格缺陷

亚历克西斯,是一位37岁的患有Ⅱ型双相障碍的女士,她多年来都在应对一种持续的抑郁状态——一种有时候会恶化并使她丧失能力的状态。她试着通过如下途径来减缓自己的抑郁状态:各种各样的抗抑郁剂、草药、认知治疗、群体治疗,或有时候"过度锻炼……不停地运动直到身体精疲力竭"。她的抑郁症通常伴随有一种自责感,因为她觉得自己软弱、没有勇气面对自己的问题和无法完成自己的目标。她听说过抑郁症,尤其是双相抑郁症,有一个重要的生物学方面的病因,但是她从来没有把这个事实与自身的状况联系起来。

她的临床医生对她说,"如果你患上了糖尿病,难道你会责怪自己没能够控制自己的血糖水平吗?"在这个时候,她的治疗出现了重大突破。她开始考虑"对她的抑郁症采用迂回战术",而不是试图摆脱抑郁症并且因为无法做到而觉得自己是个失败者。当她开始把抑郁症看作一种不完全受她控制的因素所导致的身体疾病——以及她必须学会忍受的某种事情时,她的心境开始好转,尽管改善的步伐是缓慢的。她认识到,接受自己患有抑郁症这个现实,并非等同于向抑

郁症屈服或陷入抑郁的泥潭而不能自拔。

她最终认识到，当感到抑郁的时候，她需要慢下脚步，照料好自己（获得有规律的睡眠和在工作与休闲之间取得平衡），她会说"我要让自己歇会儿"，并且不会试图通过狂乱的活动来驱逐自己的抑郁症。虽然她从未完全摆脱抑郁症，但是现在她有了一个不同的视角："我现在可以忽略脑中那种反反复复地说我是一个糟糕的人的声音。我现在明白了，这只是抑郁症在作祟。"

如果你患上了严重的流感，你会怎么做呢？我们大多数人都会慢慢痊愈，而在恢复过程中则不会对自己抱太大的期望。同样，如果你患上了慢性疼痛症，譬如说严重的背部疾病，那么就你对自己的身体的期望而言，你或许会通过如下方式让自己歇息一下：拒绝举起重物，不采用同样的姿势坐上几个小时，并仔细选择一种"对背部有益的"健身方式。十有八九，你会密切关注那些能使你缓解疼痛的事情，而避免那些使疼痛加剧的事情。

请你设法用看待流感、慢性疼痛甚或像糖尿病之类的长期的内科疾病的相同的方式来看待双相抑郁症。没有谁会因为糖尿病患者无法控制他（或她）的身体里血糖的加工方式，而去责怪他（或她）。也没有谁会因为癫痫病患者突然发作而责怪他（或她）。同样，你也不应该因为患有抑郁症而责怪自己。正如我在第 5 章所谈论的那样，双相抑郁症受到了生物化学、遗传学和神经学等方面因素的强烈影响。它并非性格缺点、人格缺陷或缺乏道德意志的产物。

即使关于低自尊的抑郁的著名的解释性概念，在用于解释双相抑郁时也是令人怀疑的。很多人认为，如果你感到抑郁，那么你对自己的评价必定不会很高。虽然这种过低的评价可能会刻画你处于抑郁状态时的感觉方式，但是当你处于健康状态时，你对自己的感觉或许会颇为不同。换句话说，低自尊并不是一种特质。更确切地说，它或许只不过是你的抑郁症的一种症状。实际上，这一研究领域的一位领军人物——宾夕法尼亚大学的马丁·塞里格曼，曾经把自尊比作燃油指示器：它是对我们在任何一个时刻的能力的度量——就像油罐中有多少燃料一样——但是它会随着我们能够完成的目标而改变（Seligman et al.，1996）。

"抑郁并不是由不愿意承担责任、害怕面对现实、懒惰、懦弱或软弱而造成的。它是一种疾病”。毫无疑问,你能够采取某些措施,使自己感觉更好或至少阻止抑郁症恶化。但是,你首先患有抑郁症或你难以驱除抑郁的感觉这样一个事实,也许会说明抑郁症与你的生物学因素而不是与你的努力、意志力或自尊有更大的关系。尽管知晓这个关于抑郁症的基本事实不会使它消失,但是会使你更容易应对它。

应对抑郁症的不同方式

随着你阅读本章和下一章,你将会发现我推荐了一套多种多样的应对抑郁症的技巧。此类技巧包括改变你的行为、思维以及你同他人的关系。你将会看到某些技巧涉及分散注意力。用一种积极的方式分散自己的注意力,意味着你去寻求和从事那些能使自己保持忙碌、感到愉悦和有助于使你暂时忘记疼痛和苦恼的活动。这样的例子包括与你感到亲近的人一起消磨时光,进行锻炼、听音乐、阅读和放松。

某些应对策略涉及情绪聚焦的方法。这就是说,你要学会认识到自己陷入抑郁状态并体验到痛苦,并且要告诫自己去正视它,描述它和接受它,而不会被它压倒,就如亚历克西斯所学会的那样。情绪聚焦的应对策略通常涉及与那些乐于助人和富有同情心的人谈论自己的感觉。

第三个策略是认知应对策略,它包括学会应对和挑战那些关于特定情景或事件的负面思考方式(例如,自责的思维),并且考虑以一种替代性的方式去看待此类情景或事件。正如你将看到的那样,此类策略不是彼此相互排斥的。事实上,那些康复得最好的双相抑郁症患者似乎能够在不同的时刻运用这三种不同的策略。

你现在感到抑郁吗

抑郁症不仅仅是一种悲伤的心境状态。如你所知那样,如果你患有重度抑郁症,这或许会是这样一种状态:感到迟钝、空虚和压抑,这种状态的特点是对大多数事情失去兴趣,无法体验到愉悦的感觉和对所有的人和一切事情都表现冷淡(请参见本章开头被伊丽莎白·伍兹尔引用的话)。某些患者在抑郁时甚至不会感到悲伤。相反,他们只是感到麻木。如果你出现过混合性发作,那么你或许会对如下情况有似曾相识的感觉:不仅感到疲劳和精疲力竭,而且感到精神抖擞、急躁和焦虑（“疲乏而极其兴奋”）。与躁狂症并不总是一种快乐的状态相同，抑郁症也不总是一种悲伤的状态。但是与躁狂不同的是，抑郁症几乎永远不会让人觉得愉快或陶醉。

请你试着填写下面的祖恩氏（1965）《抑郁症自我评定量表》。这个量表旨在评定你在过去几天中所体验到抑郁的严重程度。请根据你自己大多数时候的感觉填写这个量表，并计算你的总得分。得分介乎 20 分（完全不抑郁）与 80 分（非常抑郁）之间。在累加分数的时候，你会注意到某些选项是正性的，而某些选项是负性的。在负性的量表选项（例如，“我夜晚睡不好”）中，如果你回答“偶尔”，则计 1 分；如果你回答“时常”，则计 4 分。正性选项采用反向计分方法。这就是说，如果你对“我对未来充满希望”和“我仍然喜欢自己平时喜欢的东西”的回答是“时常”，则计 1 分；如果你回答“偶尔”，则计 4 分。反向计分的选项上标有星号。

一般而言，得分低于 50 分的人被认为没有抑郁症，而得分介乎 50 分与 59 分之间的人，则被认为患有轻度抑郁症。得分在 60 分与 69 分之间的人则患有中等程度至显著程度的抑郁症，需要医生或心理治疗师的关注。得分超过 70 分，则表明这个人患有严重的和也许会使人丧失能力的抑郁症，亟需治疗（Nezu et al.，2000；Zung，1965）。你的得分或许每个星期都有变化。这是抑郁症特别是双相抑郁症的本质。

如果你的得分介于 50 分与 70 分之间，那么本章和下一章所描述的自我管理技巧就与你有特别密切的关系。但是，当你并不觉得抑郁（得分低于 50 时）却又想掌握那些预防或缓解将来的抑郁症的技巧时，它们或许对你也有帮助。

抑郁症是怎样加重和减轻的

对不同的人来说，抑郁症的产生和消失的方式不同。我在这里讨论双相障碍患者所体验到的两种发作类型的抑郁症。对某些人来说，抑郁症的发作是很明显的，但是对另外某些人而言，抑郁症的发作是不易察觉的。了解这种情况很有用。如果你的抑郁症的发作是不易察觉的，那么你（或你的重要他人）或许并不总是清楚你的抑郁症是一次新的发作还是已有抑郁症发作的延续。你或许能够根据经验来分辨你的抑郁的心情的严重程度或你的精力和活动水平在一段时间内的微小差异。

祖恩氏抑郁症自我评定量表

日期__________

请你阅读下面的语句，并确定这些语句在哪种时间程度上描述了你在过去几天内的感觉。

	请在对你合适的栏内打“√”	偶尔	有时	大多数	时常
1	我感到心境沮丧和郁闷				
2	我觉得自己的心境在上午最好 *				
3	我一阵阵地哭或有这样的感觉				
4	我夜间睡眠不好				
5	我吃的如往常一样多 *				
6	我仍然喜欢性生活 *				
7	我注意到自己的体重在减轻				
8	我有便秘的苦恼				
9	我的心跳比平常快				
10	我无故感到疲劳				
11	我的头脑像往常一样清醒 *				
12	我觉得自己能轻松地做平常所做的事情 *				
13	我坐立不安，并且不能保持安静				
14	我对未来充满希望 *				
15	我比平常更加急躁				
16	我觉得很容易做决定 *				
17	我觉得自己是有用的和不可缺少的人 *				
18	我的生活相当充实 *				
19	我觉得假如我死了，别人会更好				
20	我仍然喜欢自己平时喜欢的东西 *				

现在合计你的分数。分数应该介乎 20 分与 80 分之间。带有星号的选项（2、5、6、11、12、14、16、17、18、20）是反向计分的（偶尔 = 4 分，时常 = 1 分）。余

下的选项是正向计分的,其得分介乎 1 分(偶尔)与 4 分(时常)之间。

量表经祖恩(1965)的许可改编,版权属于美国精神病学协会所有。我还想感谢葛兰素史克(Glaxo Smith Kline)于 2001 年 7 月在他们的网站 www.wellbutrin-sr.com/hcp/depression/Zung.html 上转载这个量表。

第一种类型,我称作"经典屡发性"类型。它是一种完全的抑郁症或混合障碍,要么在你的心境处于基本的机能水平时期(或对你而言是典型的心境状态)之后形成,要么紧接着一个躁狂发作之后形成,而很少间断或从未间断。这种抑郁症的发作,并不像躁狂症或轻躁狂症的发作一样突然。相反,它通常包括如下表现:你的心境状态在几天、几周甚至几个月之内逐渐下降,直到你达到一种完全的临床性抑郁症状或混合障碍的状态。对某些人来说,这种发作与特定的生活事件相关(请见第 5 章)。

另外一种类型叫作"双重抑郁症"类型。在这种类型的抑郁症中,你会有一种持续不断的沮丧状态(精神抑郁症),这种状态或许已经存在多年,虽然它会使你感觉不舒服,但是仍然允许你正常活动。然后,在这种精神抑郁症状态的基础上,会形成一个严重的抑郁发作。这种新的双相抑郁症有点类似于"慢燃"现象:它逐渐地侵蚀患者的健康,并在日常生活中几乎不能被人察觉到。当这种重度抑郁症得到缓解的时候,你或许会回到一种更为轻微的抑郁症的状态或精神抑郁症的状态,而不是彻底消除了抑郁症的状态。这种循环会使人相当沮丧和消沉。

需要注意的是,在描述此类病情的过程模式的时候,我并没有把抑郁症当作有别于正常心境的变化。以我的经验看来,双相障碍患者从未感觉到自己处于正常的心境状态。事实上,他们觉得自己的心情总是在起伏不定地变化。很多人说他们总是感到有几分抑郁。当然,我们尚不完全清楚,正常的心境状态对一般人来说到底意味着什么——某些人在大多数时候都似乎感觉良好,而其他人则总是有些焦虑、愤怒、无聊、失望或悲伤。

无论你是否有经典屡发性抑郁症或双重抑郁症,学会识别你的新的发作的前驱征兆都是很重要的。如我在第 9 章中所说那样,前驱征兆是你的心境状态正在发生变化的早期指标。如果你处于一种持续的精神抑郁症的状态,新出现的抑郁症发作的前驱征兆或许比经典屡发性抑郁症患者所经历的前驱征兆还难以觉察,并且将主要反映你所体验的抑郁症状的"程度"(例如,你自杀念头的严重性)的变化。尽管如此,懂得如何在出现此类征兆的时候进行干预,对你的心境的稳定性和健康是至关重要的。你或许能够运用本章中的自我管理策略，来防止抑郁症恶化至在不干预的情况下可能会出现的糟糕局面的水平，或使你的“反弹”的精神抑郁症变得更容易忍受。牢记此类目标是很重要的——你的抑郁症没有完全消失这个事实，并非标志着你应对它的诸多努力均告失败（请参见本章早前亚历克西斯的例子）。

你怎样才能发现自己是否变得更加抑郁呢：心境的螺旋线

一种抑郁症状似乎是从其他症状而来的：诸如悲伤和焦虑之类的负面心境，连同抑郁症的诸如无精打采或失眠之类的生理症状会产生负面的思维（例如，负面的“自我陈述”——你的脑海中严厉的批评的声音），反之亦然。负面的心境、负面的思维模式和身体变化结合起来，或许会减低你努力尝试的动机，从而使你退缩，并且反过来使你出现更多的负面思维和心境。这种讨厌的模式被称作心境的螺旋线。下面以两位双相障碍患者的经历来说明这种情况。

丹尼斯，是一位 27 岁的患有Ⅱ型双相障碍的女士。尽管她一直坚持服用“得理多”和帕罗西汀等药物，但是在日常生活中她仍然感到轻度的抑郁和悲观。她的重度抑郁症有一个渐进的和可预见的过程。她的抑郁症复发的第一个征兆就是，陷入对现实的但是被夸大的事情的沉思。例如，在她最近发作之前，她觉得自己受到一位同事的冷落，并对自己没有对这种冷落做出适当的反应而生闷气。她把这件微不足道的事件的意义扩展为认为同事中没有谁喜欢她。于是她变得对自己非常苛刻，断言是自己不懂得人际交往的技巧才导致别人都不喜欢她。随着抑郁的心境逐渐恶化，她越来越难以投入到工作中。她的工作绩效开始变差，并且患上了失眠症。“病假”随之而来。最终，她不得不辞掉工作，死气沉沉、孤僻地待在家中。这个时候，她变得眼泪汪汪，并且有自杀倾向。

丹尼斯通过药物改变（例如，增加她的心境稳定剂的剂量）、定期的心理治疗和心理治疗师给她布置的行为激活练习的结合使用，最终走出了抑郁状态。此类练习通常包括与朋友和邻居在一起消磨时光，进行各种各样的轻松的健身活动以及与她的年幼的侄女一起进行活动。

卡洛斯，现龄 35 岁，患有带经典屡发性抑郁症的Ⅰ型双相障碍。他已发作过多次，并且已经学会识别那些预示着带有混合特点的抑郁发作的症状。

他的前驱征兆表现为轻微的疲劳、困倦和难以集中注意力这样的形式。此类征兆通常与焦虑感、恐惧感和无休止“欣喜若狂”的感觉混杂在一起。

幸运的是，当卡洛斯处于健康状态时，他和他的治疗师开始实施一项预防方案，以阻止他出现最糟糕的症状。这个方案包括如下内容：保持惯常的上床睡觉/醒来的例程；吃那些蛋白质含量高而碳水化合物含量低的食物；远离酒精和消遣性药品；每天至少与向其提供正面建议的人交流一次；必要时在工作中抽空休息。他还保存了一份“思维记录”，其中记录了关于自责性陈述或对自己状态过分概括的例子（例如“我的生活从未有过快乐和满足”）。他还学会了用更具有适应价值的思维去反驳此类思维（“我正在经历一段艰难的时期……我以前应对过这样的局面并且挺过来了……抑郁症正在影响我看待事情的方式”）。

下面的练习会帮你列出抑郁症（心境螺旋线）的前驱征兆。这份清单并未囊括一切症状，而为这里所未包括的症状留下了空间。在完成这个练习的时候，请设法回想你上次感到抑郁的情形。如果你目前正处于抑郁状态，那么你或许可以回想它的最早阶段。它最初的征兆是什么？如果在新的发作产生时你已经感到抑郁，你是如何知道抑郁症正在恶化的呢？如同你在列举躁狂症的前驱征兆时所做的那样，请把那些在你的抑郁症的早期阶段观察过你的配偶、家人或朋友的意见包括进来。

请你注意抑郁症的前驱征兆与躁狂症的前驱征兆有何不同（请参见第 9 章）。抑郁症的警告征兆通常包括感觉迟钝、消极、缺乏动机、缺乏兴趣、精神懒散和绝望。躁狂症的征兆包括感觉节奏加快、受目标驱动、精力充沛和思维敏捷，并且往往有过于乐观甚或夸大的感觉。

请将你的抑郁症的警告征兆的清单保存在一个你日后可以找到的地方。如果你觉得自己的心境或精力水平开始改变，那么请回过头来参考这份清单，看你是否正在经历一个新的抑郁发作。如果有一个或更多的征兆出现的话，你就要着手采用自我管理策略。如同处理你的躁狂清单那样，请与你的近亲（你的配偶、信得过的朋友、父母）共同使用这份清单，以便他们学会识别你什么时候变得抑郁，并向你提供帮助（例如，支持性地聆听、照顾你的小孩、为你提供消遣、帮助你联系你的医生）。

第一个自我管理的策略：行为激活法

“当我抑郁的时候，抛头露面对我来说甚至都很困难。我离群索居，我感到疲劳，我以非黑即白的极端方式进行思考，对所发生的令人愉快的任何事情均视而不见。但是我已经学会不放弃。我意识到每天中午12点钟是我感觉最糟糕的时候，所以我强迫自己这时候到健身房去。我只能祈祷千万不要有人来和我讲话。而在其他的日子里，我也许会和朋友一起喝咖啡。

这让人很难受，我很害怕这种状况，我感觉到自己过于沮丧而不能和朋友一起喝咖啡，我简直做不了。但是，毫无疑问，这对我有帮助。”

——一位41岁的患有Ⅱ型双相障碍的女士

列举你的抑郁症的前驱征兆

请你列举一些形容词来描述你的抑郁首次发作时的“心境”像什么样子（例如悲伤的、焦虑的、可怕的、急躁的、爱发牢骚的、心情低落的、忧郁的、“乏味的”、单调的、麻木的、无聊的）。

____

____

请你描述，随着你的抑郁发作，你的“活动”和“精力”水平的变化（例如感觉迟钝，离群索居，行动更加迟缓，说话更加缓慢，更少做事，没有或很少有性欲，感觉疲劳，感觉“疲乏而极其兴奋”）。

____

____

请你描述你的“思维”和“知觉”方面的变化（例如思维更加缓慢，无法对事物提起兴趣，色彩看起来很单调，人们的动作的节奏看起来太快，感到自我怀疑、自我批评和自责，感到愧疚，对过去的行为感到后悔，感到绝望，专心能力变差，觉得不想说话，无法做出决定，想自残或自杀，沉思和忧心忡忡）。

____

____

____

请你描述你的“睡眠”模式的变化（例如想睡更长的时间，半夜醒来或无法轻易入睡，比平时早醒一两个小时）。

____

____

____

____

____

请你描述你处于抑郁状态时的一些似乎不寻常的情况。

____

____

____

行为激活是认知行为疗法最重要的组成部分之一(Beck et al.,1979;Jacobson et al.,1996)。行为激活理论的背后有两种假设。第一个假设是,抑郁症导致了愉悦活动的丧失或“正强化”的丧失。这就是说,抑郁症使你更不可能去做那种将有助于你从周围环境中获得正面结果的事情。第二个假设是,缺乏此类强化因素,会使你的抑郁症加重,并使你更想离群索居。抑郁症使你非常难以去做任何事情,这无疑是正确的。但是,同样正确的是,你与环境缺乏接触这个现状连同你的生物学素质,会使你继续处于抑郁状态,并最终会让你感到更加糟糕。

抑郁症有这样一个特点,那就是破坏你对自己曾经热衷于做的事情的体验。此类事情就是看起来不再有趣。有时候,那些让你感到抑郁的事件(例如,了断一段关系)使你限制自己与过去喜欢交往的人进行交流,并使你更少接触那些过去给你带来愉悦的活动。所有这些情况都会让人感到你想离群索居。但是,当你感到抑郁时,你所能做的最糟的事就是躺在床上,闲坐在家,避不见人。想做此类事情当然是可以理解的,并且你有时或许不得不这样做。但是,如果这种不活跃的状态支配了你的生活,那么你的抑郁症只会变得越来越严重。“我们做的事情越多,就越不会感到抑郁;而我们越不感到抑郁,就越有干劲去做事情”(Lewinsohn et al.,1992,第 74 页)。

行为激活背后的目标就是设法增加你与自然环境和社会环境的接触,直到你开始感觉好些。当然,即使在处于健康状态的时候,你也需要惯常的例程和愉快的活动(请参见第 8 章),但是尤为重要的是,当意识到自己的抑郁症正在恶化时,你要采用激活练习。在本节中,我将向你提供一套用于实施行为激活方法的简要指导。要想获得更为详尽的说明，请你参考彼得·莱文松和他的同事合著的自助书籍《控制你的抑郁症》(Peter Lewinsohn et al.,1992)。

列出愉悦的活动的清单

请你在列清单时，首先回顾你前一周的情况，或记录即将到来的一周的情况。心境表格必定有助于你记录自己的日常习惯的有关信息。问自己如下一些问题：

- 你的生活是否有缺乏条理性的特点？
- 你是否有长时间无所事事的时期？
- 你是否在一天中的某些特定时刻感到消沉？
- 你是否觉得上午漫长无边而无所期待？
- 你是否因为周末无事可做而害怕周末？
- 你是否仅仅因为工作日的开始使你走出家门才觉得它令人动心？

或另一方面：

- 你的生活是否已经被太多的活动占据(这些活动大部分都是你的工作或家庭生活所需的，但是你并不觉得它们值得你去做)？
- 如果没有工作，你是否可以在愉悦的活动与“必须完成”的活动中保持平衡？
- 你是否从事某些足够正面和有益的活动来防止自己的心境急剧下降？

接下来，请你设法列举尽可能多的愉悦的或吸引人的活动。在抑郁的时候，你或许很难想到去做愉悦的事情，但是完成下列练习会让你朝这个目标迈开第一步。在这个练习的底端，你会找到很多人在心境低落时感到愉快的活动的例子。请你列出所有可能让你感到愉悦的活动，即使它们看起来并不可行(例如，你或许真的喜欢钓鱼，但是附近没有可以钓鱼的地方)。

并非仅仅因为你列出了一系列活动，就意味着你一定得努力一一从事此类活动。事实上，此举的目的在于让你首先列出愉悦的事件的清单，然后每天着手做一项事件，或如果你感到能胜任的话，每天做一项以上的事件。请你格外努力地列出有如下潜力的活动：(1)使你和他人交往并且让你觉得自己受到重视或尊重的活动(例如，和朋友一起远足)；(2)使你产生胜任感和有意义的感觉的活动（例如上钢琴课或上外语课）；(3)让你很可能体验到有别于抑郁的其他情绪的活动（例如看一部喜剧影片，去感受大自然的气息）。请你记住，别人感到愉悦的事情或许并不能使你感到开心，反之亦然（请参见莱文松等人提供的扩充的清单，1992）。请你设法只列出那些你想从事并且知道自己能乐在其中的活动。

安排愉悦的活动

接着，请你在接下来的一周中，每天选做这份清单中的一两种活动（请参见下列练习“安排愉悦的活动”）。

列举愉悦的活动

请你尽可能多地列举那些你觉得有益和愉悦的活动。包括使你和他人交往的活动、那些增加你的胜任感的活动和那些可能让你体验到有别于抑郁的其他情绪的活动。

____________________ ____________________

____________________ ____________________

____________________ ____________________

____________________ ____________________

____________________ ____________________

____________________ ____________________

____________________ ____________________

____________________ ____________________

（例如散步、去教堂做礼拜或参加犹太教团体活动、演奏乐器、遛狗、观看电视节目、到图书馆借阅书籍、和朋友在电话中交谈、和治疗师交谈、进行体育运动、看喜剧影片、过性生活、骑自行车、参观保护动物协会、听音乐、培养业余爱好、泡咖啡馆、烹饪、驾车、做缝纫、跳舞、在流浪者收容所工作、为杂志撰稿、摄影、上课、绘画或素描、泡澡、上馆子、听放松的音乐、购物、远足、从事园艺活动、祷告、静修、游泳、在户外吃午餐、听演讲、洗脸或洗头、躺着晒太阳、逗宠物玩）。

来源：Lewinsohn et.al (1992)

请你挑选在某天从事此类活动，并在“星期”一栏中设定一个目标时间。如果你感到每天从事一项活动让你吃不消，那么请你选择隔天或每三天从事一项活动，然后在此基础上增加每天的活动量。如果你觉得很抑郁或精力不济，那么请挑选某些轻松的活动，譬如说，穿上自己特别喜欢的衣服，洗个澡，或在太阳底下晒上5分钟等。当感觉到不能做更多事情的时候，每一天或每几天能够为自己做一些小事，也会使你觉得这有疗效。

有些活动或事件需要协调好他人的日程安排、大量的旅行、金钱和做好预定工作(例如，音乐会门票、滑雪课程)。你或许会发现，选择那些不需要此类计划的活动会更容易一些。你可以在后面再着手从事那些需要此类计划的活动。

安排愉悦的活动

星期和目标时间	愉悦的活动	进行每项活动的实际时间	每项活动之前或之后的心境(-3/+3)	
星期一______	1.______	1.______		
______	2.______	2.______		
星期二______	1.______	1.______		
______	2.______	2.______		
星期三______	1.______	1.______		
______	2.______	2.______		
星期四______	1.______	1.______		
______	2.______	2.______		
星期五______	1.______	1.______		
______	2.______	2.______		
星期六______	1.______	1.______		
______	2.______	2.______		
星期日______	1.______	1.______		
______	2.______	2.______		

请你设法挑选那些不会妨碍你的工作例程或醒睡周期的活动。譬如说，如果你想去锻炼，那么请避免在晚上进行，特别是要避免在晚上快要上床睡觉时进行锻炼。如果你喜欢和某个特定的人交谈，但是觉得此类谈话使你感到极其兴奋或精力充沛，那么请避免在晚上某个时刻之后进行此类谈话。请你在安排清晨的活动上不要过于雄心勃勃(至少最初不要如此)。

接着，请记录你在一天中完成每项活动的实际时间。请采用第 8 章中的心境表格所用的-3(重度抑郁)至+3(严重躁狂)量表来记录你的心情。请你分别评估活动开始前与刚完成后的心境。例如，如果你所从事的活动是园艺工作，那么，请记录你快要去花园时的感觉，然后记录下你完成园艺工作那个时段的感觉。在填写这个表格前把它复制几份，以便于你在接下来的几个星期中使用。

请注意，我已经告诉你既要记录你的高涨心境又要记录你的低落心境。如你在前面的章节中所了解的那样，某些活动会导致躁狂症状。譬如说，尽管锻炼一般能改善一个人的心境，但是某些人因为锻炼过度，反而使自己的心境变得轻度躁狂。记录自己的心境情况是重要的，因为它有助于你确定某些行为是改善了你的心境还是“矫枉过正”。

检查你的计划的缺陷

在安排进行一个星期或更多星期的愉悦事件之后，请你评价这个计划是否起作用。在进行一种或更多的愉悦行为的日子里，你的心境的评级是否变得更加正面？为了确定这个情况，请你完成“你的行为激活计划的影响”的练习(在本页上)。请你在这个练习中，用-3 至+3 的量表来评定过去一个星期中每天的心境，并在你完成至少一项拟定的活动的日子的旁边打“勾”。如果在某一天中，你的心境发生了相当大的变化，那么请你用一个你认为最适合于描述你这一天的心境的评级，而不是用你在某个特别艰难时刻的感觉的评级。然后，请你计算出你完成活动与未完成活动的日子中的心境评级的平均分。你应该能够从这个全面的评述中看出，你的活动计划是否对过去一个星期中的心境产生了有益影响。

如果你的计划仍然没有奏效，那么请你考虑这可能是如下因素造成的：你选择的事件太难了；它们需要的计划太多了；或你并不是真正喜欢此类事件。譬如说，如果你的计划中包括上一门外语课程这个事件，但你并不真的喜欢这个学习语言的过程，那么你或许应该把这项活动包括进来。另外，请考虑你必须做的事情与你真正想做的事情之间的平衡。

你的行为激活计划的影响

星期	当天的心境(-3 至+3)	如果你遵循了激活计划,请打"√"
星期一		
星期二		
星期三		
星期四		
星期五		
星期六		
星期日		

遵循了计划的那些天中心境的平均评级

没有遵循计划的那些天中心境的平均评级

如果你的抑郁症是与缺乏愉悦事件以及避免那些必须完成的不愉快的活动(例如,打扫车库,准备缴税)有关,那么请在你的计划中纳入愉悦的和必需的活动。请你慢慢地开始行动:不要试图每天都安排一项"必做"的活动。要使你的活动逐渐达到一种合理的平衡,譬如说,每天进行两项愉悦的活动和一项必需的活动。

如果你的情况到目前为止都进展顺利,并且你察觉到心境有所改善(或至少你的抑郁症的前驱症状没有恶化),那么请你开始在生活中的各个方面引入更多的愉悦活动。譬如说,你或许会发现,如果在午餐时段有一些愉快的事情可做（例如，坐在户外的野餐桌旁），以及在工作、上学或进行其他活动之后回家时有所期待的话，那么你会感觉更好。如果你不用工作或上学，那么在一天开始或结束的时候去从事某些有益的活动尤为重要，因为这便于在你的例程中引入某种程度的条理性。

行为激活方法或许看起来有点肤浅或过于显而易见。你或许会觉得“我‘当然’应该做这些事情——可问题是我‘做不了’啊！”当你的抑郁症逐渐恶化时，重新保持与外界的接触并做些会给你带来不同的情感体验的事情尤其重要。关键在于你不能过度逼迫自己去从事此类活动。请不要试图同时从事太多的活动。开始时，请你挑选某些你可以轻松完成的事情（例如，短距离散步、听音乐、泡澡、观鸟、打牌）。然后，逐渐增加你每天从事的此类活动的数量，直到你觉得自己因为安排的愉悦活动而盼望明天的到来。请你在每周结束时检查你的计划的缺陷，以弄清为什么这个计划不奏效。在最初的几次尝试中，你或许无法完成这个计划的某些方面的内容。请不要灰心丧气，因为你或许需要几周时间才能制订一项真正对你行之有效的计划。

即使这个计划听起来很简单，你或许还是会对它在帮助你预防你的抑郁症恶化上的效果感到吃惊。十有八九，你将在使计划奏效的过程中获得一种掌控感，从而使你想进一步扩充这种控制感。

第二个自我管理的策略：认知重组方法

你或许意识到，你的心境状态会被你对自己所说的事情——被我们称之为“认知”或“自我陈述”的东西所影响。很多研究表明，负面的思维与抑郁的和焦虑的心情联系在一起（例如，Clark et al.，1999；DeRubeis et al.，1998）。抑郁的人往往对他们自己（例如，“我不是个可爱的人”）、一般的人（例如，“人不为己天诛地灭”）和他们的未来（我绝不会实现我的目标/绝不会有人爱我/绝不会变健康）抱有负面的“核心信念”。认知行为治疗的假设（Beck et al.，1979）是：某些事件会唤起一种扭曲的“无意识的负面思维”，而后者反映了一个人关于自己是无价值的或不可爱的核心信念。此类无意识的思维和核心信念在导致和保持抑郁的心境和行为（例如，离群索居）上起着重要的作用。在认知重组中，你将反复推敲你的假设，看它们是否符合逻辑和是否准确，或是否有其他方法可以解释你的体验。你可以回顾一下我在第6章中关于认知疗法的讨论,它是应对抑郁症和焦虑障碍最有效的疗法之一(Clark et al.,1999)。

思维与心境状态之间的联系或许不是单向的:抑郁的心境也会导致扭曲的思维,并且会使人更容易获得负面的回忆或意象(Gotlib & Krasoperova,1998)。但是,学会改变负面的思维并用更具有适应性或更加平衡的认知来取代它们,会大大有助于缓解你的抑郁症状。

认知重组包括一系列的技巧。首先,你要识别与某些烦扰的情境或生活事件相关的无意识思维或自我陈述,以及此类思维与你的心境状态的联系。你也许会发现,某些思维或意象比其他思维或意象更能激发你的情绪反应("热认知")。其次,请你评价此类无意识思维的正反两方面的证据。接着,请你依据这个支持性/反对性的评价,学会用那些对你的体验做出更加平衡的解释的自我陈述来替代原先的思维。最后,请你观察此类新的自我陈述对你的心境的影响。

这种方法并非等于轻率地用好的思维来替代坏的思维。很多人发现这种替代是肤浅而不切实际的。相反,"它涉及想出可替代的或更平衡的方法去理解那些发生在你身上的事情,以及从许多不同的视角来看待你的境况"。一个简单的例子就是:某些人在遭到某人的恶劣对待时会无意识地责怪他们自己,而不会考虑这可能是因为这个人今天心情不好或经常以类似方式来对待别人。

在本节中,我描述了认知重组的方法并概述了那些有助于你学会这个方法的练习。与愉悦行为的安排一样,每当你在抑郁变得真正严重之前就注意到抑郁症的一个或多个前驱症状出现时,认知重组或许会发挥最大的作用。如果你想进一步了解这个方法,我建议你参考丹尼斯·格林伯格和帕德斯基合著的《理智胜过情感》这本书(Dennis Greenberger & Padesky,1995),或那些关于双相障碍认知行为治疗的书籍(Basco & Rush,1996; Newman et al.,2001)。

第一步:识别负面的思维

雅各布,现龄49岁,他在与那种混合发作交替出现的严重的双相抑郁症苦苦抗争。当感觉良好时,他是一位受欢迎的儿童足球队的教练。但是当他觉得这一天的教练工作不顺利时(例如,他的精力不集中或孩子们对他的建议没有响应),他的心境就会变得低落。他开始意识到这样一种自我陈述:“我对孩子们一点都不好。我有某些他们可以看见的严重的性格缺陷。”有时单单是“性格”这个词闯入他脑海中,他就会觉得心境开始低落。“性格”成为了与他的抑郁心境状态紧密相关的一种热认知。

雅各布实际上对孩子们相当好,他的足球队中的孩子及其父母经常表达对他的感激之情。尽管如此,他的思维和思维所带来的心境共同导致他愈来愈想放弃教练一职。当有人让他叙述为什么他认为自己的性格不好时,他往往把矛头指向那些他犯过的错误,并且把此类错误夸大或进行过度概括(我对其中一个孩子不够耐心。我对他过于严厉了。我和人们不能友好相处,因为我对自己不够宽容)。

认知重构的第一步就是意识到,当你经历对你的心境造成负面影响的事件时,在你脑海中突然出现的那些思维、意象或记忆。请特别留意那些涉及你的工作、家庭或亲密关系的经历。请你查看下列思维记录练习,我们将在本节中完成它。请你选出过去一周中你有过的三种负面的体验,并将它们记录在表格上(栏 1)。请你用 0(不抑郁)至 100%(非常抑郁)的量表对你的心境对此类事件做出反应的强烈程度进行评级(或者,如果你觉得我们在第 8 章中谈到的-3~+3 量表更加顺手,那么请你采用那种评级形式)。请你列出你或许也会觉察到的其他心境(例如,焦虑),并也对它们的强烈程度进行评级。请努力辨别你在该事件当中或该事件刚结束时的感觉,而不是你那一整天的感觉。

现在,请你看自己能否回想起,在你刚要开始感到心情糟糕时你脑海中出现的任何负面的自我陈述,或请你留言并记录在你现在对此类事件进行回顾时浮现在你的脑海的任何此类陈述。

思维记录

1.情境	2.心境	3.无意识的思维（意象）	4.支持热思维的证据	5.不支持热思维的证据	6.替代性思维/平衡的思维	7.评定现在的心境
你和谁在一起？你在做什么？是什么时候？你在哪儿？	用一个词来描述每种心境。评定心境的强烈程度（0~100%）	问自己如下的问题： 当我刚要开始有这种感觉时，我的脑海中出现了什么念头？ 这对我、我的生活、我的未来到底意味着什么？如果这是真的，那么最坏的结果是什么？ ●这如何影响其他人对我的感觉/看法？ ●我对这个情境有什么样的意象或记忆？	请你在前一栏中你正在为其寻求证据的热思维上画一个圈。 写下支持这一结论的真实证据（请努力避免读心术和对事实进行重新解释	问自己如下的问题： 当我的感觉不是这样时，我是否会对这类情境有不同的看法？ 我是否有经历表明，这种思维并非总是完全正确的？	问自己如下的问题： 有否替代的方法或更加平衡的方式来看待这种情境？如果另外某个人处于这种情境，我应该建议他或她如何去理解它？请你记下替代性思维或平衡的思维。请你评定自己对各种思维的赞成的程度（0~100%）	请把第二栏中的心境复制过来，并重新评定每种心境的强烈程度（0~100%）

经格林伯杰和帕德斯凯（1995）允许改编。版权属于吉尔福德出版社所有。

把此类内容都填写在“无意识的思维”一栏中。为了帮助你“阻断”此类陈述或无意识的思维，请你设法关注如下问题（Greenberger & Padesky，1995）：

■这个事件为什么会发生？

■在我刚开始有这种感觉之前，我脑海中出现了什么念头？

■这个事件对我而言意味着什么，它会使别人如何来看待我？

■这意味着我未来将会发生什么事情？

■导致这种情况发生的最糟糕的原因可能是什么?

如果你没有立即意识到任何思维或意象,请不要觉得意外。你或许会发现,你在某个特定的事件后不太记得你有什么样的感觉或有什么样的想法。如果你觉得难以记住此类事件,那么请你通过关注那些最近引起你的强烈情绪反应的事件(例如,遭到了浪漫伴侣的排斥,与他人发生口角,在工作中和老板闹矛盾)来进行训练。此类事件或许与某些可辨认的“热思维”最为密切相关。请你设法谈论或写下这种经历,看你是否会识别那些与感觉形成对比的“思维”。

你或许会发现,携带一个便笺本或便携式录音机会有助于你在经历那些激发你的情绪的事件时记录下自己的思维。这种即时的记录将更可能会使你准确地记录自己的思维,而不是试图在时过境迁之后对它们进行重构。随着时间的推移,你越来越熟悉这种记录思维的方法,你或许就不再需要记录工具了。

某些人更加擅长于形象思维,而他们的“热思维”以烦扰的意象出现(例如,他们自己在操场上被其他孩子欺负的意象)。对于其他的人来说,某些特定的词就是“热思维”。对雅各布而言,热思维是“性格”这个词。对苏珊娜而言,热思维是“发疯”这个词。如果单个的词或意象与你的心境变化相关,那么请你把它们记录在“无意识的思维”一栏中,然后看你能否把它们扩充为一个完整的句子(例如,“只要我以这种方式行事,人们就总会认为我疯了”)。

让我们设想你在上个星期与你的父亲进行了一次不愉快的谈话,而且从那时起你总是不断地琢磨它。请你在“情境”一栏中将这个事件记录为“与爸爸进行了一次不愉快的交谈”。也让我们假设这个事件导致你的心境状态为70%(相当抑郁,非常抑郁为100%)。你将在标有“无意识的思维”的一栏中,记录谈话过程中或谈话一结束时出现的“自我陈述”或意象。

例子可能会包括“我将永远无法达到他的期望”或“我又让他失望了”。这两个例子都可能会导致你的心境变得低落。

第二步:挑战负面的思维

现在让我们继续纠正你的无意识的思维。你可以将自己的思维视为关于某些事件的假设而非铁一般的事实。请你填写接下来的两个栏目“支持热思维的证据”和“不支持热思维的证据”。请你在观察自己的思考过程时像科学家那样保持客观的立场:有任何证据支持或反对“你让爸爸失望”或“你达不到他的期望”的结论吗?你的父亲是否说过任何表明与之不同的含义的话?

你最近有否那些涉及你父亲的经历，表明此类结论并非总是正确的？你是否会对他所说的任何正面的事情都表示怀疑？你的悲伤的心境是否使得你难以实事求是地看待这次谈话？如果你处于不同的心境状态，你是否会对它有不同的看法？你是否实际上能够控制这次谈话的结果？（Greenberger & Padesky，1995）

下一步就是完成标题为"替代性思维/平衡的思维"的一栏。这是一个考虑那些更为平衡的替代性观点（与歪曲的观念相反）的机会，即使你并不全信它们。请你设法写下你能从这个事件中得出的所有原因、解释或结论，并根据0～100%的量表来评定每种替代性解释所具有的可信度（100%意味着你完全相信它，0则意味着完全不相信它）。例子可能会包括："我觉得爸爸只不过是那天心情不好，而我表现出自我保护的姿态"（40%）；"我们涉及了关于钱财的敏感话题，这个话题总使我俩都感到不舒服"（70%）；"虽然爸爸对我表示失望，但是这暴露了某些我们需要讨论的重要事情"（50%）。一旦你出现了此类替代思维并对它们进行回顾，请你同样采用0～100%（−3～+3）量表来重新评定你的心境（抑郁、焦虑或第二栏中列出的其他任何心境）。

请你在形成替代性思维的过程中考虑如下的策略（Greenberger & Padesky，1995）。写一句话总结那些支持或反对你对这个事件的认知的证据（或许就像前段中的例子那样，需要采用"和"与"但是"这样的连词把证据连接起来）。如果另一个人处于相同的境况、有着相同的思维和心境、给你提供了同样的支持或反对的证据，那么请你考虑应该向他或她提供什么样的建议。如果你的热认知被证明是正确的，那么考虑会出现什么样的最好的、最糟的、最可能的（现实的）结果。例如，如果热认知"我让爸爸失望了"被证明是正确的，最坏情况的结果可能是下次你和他谈话时他又提醒你有这个缺点，最终使你感到更加糟糕；最好的结果可能是他向你道歉并承认自己弄错了，而你感觉美滋滋的；而现实的结果可能是，虽然你和他下次进行交谈时会感到紧张，但是你能够有效地把谈话引向那些让人感到更加舒服的话题。

足球教练雅各布学会了去评估那些支持或反对他的无意识的、自责的思维——"我对孩子们不好"的证据。鉴于他不断从他的妻子、队员和队员的家长那里得到许多正面的评价，有大量的证据显示情况正好与这种思维相反。他现在能够形成诸如下面的更为平衡的思维："有时，当我感觉自己不在最佳状态时，孩子们会变得不配合"；"不管你有多优秀，教练也会是一份棘手的工作"；"今天孩子们亢奋过度了，他们不在学习状态"。在向自己说明并反复重申这些抵消性思维之后,他的心境往往会有所改善。

另一位双相障碍患者——41 岁的卡特里娜,是从匈牙利移居到美国的。在到达美国一年后,她获得了一份在一个内城学校教导有发展性障碍的青少年的工作。在特别难以应付的某天中,班上的三个孩子诅咒她,并告诉她,她是他们所遇到的最差劲的老师。在这一天结束时,她觉得相当抑郁和焦虑,并不想再去上班了。她以"精神衰竭"为由,请了两天假。她讲述了自己对这个事件的想法,譬如说,"或许我就不应该当老师……我不知道自己是否有这种力量和毅力……我很没用;我自己应付不了这种局面……我合不来;我无法成功。"她认为"我没用"这种热思维的影响力最大,并且最能激发她的情绪反应。

在检查那些支持与反对这种思维的证据时,卡特里娜援引了这样一个事实:她不得不找来学校的辅导员来调解这个矛盾;孩子们只在她表现得友好和随意而不是真正地教学时才喜欢她;她受到该事件影响的程度似乎高于其他老师所认为的她应该达到的水平。她也能够提出那些反对她的热思维的证据,包括这样一个事实:学校管理机构对她的教学给予了正面的评价,她早期在匈牙利的教学经验是相当正面的。她承认,"孩子们骚动不安,并对每一个人都发火","我看见过他们也咒骂其他老师"。她还回想起,班上的一个男生用言语激怒另一个男生后,这个事件就发生了。

她最终选择了一种更为平衡的观点。这个观点并未排除她在引发这个事件中所扮演的角色,但是包括了相反的证据:"虽然我是一个优秀的老师,但是我有一群任何人都难以应付的学生……我有时为自己的准则和如何设定与其他人的界限而挣扎……我对这种情况没有经验,并难以采取有效行动……我仍然对他们的生活产生影响,即使他们有时伤害我的感情,但是他们也让我更多地了解了自己。"在回顾此类平衡思维的情况下,她的心境在对这种对抗做出反应时得到了显著的改善。随着时间的流逝,她的抑郁消散了,并把精力集中在她是否想教书育人这个更重大的问题上。在她的脑海中,这个问题已经与她是否擅长于当老师的问题混为一谈了。

双相抑郁症患者的思维模式有什么不同

迄今为止,我所描述的认知重组方法几乎适用于治疗任何形式的抑郁症或焦虑障碍。虽然这种方法可以很好地应用于治疗双相障碍,但是双相障碍患者所体验到的抑郁的程度,往往比那些经历生活转型的人所体验到抑郁的程度要严重得多。因此,在重组你的替代性思维或平衡思维的过程中,请考虑你的疾病——尤其是它的生物学基础和遗传学基础——在调整你对负面事件的归因时所起到的作用。是否神经系统的化学失调比性格缺陷能更好地解释你在特定情境下的行为？你在盛怒之下做出的情绪反应，是否可以归咎于你的疾病而不是归咎于你不会与别人打交道？

例如，雅各布认识到，当他体验到抑郁或焦虑的身体征兆时（譬如说，注意力不集中、头痛、精力不济），他的足球教练的工作就会进展得不顺利。在他的教练表现和运动表现都有失水准的日子里，他采用诸如以下的平衡的思维："我能够分辨出今天我的心境和精力不在良好的状态，在这样的日子里，我无法对自己抱有过高的期望……这与我的性格缺陷无关；它与我的生物学因素有关……抑郁症使我比往常更为悲观地看待事物——这并不意味着"因为我不能控制自己的心境，所以我不是个好人。"当他的心境妨碍他做出高水平的表现时，此类思维会给他提供一种自我接纳感。

卡特里娜担心，"我的心境太不稳定了，乃至于在他们（她的学生）眼里我不是一个可靠的人"。诚然，她与学生之间负面的交往影响她的心境状态的程度，高于对那些没有罹患双相障碍的人的影响程度，但这并非出于她自己的选择。她学会了默默复述如下自我陈述："我将要比一般老师经历更多的跌宕起伏的心境"；"尽管我不能完全控制自己的情绪反应，但这并不意味着我不能教学"；"我擅长于我的工作，它涵盖了很多意义"。她也认识到，她在下班后可能比某些同事需要更多的时间来给自己放松和减压。

请看另一个例子。譬如说你在上个星期与你的雇主发生了一连串的负面交往，但是一般说来，你和他或她的关系还算不错。有没有这样一种可能性：你对老板的愤怒是源于你的抑郁或混合的症状，而不是源于你的"火爆脾气"、"愤怒的本性"、"难以与人相处"或"难以与权威人士相处"？我并不是说，让你"把任何事件都怪罪于你的双相障碍"，而是建议你采用一个更加平衡的视角，来看待那些影响你的生活中的事件的因素，包括你的双相障碍。

总而言之，认知重组可能会通过识别和矫正那些引发低落的心境状态的无意识思维，来帮助你缓解抑郁的心境。请你一定不要低估双相障碍在激发你对他人、情境和挑战性事件做出情绪反应方面所能发挥的作用。认知重组与行为激活方法珠联璧合，可能会有助于你缓解抑郁的症状，或至少能帮助你抑制它继续蔓延。

* * *

本章向你介绍了应对抑郁症的重要的自我管理工具。采用此类工具——

识别你的预警征兆，安排愉悦的和（或）激活的活动，重新考虑你对生活事件的思维方式和反应方式——可以大大有助于你控制抑郁症继续恶化。

如果你不能立即养成采用此类方法的习惯，也请不要过于担忧。你还需要受到指导的练习和技巧，才能如行云流水般地使用它们。如果你可以找到认知行为心理治疗师，那么请你考虑起初在他或她的指导下做此类练习。

下一章将讨论许多（事实上是大多数）双相障碍患者在某个时刻应对的一个问题：自杀的想法或自杀的行动。这对许多人来说都是一个不舒服的话题。但是，就像双相障碍的其他特性一样，一旦你能够把自杀的冲动理解为你的疾病所具有的需要予以管理的症状，你就会把自己置于控制地位。你将会看到心理治疗、药物治疗、社会支持和自我管理工具在缓解那种使患者想自杀的绝望感中所扮演的特殊角色。

11.应对自杀的想法和感觉

"我变得越来越抑郁,并有了自杀的想法,但是在某个时刻,我终于下定决心去做。某天晚上,我下班回到我的公寓,完成了整套宗教仪式。我决定服用过量的锂盐来自杀,因为它是我拥有的数量最多的药物。我一点一点地服用锂盐,在整个晚上,一片接着一片,然后我去洗澡,但是在那时我开始呕吐了,并且吐得相当厉害……我觉得我在某个时刻失去了知觉,并且在某个时刻镇定地给男朋友迪伦打电话。他叫来了急救医生,他们把我送到医院,而我最后在那儿被插上一根导管和诸如此类的全套设备。我看上去很恐怖,自己也感到糟透了。每个人都告诉我,我能活下来是多么幸运,但是这让我感觉更加糟糕。我一点儿也不觉得幸运。"

——一位 28 岁的患有 I 型双相障碍的女士描述她的第一次自杀尝试

如果你的心境循环进入到抑郁时期,那么你出现结束自己生命的想法是正常的。你或许一直都有此类想法,但是如果你的抑郁症恶化的话,它们也会变得越来越强烈。你也许还会发现,当你变得越来越焦虑和烦恼时,你的自杀的想法也会变得越来越强烈。某些人长期想自杀,而不仅仅当他们处于抑郁状态时才如此。一位病人说道:"我知道我会在某天自杀,这将要发生,这是迟早的问题。"

自杀可以在一个突然的冲动行为或一个精心策划的事件中完成。它通常在一次抑郁或混合发作中发生,但是某些双相障碍患者在处于精神错乱或处于躁狂阶段时,会意外地或一时冲动地自杀。

据估计,双相障碍患者自杀的危险程度是总人口的 15 倍(Harris & Barraclough,1997),在双相障碍患者中,有 15%的人死于自杀,有 50%的人在他们一生中至少有一次尝试过自杀(Jamison, 2000b; Simpson & Jamison,

1999)。可悲的是,自杀的想法和自杀的感觉是双相障碍这种疾病的一部分,并且与它的生物学机制和遗传学机制相联系。我们知道,在那些尝试自杀或完成自杀的人的大脑中五羟色胺的水平较低(Mann et al.,1999;Asberg et al.,1986; Arango et al.,1995)。换而言之,自杀的冲动与你的疾病的神经生理学因素有关;它们并非由你的道德缺陷或弱点引起。

因此,你不应该觉得只有自己才有自杀的想法或为自杀的想法而感到羞耻。几乎每个双相障碍患者都在某个时刻抱有自杀的想法。实际上,许多没有患上双相障碍的人也想到过自杀,即使这种念头只是一闪而过。但是,在双相障碍患者当中,这种想法往往变得频繁和强烈,并且更有可能表现为明确的行动计划(例如,在特定的时刻服药自杀)。想要了解关于双相障碍患者的自杀的感觉和自杀的行动的第一人称叙述,请阅读贾米森 1995 年写的自传《躁郁之心》,或阅读她的最近一本关于自杀的书——《生命逝如斯——揭开自杀的谜题》(Jamison,2000a)。

逃避的欲望

双相障碍患者或其他抑郁症患者经常感到绝望,仿佛任何事情都不会好转。他们强烈渴望从精神痛苦中解脱出来。"这种精神痛苦受到那种对愈发强烈的、无法控制的和永无休止的痛苦的恐惧和预期的影响"(Fawcett,et al.,2000,第 147 页)。某些患者确实想一死了之。但是,根据我的经验,大多数双相障碍患者都想从这无法忍受的生活状况和那些伴随着抑郁症和焦虑症状一起产生的情感的、心理的和肉体的痛苦中解脱出来。当你的抑郁症进一步加重,并且感到恐惧和忧虑的时候,虽然你或许拼命地想活下去,但是你会觉得自杀是你摆脱那种无法忍受的感觉的唯一出路。

然而,即使是很强烈的自杀的想法,也可以通过医疗手段予以管理和控制。有说服力的证据表明,长期的锂盐治疗能减少双相障碍患者尝试自杀和完成自杀的比率(Baldessarini et al.,1999; Tondo & Baldessarini,2000; Simpson & Jamison,1999)。抗抑郁剂、抗惊厥药物和安定药都可以减少那些会导致自杀行动的、激动的和攻击性的心境(Jamison,2000b)

应对自杀性绝望时所面临的挑战,就是找到其他的方式来使你摆脱那种无法忍受的感觉。如我在本章所说的那样,你可以选择如下方案:药物治疗、心理治疗、支持你的朋友或家人的帮助、自我管理技巧。你的绝望、痛苦和空虑是暂时而非永久的状态，即使它们在当时似乎并非那样。

自杀的危险因素

你必须了解那些实际上会增加你伤害自己或进行自杀的概率的因素，以便你和你的医生确定你濒临这种危险的程度有多高。如果你打算更换医生，那么请你把危险的因素告诉你的新医生，以便他或她能确定你的意图的严重性，并且运气好的话，能在危机关头给你提供更大的帮助。

如果你有如下情况，那么你有极高的自杀风险：

- 患有双相障碍并且惯常喝酒或使用毒品（使用此类物质除了使你的病情恶化外，还使你在想自杀时，不能惯常地服用心境稳定剂或向他人求助）；
- 是男性；
- 刚患病不久，并且只出现了几次双相障碍的发作；
- 有惊恐发作、激动、坐立不安或严重的焦虑症状的其他指标；
- 倾向于出现冲动的行为，譬如说鲁莽地驾车或猛烈的爆发性行为；
- 最近进行过住院治疗；
- 曾经试图自杀；
- 在你的家族中有一个或更多的亲属自杀过或有狂暴的行为；
- 最近经历了一个涉及丧失的紧张的生活事件（例如，离婚或一个家人的死亡）；
- 与朋友和家人隔离；
- 不容易找到精神病医生或心理治疗师就诊；
- 对自己的未来感到绝望，并且（或者）觉得自己没有强烈的动机活下去（例如，抚养孩子的义务）；
- 已经酝酿出具体的自杀计划（例如，服药、射杀自己、从高处跳下），并且有自杀的手段（获得药物或枪支）（Fawcett et al., 2000; Janmisom, 2000b）

如果你想自杀，那么你必须告知你的精神病医生、心理治疗师、家人或你的核心圈子中其他的重要的人。如果你有上述的一种或更多种危险因素的话，你尤其要这么做。不要因为害怕使他人担心或伤害他们的感情而阻止自己透露自杀的想法。很多人都有这样的感觉，从而得不到他们所需的帮助。

即使你不确定你的自杀倾向的严重程度，也请你宁可失之谨慎地告知你的医生或重要他人。在本章后面的部分，我将论述你的医生、心理治疗师、朋友和(或)家人在这种时刻可以采取什么措施来帮助你。

你如何避免自己付诸自杀的行动

“凡是认为从自杀的绝境中重新振作的过程是一段坦途的人，都是从未有过这种体验的人。”

——贾米森(2000b，第 49 页)

如果你的心境从基准状态逐渐进入抑郁或混合发作状态，或如果你目前的抑郁症正在恶化，那么你或许会注意到自己出现了越来越多的自杀的想法。此类想法起初是模糊的(例如，“我想知道死亡是什么样子的”)，后来变得严重一些(“我知道我想自杀，只是不知道怎样自杀”)，接着会变得更加严重(“我想出了各种各样的自杀计划，并且选定了一个计划，还选定了时间和地点”)。

自杀性绝望所包含的感觉、想法和行为是相当复杂的，而行为科学家对其并没有透彻的了解。尽管如此，我们知道你可以采取很多措施来避免自己按此类冲动性想法行事。在本章中，你将学会如何整理出一项预防自杀的计划。

自杀预防包括减少你获得自杀手段的机会和增加你获得支持系统(医生、心理治疗师、家人和朋友)的机会。你可能想知道，此类计划在什么时候会起作用，而在什么时候已经太晚？在你制订自己的计划时，要牢记这样一个普遍的告诫：如果你在感觉良好的时候就制订好计划，并且在一开始出现自杀的想法和抑郁症的其他前驱征兆时就将它予以执行的话，在预防自杀上就具备更多的优势。不要等到你真正感到绝望，不要让自己的病情蔓延到那个地步时才开始执行计划。当自杀的想法和计划伴随有抑郁或混合发作的最低落的心境时，患者就会冲动地尝试自杀。

策略一：消除那些伤害你自己的手段

你现在可以立刻采取的一个有用的措施就是，把你可能用于自杀的那些物品放在你接触不到的地方。此类物品包括枪支、安眠药、毒药、绳子、尖刀或其他武器。请你把它们交给一个和你不住在一起的可靠朋友，或交给你的精神病医生或心理治疗师。为了避免自己服用过量的治疗精神病的药物，请你在家里只留有几天的剂量，并让你的朋友或亲属（或许你的医生）保存剩下的那些药片，而当你需要它们的时候再配发给你。尽管这种实用的策略似乎是隔靴搔痒（你毕竟只是消除了自杀的手段而并非你的自杀意图），但是它将极大地减少你实际自杀的机会。同样，限制你接触诸如枪支之类的物品的机会，将会降低你对自己或他人使用它们的可能性。

策略二：立即找你的精神病医生或心理治疗师就诊

如果你没有安排在接下来的几周内与你的精神病医生和心理治疗师会面，那么请你打电话告知他们，说你有自杀的危险，或请你的核心圈中的一个成员去联络他们。如果完全可行的话，你可以同时找医生和心理治疗师就诊（假定他们不是同一个人），以便他们帮助你制订一项完整的计划，来管理你的自杀冲动、抑郁症或焦虑症状、压力和药物治疗。

当你刚开始想自杀时，你的医生将会采取什么措施来帮助你呢？十有八九，他们开始会问你有关自杀意图的问题，譬如说你一直在琢磨的任何自杀计划和你尝试自杀的历史（如果他们尚未了解此类情况的话）。预期他们会在开始处理你想自杀的原因之前，花些时间探讨此类在你脑海中或许显得最为重要的问题。请你将你的自杀意图的有关情况坦诚地告知他们，即使此类感觉对你来说是陌生的、不相干的或在你看来是可耻的。请你告诉他们，你的情况有多严重，你在家里或许感到不安全，你可以获得武器或其他伤害自己的手段。

某些患者觉得不便于向他们的医生透露他们的自杀冲动的有关信息。根据我的经验，他们担心医生会有如下表现：(1)立刻让他们住院治疗；(2)对他们深表失望，并且觉得这个治疗计划失败了；(3)对自杀的话题感到不舒服。所有此类预期对你来说并非完全的歪曲。事实上，如果你的医生感到你的生命危在旦夕，那么他或她或许真的会让你住院治疗。请你谨记，这对你来说或许是最好的。住院治疗给你提供这样一种机会：便于你获得紧急治疗；“重新部署”；与那些和你有同样感觉的人交谈；重新评估和调整你的药物治疗（另请参见第9章）。住院治疗也将使你远离那种或许会引发你的自杀想法的刺激（例如，某些家人、噪声、你家中的图画、你的卧室、某些类型的音乐、电话铃声）。如果你真的进医院了，那么至少某些住院治疗措施应该涉及你出院后一段时间内的自杀预防计划。

某些医生确实比其他医生能更轻松和有效地应对患者的自杀风险。如果你害怕你的医生(即你的精神病医生和(或)心理治疗师)会对你透露的自杀想法感到不舒服,请不妨将自己的想法告诉他们。你或许会对他们在表达对你的关心时所表现出的友善程度感到吃惊。你的心理治疗师或内科医生也许遇到过许多想自杀的其他患者,并且当他或她了解到事实真相时会发挥最佳的作用,即使这意味着他或她要检查或修改其治疗计划。你的医生或许确实觉得没有妥善地履行自己的职责,但是虑及"他们"的感受并非你的责任。相反,你能够与他们坦率地讨论你的绝望的感觉是至关重要的。

精神病医生有可能会重新评估你的药物治疗方案。他或她或许会考虑到的选择方案包括:在你的药物治疗方案中加入一种抗抑郁剂;如果你已经服用一种抗抑郁剂,那么改用另外一种不同的抗抑郁剂;增加你的心境稳定剂的剂量或追加另一种心境稳定剂。在极端的情况下,他或她或许会建议你进行电休克治疗。如果你有明显的焦虑症状、激动、精神错乱,那么你的医生或许会建议你服用一种安定药或苯二氮平(请参见第6章)。当患者通过药物治疗控制住自己的焦虑和激动的心境时,他或她的自杀的想法有时会逐渐减少(Fawcett et al.,2000)

请尽量对你的药物治疗生效的速度抱有现实的态度。当你已经感觉绝望和悲观的时候,经历一种调整和替换药物的反复试验的时期是令人相当沮丧的。当你的药物治疗方案的首次修正并没有立即达到预期的效果时,你或许会有放弃的冲动。虽然你的自杀性绝望状态几乎无疑会随着适当的药物调整而得到改善,但是你的最糟糕的症状或许需要几周时间才能消失(Fawcett et al.,2000)。尽管如此,即使是较小的药物调整也能在一定程度上对有最严重的自杀倾向的患者产生正面的影响,我对此一直都感到惊奇。48岁的杰勒德,是一位双相(混合)障碍患者,他试图通过把自己反锁在车库里并启动汽车引擎来使自己窒息而死。在他经过一次短暂的住院治疗后,医生在他的心境稳定剂治疗方案中加入了帕罗西汀。他的自杀的想法和意图迅速减少了,而他的抑郁症也消散了,尽管不是那么迅速。

你的心理治疗师会采取什么措施来预防你自杀呢?这个答案取决于他或她的理论取向以及他或她与你合作的时间的长短。大多数心理治疗师都会设法向你提供情感支持,并向你传授处理自杀的冲动的方法(例如,运用分散注意力、放松技巧或认知重组)来缓解你当前的痛苦。心理治疗师和你或许会考察你的自杀想法和行动有关的前因、行为和后果(或许会采用不同的术语)。

许多心理治疗师,特别是那些带有认知行为取向或人际关系取向的心理治疗师(请参见第 6 章),会把自杀的想法或行动视为在一个背景中发生的事情——视为一系列反应中的一个反应。

特定的事件、情境、意象或记忆或许会导致患者产生自杀的想法或行动。反过来,此类想法或行动有时会被其他人无意中予以正面强化。对 39 岁的玛利亚来说,自杀的想法往往在对食物的反应中出现。当她处于抑郁状态时,她会贪得无厌地吃东西,然后对着镜子看自己的体型,觉得自己长得又胖又丑。她一般在这种时刻想自杀。虽然她会在此类时刻从别人那里寻求关于自己外貌的安慰,但是此类安慰很少能减少她自杀的想法。相反,她的自杀倾向会变得越来越严重,然后向更多的人寻求安慰。她的心理治疗师通过如下方法来帮助她打断这一连串的事件:和她一起直接处理她的无节制的饮食问题来进行自我药疗;当她感到自己没有吸引力时形成替代性的思想模式;远离那种寻求关于她的外貌的心理安慰的吸引力。她的治疗师认为,成功地从他人那里获得安慰会无意中强化了她的自杀的想法而不是减轻了她的苦恼。

你的治疗师或许也能够根据更宽泛的生活问题来帮助你表达你的自杀的感觉,譬如说对过去发生的事件感到后悔,或对你的未来感到灰心。他或她也许会通过向你解释自杀的冲动与双相障碍症候群的循环之间的关系,来帮助你理解自己的自杀冲动。最后,你的心理治疗师会帮助你制订一项"安全计划",它包括当你下次出现自杀的冲动时,打电话给他或她或进行住院治疗。也许,他或她会邀请你的家人或密友陪你就诊,以确保他们知晓你的自杀想法,以便他们能帮助你设计和实施一项更为详细的预防自杀的计划(在本章的后面部分有讨论)。

许多此类干预措施在你出现强烈而危险的自杀倾向之前的那段时间内最为有效。当你首次出现自杀的想法时,请务必把它视为你需要找你的内科医生或心理治疗师看急诊的信号。

策略三:利用你的核心圈

"当我开始思考未来的时候,我就陷入了恐慌,也就是在这种时刻我想到了自杀。但是,莫名其妙地,当我和他人相处时,我就会幻想将会发生什么样的事情,这为我注入了某种活力……这给我提供了一种目的感,好像我具备某种影响力或能力,也好像我有一种良好的途径去释放我的精力。这不仅仅是关于摆脱孤独的问题或关于缺衣少食的问题。它是一种能够引人发笑或在某种程度上打动他人的感觉，这让我再次感到自己充满了活力。”

——一位43岁的患有Ⅰ型双相障碍的男士

正如你所知道的那样，本书的一个主题就是那种由你的家人和朋友所组成的核心圈在帮助你保持健康上所发挥的作用。在第9章，我讨论了你的核心圈子中的成员如何帮助你避免你的心境攀升至完全的躁狂发作。当你想自杀的时候，他们也会帮上忙。对上面所引用的那位男士来说，与其他人接触能起到抗抑郁剂那样的作用，给他提供一种从痛苦的情绪中得到解脱的暂慰。当你出现自杀倾向时，与他人接触并获得其支持，对防止你在自杀的泥潭中愈陷愈深无疑是至关重要的。

请你意识到，当你处在最严重的抑郁状态和出现最严重的自杀倾向时，你更可能会拒绝他人的帮助（Fawcett et al.,2000）。在此类时刻，你会觉得自己脆弱不堪，并预期别人会拒绝你。诸如“我无可救药，我将会感到失望，我甚至可能会变得更加糟糕”之类的想法会在你的脑海中翻腾，从而促成你出现绝望的感觉。你或许会开始认为“我得孤零零地面对这种局面——没有人能够真正地帮助我”。通过促使自己从别人那里获得支持来挑战此类认知，这是非常重要的，即使你起初觉得这样做徒劳无益。请你对“与别人接触会令我觉得更糟”的有关证据进行评估。十有八九，你寻求帮助的尝试将会激起他人的怜悯之心，从而反过来将有助于减轻你的痛苦。

在开始时，请你回顾第8章中的“识别你的核心圈子”的练习。当你首先开始想自杀的时候，你的清单上有谁能帮助你？如果你陷入抑郁的或焦虑的状态有些时日了，那么当你需要“发泄”的时候，你会指望谁？这个人（或这些人）是否能够帮助你澄清重要的问题和潜在的解决方案，而不会使你更加抑郁？你会因为向这个人袒露心扉而觉得他或她更加亲近吗？有关抑郁症的少数的正面事件之一，就是它会使你采用你一般不会使用的方式来建立与他人的联系。

请你在评价你的清单时，设法考虑谁可能会以你认为真正有用的方式提供帮助？清单上是否有人能够听你谈论想去死的感觉而不会“极度兴奋”？某些双相障碍患者发现，他们不能和父母谈论此类话题，却可以和兄弟姐妹、朋友、配偶、拉比或牧师进行谈论。就平静而专注地倾听你的诉说并承认你的绝望而不妄加评判而言,你与这个人(不管是家人还是朋友)之间的确切关系或许不及你是否信任这个人那样重要。选择某个不仅具有积极和乐观的风格而且具有现实主义态度的人也是有帮助的。请你不要选择一个“盲目乐观者”。最后,如果你与一个对双相障碍有某种程度的了解的人(请参见第 12 章中工具条中的“患者家人需要了解的有关双相障碍的简要事实表”),或某个亲自经历过抑郁阶段的人有亲密的关系,那么他或她或许能够就应对你的绝望心境的方法提供一个独特的视角。

如果你的清单上没有人能真正符合此类描述,那么请设法选择最接近此类描述的某个人或某些人。请你最好在你的清单上包括尽可能多的人,而不要过于严重依赖某个人。请你把他们的姓名记录在“自杀预防计划”中。

现在,请你考虑如何让你的核心圈子中的成员来帮助你。请回顾一下我在第 10 章开头所提到的三种应对方式(情绪集中应对方式、认知应对方式和分散注意力的应对方式)。首先,请鼓励你的重要他人“倾听你谈论自己的想法和感觉”。请你告诉他们,你并不需要他们来解决你的所有问题或提出那种将会驱除所有的痛苦的“陈词滥调”,你需要他们来帮助你集中关注到底是什么因素导致了你的痛苦和它们为什么会这样。虽然这也许是心理治疗师的拿手好戏,但是如果你有一个善于倾听的朋友或家人,那么请你给他或她一次机会。

其次,请你请求你的朋友或家人“帮助你找到一种避免你的迫在眉睫的危险的方法”。其目标就是要保证你的安全。如果你自己无法给你的医生或心理治疗师打电话,那么让你的朋友去代劳。请让他或她为你保管武器或药片。如果你需要去医院,请让他或她陪你一起去。如果你不想或不能去医院,他或她是否愿意陪在你的身边,甚至在必要时陪你一宿,直到你觉得自己脱离了危险呢?如果你觉得自己无法照顾你的孩子,这个人能否暂时承担这个责任或帮助你安排某个人来照顾你的孩子呢?

第三,运用“分散注意力”的方法。很多双相障碍患者都担心谈论他们的痛苦情绪对其他人而言将是一种负担。如果你担忧这一点,那么请考虑增加你与你的重要他人或朋友一起消磨的低压力和低要求的社会时间。此类活动未必会涉及谈论你与疾病抗争的情况。请你邀请他们与你一起看电影、一起散步、一起驾车兜兜风、一起共进晚餐或一起看书读报。你立即从事那些对你而言具有某种程度的条理性和牵涉到其他人的身体活动或社交活动,譬如说那些列入你的愉悦的活动清单的活动(请参见第 10 章),对分散你对自杀想法的注意力是特别重要的。

觉察到其他人的局限性

你或许会对你的核心圈子中的成员帮助你的能力表示怀疑。如果你所信任的人本身没有患过双相障碍,那么他们无法完全理解你的抑郁的严重程度或为什么你的自杀想法变得越来越频繁,你的这种看法也许是正确的。如果你的朋友或亲属对你生气并坚持要你自己摆脱这种状态,那么你或许会感到苦恼。请你对他们耐心一点。他们的恼怒或许源于对你的命运的忧虑,或源于因为自己无法为你提供更多的帮助而产生的挫折。同样,当他们对你说那些人们在想不出其他话的情况下往往会发出的老生常谈(例如,“我们只有一次生命,我们必须善始善终”)时,请你尽量不要感到灰心丧气。

凯伦现龄 35 岁,她抱怨说,没有人愿意听她谈论自己的抑郁或自杀的感觉。她的典型模式是:花上几个小时与他人谈论她的悲伤,然后对他们说,“现在我感到糟透了”。难怪她的朋友们都感到疲惫不堪,再也不想帮助她了。不时地对你的核心圈子中成员的努力予以奖赏或回报,这点是很重要的。请你记住,他们都在努力地帮助你,即使他们的所作所为并非总是有用的。他们需要“听你”说,你与他们交谈或仅仅是与他们一起消磨时光,对你是有帮助的。跟他们说这些是重要的,即使这种帮助微不足道。

策略四:检查你活下去的理由

当出现自杀的想法和感觉时,你有时会被它们淹没。这是因为自杀在某种程度上是一个认知的过程。当人们感到极度绝望的时候,他们会开始评估自杀的利与弊,以当作解决他们的问题的手段。当你认为你所做的一切都不会产生一个正面的结果时,或你认为你的抑郁症或其他生活问题总是阴魂不散时,你就会开始觉得自杀似乎是一项更为切实可行的选择。反过来,如果你认为自己能够有效地应对生活中的问题,觉得生命具有内在的价值,或觉得其他人依赖于你的存在时,那么你将在最大程度上使自己免于付诸自杀的行动(Linehan,1985; Strosahl et al.,1992)。简而言之,当人们能找到活下去的正当理由的时候,他们就能避免自杀。

玛莎·莱恩汉和她的同事们制作了一份“活下去的理由”的量表(请参见 F 页上的工具条)。这份量表由那些没有自杀倾向的人形成。研究者让这些人写下当他们先前想过自杀而在某个时刻没有自杀的理由、他们现在不会自杀的理由以及他们认为其他人不会自杀的理由(Linehan et al.,1983)。莱恩汉和同事们发现,与那些尝试过自杀或认真考虑过自杀的人相比,那些没有自杀倾向的人在"活下去的理由"的量表填写了更多的项目(Linehan et al.,1983;Osman et al.,1996)。当人们相信他们能克服生活的困境时,并且当他们具有对家庭和孩子的强烈的责任感时,他们就更少可能去做出认真的自杀尝试。

虽然这种逻辑或许看起来显而易见,但是它暗示了当你开始有自杀想法时自己能够采取什么样的措施。当人们想自杀时,他们通常特别难以找到活下去的任何的正面理由(Linehan,1985)。因此,当你感觉良好时,请你列出一张清单,表明如果你开始考虑自杀时你要活下去的理由或为什么不会自杀的理由。这样,当你开始觉得自杀似乎是一项切实可行的选择时,你可以去回顾此类理由。

首先,请你在这份量表中你认为正确的项目上打勾。然后,如果其他项目中并未包括你自己的理由,那么请你将它们填写在空白处。请设法在你觉得自己的心境相当稳定并且没有陷入严重的抑郁状态时做这样的事情。当你陷入抑郁状态时,你或许就难以承认你"活下去的理由",即使你通常可能会认可它们。

你将会看到此类项目涵盖范围广阔的理由,它们包括如下内容:你对自己能够应对和克服困难的信心;你对生命本身赋予的价值;你感到乐观的程度;你对家庭与孩子的担忧;你对社会谴责的恐惧;道德信仰;你对自杀行动本身的恐惧(linehan et al.,1983)。在这些理由之中,某些理由会比其他理由与你更为相关。当你的脑海中闪过自杀的念头时,回顾此类你不想自杀的理由或许会有助于使你避免因冲动而采取自毁的行动。

活下去的理由的量表

如果你曾经出现过自杀的想法或某人曾经向你暗示过它,那么请你在下面这些你为什么不会自杀的陈述上打"√"。

______我对我的家庭负有责任和承诺。

______我相信自己可以学会去适应或应对我的问题。

______我相信我能够掌控自己的生活和命运。

______我认为只有上帝才有权力去结束一个人的生命。

______我害怕死亡。

______我想看着我的孩子们长大。

______生命是我们所拥有的一切,它聊胜于无。

______我有某些我渴望实施的关于未来的计划。

______不管我感觉有多么糟糕,我都知道这种状态不会持续下去。

______我非常热爱和喜欢我的家人,我不能离开他们。

______我担心我的自杀的方法会失败。

______我想要体验生活所能给予的一切经历,我尚未体验到许多我想拥有的经历。

______把孩子们交给别人照顾是不公平的。

______我热爱生活。

______我的心境过于稳定,乃至于我不会自杀。

______我的宗教信仰禁止自杀。

______自杀会对我的孩子们产生有害的影响。

______自杀会深深伤害我的家人,我不想让他们受苦。

______我很在意别人会如何看待我。

______我认为自杀在道德上是错误的。

______我还有很多未完成的事情要做。

______我有面对生活的勇气。

______我害怕自杀的实际“行动”(疼痛、流血、暴力)。

______我认为自杀并不能真正地实现任何目标或解决任何问题。

______其他人会认为我是个软弱的和自私的人。

______我不希望人们认为我不能掌控自己的生活。

______我不希望我的家人事后感到内疚。

请你列出其他活下去的理由:

____

____

____

____

策略五:“改善当下”的工具

某些患者觉得他们的自杀性绝望总是潜藏在幕后,即使当他们把注意力从这种绝望上移开时也是如此。自杀的预防措施可以包括当你不能驱除绝望的感觉时就学会去容忍它。下面是某些“改善当下”的策略,以帮助你忍受自己的苦恼(after linehan,1993)。

很多人在感到孤独、抑郁和想自杀的时候,会转向宗教寻求解脱。对某些人来说,宗教最好是在诸如教堂、犹太会堂或寺庙之类的团体环境下进行实践,但是其他人则更喜欢独自祷告。对某些人来说,祈求上苍向他们赐予力量,给他们提供了一种目的感和归属感。同样,某些人发现精神读物很有用,因为它们使人们从更为广阔的视角来看待苦难。

如果你的抑郁感和想要自杀的感觉伴随有严重的焦虑感,那么你或许能从自我放松的练习中获益。通常来说,放松包括如下内容:坐在一把舒适的椅子上;绷紧和放松你的每一个肌肉群,从脚部开始,然后向上转到脸部;想象轻松和愉快的场景(如躺在沙滩上)。放松练习通常会减少与自杀的想法相伴随的焦虑和兴奋。请你查阅那些可以向你提供关于如何放松和更轻松地呼吸,以及如何录制自己的放松磁带的按部就班教程的书籍(例如,Craske,2001;Davis et al.,2000; Wilson & Wilson, 1996)。

对其他人来说,锻炼身体是有帮助的。很多人报告说,当他们进行健身锻炼后,他们的心情得到显著改善,并且自杀的想法逐渐减少了。当然,在你感到精力不济、兴致索然或不抱希望时,你是难以去锻炼身体的。如果你感到特别没精打采,那么请尝试某些轻松的锻炼,譬如说散步、伸懒腰或在固定自行车上骑上几分钟。请你在健身锻炼的时候专注于你的身体和运动所伴随的身体的感觉。

如果此类“改善当下”的任何任务给你带来正面的体验,那么请你考虑把它们添加到你的行为激活的清单上(第10章)。请你多次地尝试完成此类任务,并使它们成为你的惯常例程的一部分,以尽量发挥它们的作用,做到这点很重要。

制订一项预防自杀的计划

现在,请你设法将所有这些信息整理成一项预防自杀的计划。你可以把下列工具条当作模板来使用。在开始做本项练习时，请你列出你的抑郁症的前驱征兆（请参见第 10 章的练习）。请你务必列出所有的自杀想法或冲动，包括那些看起来稍纵即逝的或无关紧要的想法或冲动（例如，“虽然我开始想到了死，但是我绝不会这样做”）。然后，请你检查本章和前面章节中所描述的自我管理策略的清单。如果你认为，当你体验到自杀的想法或抑郁症的其他征兆时，你和其他人似乎适合去采取清单上的某些措施，那么请你在此类项目上画圈。

接着，请你与你的医生（心理治疗师）和核心圈子中的成员来一起做这种练习，看他们是否愿意在万一你陷入危机的情况下去完成此类任务。如果某个朋友或家人不愿承担某个选项所描述的责任（譬如说，照顾你的孩子，打电话给你的心理治疗师），那么请你考虑把这项任务委派给另一个人。请你在练习的结尾处列出你的核心圈子中的每个成员，并标明可以向他或她委派清单中的哪些项目。

请你把自杀预防计划搁在你的核心圈子中的成员容易找到的地方。把它附在你的躁狂预防合同（第 9 章）上或许是合理的。

* * *

自杀是“暂时性的问题的一劳永逸的解决方案（Fawcett et al.，2000，第 147 页）。但是，对自杀的全神贯注的状态所伴随的那种无法忍受的感觉会令人如此痛苦，乃至于它们似乎是永久性的。做到如下几点很重要：用各种各样的自我管理工具来应对这种状态；从替代性的视角来看待你的状况；重新获取重要的情感支持和实际支持。请坦率地与你的医生和心理治疗师讨论你自杀的冲动，并考虑他们关于紧急医疗的建议。尤其是请你充满希望地相信，你的最严重的抑郁症状最终会消失，而你的心境将会恢复至一个更加过得去的状态。由于当你的心境达到最坏的程度时，你是最难以看到摆脱困境的方法的，所以请你在刚一出现抑郁症的征兆或自杀性绝望时，就设法采用尽可能多的此类策略。

本书的最后一章为自我管理的问题提供了一个不同的视角：在自己出现双相障碍发作后，如何有效地应对你的家庭或工作环境中的问题。双相障碍患者往往在这两种环境中都会遇到麻烦——这种麻烦不能完全归咎于他们自己的行为。他们的许多问题都是源于其他人对这种疾病缺乏足够的认识（请参见第 1 章中玛莎的例子）。我讨论了许多策略，它们将使你觉得自己能够成功地处理你的家庭关系、社会关系和工作关系。正如你在整本书中所看到的那样,对你的疾病进行管理,包括:让他人熟知它的相关事实,自己弄清楚哪些事情将有助于你的康复和哪些事情将无助于你的康复。

自杀预防计划

请你列出你的抑郁发作的预警征兆。

____

____

____

____

____

请在如下事情上画圈:如果你出现一个或多个预警症状,或如果你有自杀的想法或冲动时,"你"会做的事情。

1.把所有的危险武器都处理掉;

2.打电话给你的精神病医生和心理治疗师,请求安排急诊;

3.通过安排奖赏性活动或消遣性活动来实施你的行为激活计划;

4.通过认知重组来挑战负面的想法;

5.向你的核心圈子中的朋友或家人寻求支持;

6.练习放松的技巧;

7.健身锻炼;

8.依赖宗教或精神方面所提供的建议;

9.回顾你活下去的理由的量表。

请你在"你的医生和心理治疗师"能做的事情上画圈。

1.在紧急的情况下为你出诊;

2.修订你的药物治疗方案;

3.安排你住院治疗(如必要的话);

4.帮助你理解你的自杀的想法从何而来以及它们对你和其他人有什么影响;

5.与你一起就行为策略进行合作以应对你的痛苦的想法和情绪。

请你在"你的核心圈子"中的成员能做的事情上画圈。

1.倾听你诉说,确认你的感觉,并向你提供建议;

2.避免对你吹毛求疵或评头品足;

3.通过彼此感到愉快的活动来分散你对自杀的注意力;

4.帮助你承担那些变得繁重或难以履行的职责(例如,照顾孩子);

5.和你待在一起,直到你感到安全;

6.打电话给你的医生,以帮助你安排一次就诊;

7.把你送到医院(如有必要的话);

8.同意将你的武器或药丸保管在远离你的地方。

请列出你的核心圈中的成员,并在每个成员后面标上数字,以标明他们愿意履行1~8个项目中的哪些活动(如合适的话,请列出一个以上的项目)。

______________________________ __________

______________________________ __________

______________________________ __________

______________________________ __________

请列出你的医生的姓名和电话号码。

____________________ ____________________

____________________ ____________________

____________________ ____________________

12.女性患者专用:关于双相障碍与你的健康,你需要知道什么

“我来‘大姨妈’的时候总是很难受,我不知道应该服用哪些避孕药,并且总是担心心境稳定剂会毁掉我的身材,使我看起来又胖又笨。不过,当我回想起我的病情的时候,我最大的难题就是决定在我怀宝宝的时候是否继续服药。我以为自己想清楚这个问题了,但是我的精神科医生告诉我,如果我怀孕了,他就不知道应该如何处理我药物治疗的问题。因此,我只好去找别的医生看病。同时,我的妇产科医生告诉我,如果我打算在怀宝宝的时候服药,他就不再给我看病!我的老公非要我停药不可,而我甚至不知道自己在想什么。所以我停止了服药,然后怀上了宝宝,接着虽然发作了一次而进行住院治疗。但幸运的是,我的宝宝生下来时非常健康。尽管如此,我想我得找一两个人来帮忙。”

—— 一位43岁的患有Ⅰ型双相障碍的女士

“我的男朋友以为我只是出现了经前综合症,可事情根本就不是那回事。我得的病比那要糟糕得多。它就像双相障碍与经前综合症叠加了好几倍,总是使我处于紧张、恐慌和非常恼火的境地,并且伴随着一种连我自己都感到诡异的深深的悲伤。”

—— 一位27岁的患有Ⅱ型双相障碍的女士

“我通过服药来缓解更年期抑郁症,可是这些药物使我的体重猛增,并且使我的荷尔蒙分泌失常。所以我重新给它们取了名字:‘双丙戊酸钠-胖墩’、‘奥氮平-猪’、‘绝望-利培酮’”。

—— 一位52岁的患有Ⅱ型双相障碍的女士

如果你是一位患有双相障碍的女性，那么它除了会给你带来前面章节中所说的挑战之外，还会使你陷入其他独特的困境。尤其是，女性在育龄期所经历的各种阶段和事件会与这种疾病产生相互影响。你可能会面临上述女士所遇到的同样问题和决定。由于在孕期，不仅心境稳定药物会影响胎儿的健康（被称为“致畸风险”），而且未经治疗的双相障碍也会如此，所以你必须仔细权衡此类风险。在遇到育龄期的重大事件时，比如说，青春期（一般在十二岁左右）、怀孕、更年期发作（一般在五十岁之后），双相障碍可能会改变病程，从而需要你保持警惕来调整治疗方案。此外，双相障碍对女性患者的独特影响有时会要求你服用那些与生育功能发生相互作用的药物。本章会处理所有此类挑战。

女性双相障碍患者的病程

了解女性双相障碍患者的如下事实，将有助于你获得最佳的治疗和尽可能好地管理你的疾病：

• 与男性相比，女性患有抑郁症的次数更多，其抑郁症持续的时间更长，并且也更难治疗。因此，与男性相比，你更可能会被误诊为患有复发性重度抑郁症。可能需要等待好几年，你才会被当作双相障碍患者来治疗。比如说，女性患者开始服用锂盐的时间平均比男性患者晚五年半。

• 与男性患者相比，女性患者出现混合发作、快速循环和Ⅱ型双相障碍的情况更加常见。此类症状通常采用复杂的联合用药（例如，心境稳定剂与非典型抗精神病药物相结合）来治疗，从而给你带来特别的健康风险（例如，体重增加）。

• 与男性相比，女性更容易因服用抗抑郁剂而引发更多的躁狂或轻躁狂发作。由于你更容易患有抑郁症，所以医生更可能在不配备心境稳定剂的情况下给你开具抗抑郁剂，从而触发躁狂、混合或轻躁狂发作。

• 与男性相比，女性更容易出现身体不适和疼痛症状。偏头痛、甲状腺机能障碍，以及其他问题会使你的药物治疗方案和日常生活更加复杂。

• 对女性而言，心境稳定剂更可能导致体重增加、胰岛素抵抗、血脂升高，从而影响你的生活质量和幸福感。

• 双相障碍本身——不单纯是它的治疗——会影响女性在孕期和产后期的功能以及月经周期的规律性。双相障碍也与体重和胰岛素相关的疾病有联系，比如说，糖尿病、多囊卵巢综合征以及与月经相关的心境波动。双相障碍女性患者出现产后抑郁症的风险很高。

• 当患有抑郁症时，女性更可能出现反复焦虑，而男性更可能变得有攻击性或容易被激怒。与男性相比，女性更可能出现焦虑症、恐慌症、体型问题和饮食障碍。此类共病症往往需要另外的药物治疗，或需要通过心理教育、相互支持小组或心理治疗来缓解。

一个好消息就是，大量关于双相障碍女性患者的生物学和心理学的新研究结果可以让你获益匪浅。（关于该领域的科学评论，请参见 Burt & Rasgon, 2004; Cohen, 2007; Kenna et al., 2009; Marangell, 2008; Rasgon et al., 2005; Joffe, 2007）我们现在颇为清楚，哪些药物对孕妇来说是最安全的，以及完全停药会带来什么风险。此类知识不仅来源于关于双相障碍的研究，而且来源于关于像癫痫那样的疾病的研究；而诸如双丙戊酸钠、卡马西平、拉莫三嗪等抗惊厥药物是多年来治疗癫痫的标准药物。类似地，我们比以往更为了解心境稳定剂对月经周期等其他生育功能的影响。我们还了解到，在女性患者出现双相障碍发作后，除了药物治疗之外，家庭和婚姻关系对女性的心境稳定来说也是至关重要的。我们也知道，各种形式的夫妻治疗和家庭治疗都有助于预防女性患者复发并缓解抑郁症状（Miklowitz, 2008a）。

因此，你拥有许多积累的知识来帮助你。当你应对双相障碍给女性患者带来的挑战时，请记住本书的主题：为了成功治疗你的双相障碍，你必须与医生以及在很多情况下与你家人进行不断合作。你所作出的许多治疗决策，将不会有或对或错的答案，这或许会令人感到沮丧。此外，你可能不得不在人生的各个阶段作出不同的决策。不过，了解关于双相障碍女性患者的治疗的研究文献，将有助于你作出明智的选择。比如说，你可能会觉得你更能掌控自己或你的胎儿（万一你怀孕了的话）的健康。实际上，对向我咨询的双相障碍女性患者来说，怀孕是她们最关心的事情。因此，让我们从怀孕开始说起吧。

怀孕

"（我的医生）问我是否想生个孩子……我告诉他，我非常想生个孩子。他马上问我，对怀孕时服用锂盐有何打算。我对他说，我的病情对我的威胁明显超过锂盐可能给胎儿带来的潜在问题，因此我会选择继续服用锂盐。然而，他不等我把话说完就打断我，问我是否知道躁郁症是一种遗传性疾病……我也不完全是个傻瓜。我回答说，'我当然知道啊！'在这个时候，他用冰冷而蛮横的语气说——仿佛他觉得这是上帝的真理，毫无疑问，他觉得这是上帝的真理——'你不应该生孩子！'"

"我感到很恶心，非常非常恼火，并觉得深受其辱。我问他，他之所以关心我是否生孩子，是否因为我得了双相障碍这种病而可能会成为一个不称职的妈妈，还是因为他认为我最好是避免给人世间再添一个躁郁症患者。他无视我的冷嘲热讽，或根本就没有领会，回答说，'两者都有！'"

——贾米森(1995，第 191 页)

许多患有双相障碍的妇女问我，她们是否应该生孩子。我希望自己在回答她们的问题时，能够比凯·贾米森不幸遇到的那位医生更加悲天悯人。如我在第 5 章中所说那样，如果你想要孩子，并且具备养育他们所必需的情感能力和实际条件，那么你有充分的理由这么做。平均而言，假如父母一方患有双相障碍，那么其子女患有双相障碍的几率是 9%。在我个人看来，这并非是一个大得足以影响决定是否生育的风险。双相障碍患者并不像亨廷顿氏疾病患者那样携带基因负荷。当父母一方患有这种神经变性疾病时，其子女患有这种疾病的概率是 50%。这样高的风险和亨廷顿氏疾病导致早死这个事实导致许多具有亨廷顿氏疾病遗传体质的父母决定不生小孩。

双相障碍的情况与之迥然不同。患有双相障碍这个事实几乎并未宣告你不宜生育。即使一个子女遗传了你的双相障碍的生物脆弱性，他(她)可能只会出现轻微的双相障碍，甚至可能根本就不会患有双相障碍。当你的子女长大成人时，或许有更好的治疗手段来应对这种疾病。

当然，如果你对现在是否要怀孕还举棋不定，那么你需要采取恰当的措施来防止怀孕，因为双相障碍患者容易发生冲动型的性行为(参见本章关于避孕的那部分内容)。如果(当)你打算怀孕时，请你必须留意关于双相障碍以及如何在受孕后管理你的疾病和治疗的几个事实。

怀孕注意事项

"自打上高中时起，我就时不时地感到抑郁。而唯一真正对抑郁症有疗效的，就是我所服用的药物。当我发现自己怀孕时，我告诉我的医生，说我不打算继续服药了。但当我停止服用药物后，我开始再次感到情绪低落。我对怀孕的感觉甚至都发生了改变。我开始怨恨肚子里的宝宝，埋怨我的生活方式发生了改变，对身材变化和体重增加更是怨气冲天。有一次，我在找妇产科医生看病时哭喊起来，并嚷着说再也不想怀孕了。由于我已经怀孕三个多月，所以他说服我继续服用锂盐。这种药物确实有效果，而我总体说来感觉越来越好，并对怀孕持有更加积极的态度，尽管我还是很担心，此类药物可能会给我的宝宝带来什么样的危害。我现在真是左右为难！”

——一位33岁的具有Ⅰ型双相障碍混合发作病史的孕妇

新研究

阿黛尔·维格拉及同事（2007）在哈佛大学医学院开展的一项研究表明，71%的患有双相障碍的孕妇在孕期内出现过一次复发。绝大多数复发是抑郁性复发或混合复发，而半数左右的复发出现在早期妊娠。孕期内停药的患者复发的比例是继续治疗的孕妇的两倍，而前者处于抑郁状态或躁狂状态的周数是后者的五倍。

1.别相信这个神话：怀孕将保护你免于躁狂症复发或抑郁症复发。实际上，如上栏中资料所表明的那样，孕期是双相障碍复发的高危期，而你可以通过继续服用心境稳定剂来显著减少复发次数。

2.尽管大多数精神病药物至少会给胎儿带来某些风险，但是不服药也会如此。未经治疗的双相障碍会带来重大风险。比如说，某位孕妇会因大量吸烟和酗酒、鲁莽驾车、忘记产前找妇产科医生看诊、不规律的饮食或睡眠不足等原因，而变得躁狂和损害她的健康。

3.警惕“替代性”治疗。某些医生——往往还有你的朋友或家人——会怂恿你在孕期停服处方药物，而代之以草本植物、维生素或其他成药。某些此类化合物可能对孕妇的确有益（例如，叶酸能够降低胎儿出现神经管缺陷的风险）。但是，如我在第6章中所说的那样，并无证据表明，诸如ω-3脂肪酸（鱼油）、亚麻籽油、贯叶连翘、缬草根那样的“天然”化合物能够替代锂盐、抗惊厥药物或抗精神病药物。此外，请你警惕这种常见的臆断：在健康食品店买的非处方药总是比处方药更加安全。

孕前和孕期内保持健康和稳定的心境的原则

• 请注意所有孕妇都应该避免的那些会危及胎儿健康的风险因素：烟草、酒精、毒品、肥胖、不良饮食、咖啡因摄入过量、脱水。

• 就孕期服药或禁药而言，并无严格的规则。比如说，选择服用锂盐还是服用双丙戊酸钠——这往往取决于之前哪种药物使你保持稳定的心境。

• 如果你的心境在孕期内跌宕起伏地变化，那么在孕期继续治疗可能是最稳妥的行为。

• 如果你决定停止服药，那么逐渐降低药物的剂量总是优于骤然停药，骤然停药会使你复发。

• 如果你陷入重度抑郁或出现混合发作，那么电击治疗给胎儿带来的风险要小于绝大多数药物所带来的风险。

• 如果你在孕期内服药，那么请与你的内科医生探讨母乳喂养的风险与好处。

• 孕期和产后是你最容易复发的时期，请你始终考虑除了药物治疗之外，还可以采用心理治疗或夫妻咨询。

• 请将日常活动安排得井井有条，这会有助于尽可能缓解睡眠不足和心境不稳定的状况。

• 请采用心境报表来记录你的心境和药物使用情况，如果你没有怀孕，请用它来记录你的月经周期。

资料来源：Cohen（2007）；Kenna et al.（2009）；Vigurea et al.（2007）；Ward & Wisner（2007）；Yonkers et al.（2004）.

“如果我想怀孕，我的医生能为我做些什么？”

一旦你决定打算怀孕（不管你之前是否怀孕过），你必须与精神科医生和妇产科医生商讨你的怀孕计划。请你确保讨论涵盖如下话题：

• 你当前采用的避孕措施；
• 药物给生育带来的风险；
• 你之前停药（尤其是在之前怀孕）时的心境循环史；
• 你对当前药物的反应；
• 你的身体健康状况；
• 你的月经周期的当前规律和你的生育和月经的历史；

• 受孕对你当前药物治疗方案的风险。

当准备受孕时有效的治疗

当你的心境处于稳定状态时，你可能想在孕前某个时期根据医生的指导来尝试停药。如果试验期一切进展顺利，那么你在早期妊娠可能无需服药。如果早期妊娠也进展顺利，那么你或许能够在整个孕期内都无需服药。不管你作出什么样的决定，你都要坦诚地将自己的顾虑告知医生，并根据你们探讨的结果来进行决策（Yonkers et al.，2004）。

如果你患有严重的双相障碍（例如，你最近出现完全的躁狂发作或混合发作，并有停药时严重复发的历史），那么你或许需要在整个孕期内继续治疗。单独服用锂盐或同时服用锂盐和一种抗精神病药物，一般比服用双丙戊酸钠或卡马西平更加安全（Cohen，2007）。

如果你患有轻微的或中度的双相障碍，并且当前的心境很稳定（例如，一年来你没有出现过重度抑郁症发作；你尽管有轻躁狂，但是没有完全的躁狂），那么你或许可以在受孕前缓慢地停止服药。

绝大多数妇产科医生将会建议你定期进行产前检查，健康地饮食，参加孕妇课堂（尤其如果这是你首次怀孕的话）。他们或许也会建议你服用产前维生素或其他补充物。如果你尚未进行心理治疗，请考虑在怀孕前开始心理治疗，尤其是如果你出现如下情况：不清楚复发的前驱期征兆，生活中遇到重大应激源（婚姻或夫妻感情问题），或对是否要孩子犹豫不决（请参阅第 6 章关于双相障碍的有效治疗的内容）。此类问题对准备怀孕的妇女来说是司空见惯的，不管她们是否患有双相障碍。

“如果我怀孕了，我该怎么办？”

在所有的怀孕中，约 50%的怀孕属于意外怀孕。患有双相障碍的妇女意外怀孕的风险很高，因为躁狂或轻躁狂会导致她们选择冲动的性行为，并且心境稳定药物也会影响避孕药的效果（参阅第 270 页的内容）。当你的心境变得逐渐躁狂时，请参阅第 9 章尤其是“避开危险的性行为情景”那部分的内容。如你所知道的那样，如果妇产科医生熟悉心境障碍以及不同的避孕药对心境的影响，那么你将获益匪浅。

意外怀孕的最大问题就是或许你有了三个月的身孕时才发现自己怀孕，

而在这个时候，许多治疗双相障碍的药物已经对胎儿产生了影响。

如果你在受孕后 17 天至 30 天内服用双丙戊酸钠或卡马西平，那么胎儿出现神经管缺陷（例如，脊柱裂、脊髓周围的脊椎不完全闭合）的风险会增加。

在受孕后 21 天至 56 天内服药，胎儿出现心脏缺陷的风险最大。尽管锂盐是导致胎儿心脏异常的最大风险，但是其几率依然非常小（约 0.1%～0.2%；Yonkers et al.，2004）。

在受孕 8 周到 11 周服药（尤其是服用包括拉莫三嗪在内的抗惊厥药物）会导致胎儿的嘴唇和上颚出现异常；在受孕 8 周到 20 周服药，会导致胎儿颅面发育出现异常。

在罕见的情况下，整个孕期内服用锂盐会与“松软儿”综合征有关：昏昏欲睡、皮肤发青、异常的肌肉紧张。

权衡药物的风险

上述风险足以说服某些妇女，让她们在发现自己怀孕时候停止服药。在你作出决定前，请权衡停止服药的风险与遭受抑郁症或躁狂症的风险孰重孰轻。孕期抑郁症与婴儿出生体重过轻和早产有关，这或许是因为患有抑郁症的孕妇的食欲更差，并且也更少可能得到足够的产前护理。怀孕后期的抑郁症与剖腹产和新生儿特别护理的需要增加有关（Chung et al.，2001）。的确，患有抑郁症的妇女的情绪更加低落，她们也没有足够的精力来准备从阴道分娩。

某些孕妇在躁狂时会冲动地停止服药，并且会实施那些会危及她们自己或宝宝的健康的行为，比如说，滥用药物、鲁莽驾车、与多人发生性关系，等等。患有双相障碍的孕妇如果没有得到治疗，她们也有自杀的高风险。

有效预防

在你决定停止服药前，请与精神科医生和妇产科医生约谈你的决定。如果你停止服药，那么请你循序渐进地减少药物的剂量，从而最终完全停药。骤然停药会极大地增加你复发的风险，并可能危及胎儿的健康。

如你所明白的那样，孕期内是否服药是一个艰难的选择，并且往往是一个令人百感交集的选择。绝大多数医生会在权衡再三后告诉你，如果你在受孕前心境不稳定的话，那么继续服药是个更稳妥的选择。不过，某些药物比其他药物更加安全。

"哪些药物是可以安全服用的?"

美国食品和药物管理局并未批准任何心境稳定剂或非典型抗精神病药物在孕期内使用(Cohen,2007)。不用奇怪,对胎儿来说,只接触一种药物比同时接触几种不同的药物更加安全。某些药物的安全性对比情况如下:

如果你要在锂盐与双丙戊酸钠之间进行取舍,那么锂盐一般被认为更加安全。因为双丙戊酸钠具有在早期妊娠内致畸的最大风险,因此你在孕期内最好换用其他药物。你必须与医生讨论这两种药物之外的其他药物。就给胎儿带来的风险而言,尽管卡马西平和拉莫三嗪比双丙戊酸钠的风险稍低,但是它们也具有自己的不足之处(参阅以下内容)。

如在前面章节中所讨论的那样,一般来说,如果你患有双相障碍的话,那么你最好远离抗抑郁剂,因为它们会有使你出现快速循环或混合发作的风险。不过,某些患有双相障碍的妇女在同时服用抗抑郁剂和心境稳定剂时反应良好。因此,如果你在怀孕前服用抗抑郁剂,并且最近经历过难熬的抑郁时期,那么请你继续服用它们。

请你考虑停用抗惊厥药物(例如,双丙戊酸钠),转而服用非典型或典型的抗精神病药物,例如,喹硫平,甚或历史更悠久的药物氟哌啶醇。它们的致畸风险可能比抗惊厥药物要低,尽管现在颇为缺乏比较研究。某些非典型抗精神病药物例如,利培酮的问题在于它们会增加你的催乳素水平(参阅下面的讨论)或导致体重增加。

"在早期妊娠能做检查吗?"

某些胎儿异常可以在出生前就被检查出来。一个选项就是采用高分辨率的超声技术,在怀孕 10 周到 13 周时检查胎儿的颈褶和鼻骨(唐氏综合征的标志),在怀孕 16 周到 18 周时检查胎儿的心脏形成、脊椎发育、面部/上颚异常以及其他解剖学结构的状况。此外,你一般需要在怀孕 10 周到 13 周检查血液中胎儿甲型蛋白的浓度,并在 15 周到 21 周时进行复查。如果其浓度过高,那么一般会表明胎儿有神经管缺陷。医生可能也会建议你在 16 周至 21 周之间进行羊水检查(检查染色体异常或胎儿感染)。请你与妇产科医生商讨所推荐的检查方案,并且最好是在你开始接受产前护理时。

“在我怀孕时，我如何知道自己是否有抑郁症？”

在怀孕期间或产后期，孕妇会经常出现疲惫、体重增加、无精打采、胃口改变、睡眠困扰等症状，而此类症状与抑郁症是难以区分的。实际上，医生往往错失对怀孕的患者的抑郁症诊断。尽管如此，孕妇在孕期的疲惫状态与临床抑郁症的疲惫状态还是存在重大差异的。

洛丽·阿特舒勒和同事（2008）识别了昭示孕期重度抑郁症的七个症状。在早期妊娠、中期妊娠、晚期妊娠内以及产后都可以出现此类症状。请你查看如下清单，并在其中符合你上周中绝大部分时间内的状态的项目上打钩。

抑郁心境________

愧疚感________

对工作/活动的兴趣下降，参与其中的时间也减少________

语速和动作变得迟缓________

早上或晚上感觉更加难受________

比平常感到更加疲惫________

回避他人________

假如你具有许多此类症状，那么请你考虑找精神科医生或妇产科医生看病，以决定你是否应该重新开始服用你怀孕前停服的药物或增加药物的剂量。假如你接受心理治疗，你或许需要增加治疗的频率。

在产后期，请你填写爱丁堡产后抑郁量表（Edinburgh Post-Natal Depression Scale）。你可以通过登录网站下载该量表。

“在妊娠后期和分娩时我需要考虑什么？”

如果你反应良好，那么请你再次权衡药物的风险与复发的风险孰轻孰重。请你考虑如下事宜并在进入中期妊娠时与医生讨论：

- 药物的致畸风险在中期妊娠和晚期妊娠内依然存在，这包括胎儿出现轻微的身体畸形、出生时体重过轻、早产或后来的行为问题。不过，如果你在早期妊娠内服药并且你的心境保持稳定的话，那么许多医生会建议你继续服药。

- 由于在你怀孕和分娩时，你的身体对药物的代谢情况不同，所以你必须警惕自己和新生儿的药物中毒的迹象。当你的药物血糖浓度达到异常高的水平时，就会发生药物中毒情况。你出现锂盐中毒的迹象包括：定向障碍、呕吐、发烧。医生必须在你分娩后尽快检查你的血液中锂盐(或双丙戊酸钠或卡马西平)的浓度,并可能需要调整你所服用药物的剂量。

- 与医生讨论药物摄入量。锂盐可能会导致缺水。
- 你是否打算采用母乳喂养?
- 你的家人能否在你分娩后精疲力竭的头几周内帮忙照顾你和宝宝,以保证你有足够的睡眠?如果他们不能,那么你有什么选项来确保你能有规律地睡觉(在照顾新生儿的前提下尽可能有规律地睡觉)?

有效预防措施

如果你怀孕并且在服用锂盐、双丙戊酸钠、卡马西平,或其他抗惊厥药物,那么你必须在16周至18周时进行高分辨率的超声检查和血清甲型胎儿蛋白检查,以检测胎儿的神经管缺陷。如果你服用锂盐,那么建议你在20周至24周进行胎儿心动图检查。

分娩后的治疗

"当我们开始说起准备再生一个孩子时,我有产后抑郁症的倾向是一个重要的因素。抑郁症不仅对我个人来说是个麻烦,而且对我的老公来说也真是个大麻烦。他要陪我度过抑郁期,为我操心,还要必须花大把的精力来照看宝宝,并且要应对我陷入抑郁状态时和他相处的方式。我知道,如果我想再怀宝宝的话,我就有得抑郁症的风险——我现在真的难以确定自己是否应该怀孕。虽然我想再为人母,但是我害怕怀孕会影响我身边的人。我经常哭泣。我很高兴,我们终于决定再要一个孩子,但是这是一个艰难的决定。"

—— 一位39岁的患有Ⅰ型双相障碍的女士

对许多患有双相障碍的妇女来说,产后期(一般被定义为从分娩开始算起的六个月)是抑郁症或躁狂症最容易发作的时期。在一般人口中,约有15%的妇女在产后期会出现抑郁症发作。但是,患有双相障碍的妇女出现产后抑郁症的风险要比这高得多。在患有双相障碍的妇女中,有40%到67%的患者会出现产后躁狂症或抑郁症发作。在极少数情况下,她们会出现产后精神病(幻想症或幻觉;Cohen,2007)

毫不奇怪，在孕期内患有抑郁症的妇女也极可能出现产后抑郁症。这是妇女之所以需要在孕期内接受对抑郁症的有效治疗的另一个原因。

“什么是产后抑郁症？”

有效预防措施

在分娩前后一两天开始服用或重新开始服用锂盐会有助于预防产后抑郁症或躁狂症。

产后抑郁症发作并非完全与“产后沮丧”相同，后者是产妇的荷尔蒙在分娩后三五天内进行重新调节的症状。在该期间，你可能会经常哭喊，感到特别悲伤，觉得自己不是一个称职的妈妈，仿佛自己犯了一个大错，发现自己难以集中注意力或难以入睡。一般来说，在你分娩后十天之内，这种状况就会得到减缓。相形之下，产后抑郁症发作至少会持续 2 周时间（如果没有得到治疗，则会持续更长时间），表现出抑郁症的全部症状，并且患者难以发挥正常功能。患有产后抑郁症的母亲生下的宝宝一般会出现情绪、认知和行为等方面的问题，而其中某些问题可以在几个月内被检查出来（Forman et al.，2007；Segre et al.，2007）。

一个好消息就是，孕妇在分娩前或在分娩后一两天内开始服用或重新开始服用锂盐，会把产后躁狂症或产后抑郁症发作的比例从 50%降低至 10%（Cohen，2007）。反过来，一旦母亲的产后抑郁症得到减轻，她们的宝宝在身心发育上也会“赶上”那些没有患上产后抑郁症的母亲生下的宝宝。至于双丙戊酸钠或非典型抗精神病药物是否具有同等的预防产后抑郁症或躁狂症的功效，我们知之甚少。

某些产妇在产后会出现甲状腺激素水平下降的情况。甲状腺机能衰退的迹象包括掉头发，极度疲惫、容易悲伤、母乳减少，等等。请你向医生咨询，产后是否需要服用甲状腺补剂（参阅以下内容）。

有效预防措施

母乳中含有你所服用的任何精神病药物。因此，如果你采用母乳喂养，那么请你在给宝宝喂奶后并在他或她较长时间“小睡”醒来前服药。

“如果我想采用母乳喂养，那该怎么办？”

尽管大家都知道母乳喂养有利于母婴双方的健康，但是，你可能会担心自己所服用的药物会给宝宝带来不利影响，这也是情理之中的。《小儿科》杂志上面最近的一篇综述(Fortinguerre et al.,2009)断言，尽管在母乳中含有绝大多数精神病药物，但是它们对婴儿的不良影响是迥然不同的。

尽管在新生儿的血液中检测到锂盐和抗惊厥药物，但是关于母亲是否应该在哺乳期服用它们存在争议。美国儿科医生学会建议，妇女在哺乳期根本就不应该服用锂盐，但是这种建议所依据的数据非常有限。实际上，维格拉的一项研究(Viguera et al.,2007)表明，接受母乳喂养的婴儿的血锂浓度只有其服用锂盐的母亲的25%，这比人们的预期值要低得多。而且，此类婴儿并未出现严重的生长或发育迟缓或其他严重的不利影响的情况，而婴儿的实验室检验结果的微小变化似乎达不到临床显著水平。

尽管锂盐或双丙戊酸钠对接受母乳喂养的婴儿的实际风险(锂盐的副作用：镇静、喂养不良、脱水、肌肉痉挛；双丙戊酸钠的副作用：昏昏欲睡、镇静)看似较低，但是如果你采取如下几项预防措施，那么你在服用药物时感到更有把握：

- 确保你和宝宝保持足够的水分；锂盐的一个副作用就是快速脱水，从而使你或你的宝宝看起来像突然发烧。
- 在哺乳后或你的宝宝开始睡好一阵子时服药，以降低你在下次哺乳时母乳中的药物含量。
- 确保妇产科医生至少每月一次检查你和你的宝宝的血液中锂盐或双丙戊酸钠的浓度，以规避药物中毒的风险，尤其是当你的宝宝出生不足10周时。
- 与医生探讨如何简化你的药物治疗方案，以便你在保持心境稳定的前提下尽量少服药，并且尽量减少药物的剂量。

当然，你可能不会服用锂盐或双丙戊酸钠。在这种情况下，请参考如下建议：

- 如果你在服用卡马西平，那么请你密切注意新生儿的进食减少、镇静或痉挛等迹象。有少数婴儿会出现暂时的肝功能失调的情况。
- 如果你在服用拉莫三嗪，尤其是如果你最近才开始服用它，那么请你确保检查你和宝宝的皮疹情况(参阅第6章)。产后期是服用拉莫三嗪后出现皮疹的高风险期，如果你开始感到奇痒无比，那么你基本上需要停止服用这种药品。

● 抗精神病药物似乎是哺乳期最安全的药物，尤其是当服用的剂量很低时。然而，如你在前面章节中所了解的那样，某些此类药物，特别是奥氮平，会导致你的体重猛增，从而使你面临患上糖尿病的风险。当母亲服用抗精神病药物时，某些接受母乳喂养的婴儿会出现镇静和昏昏欲睡的症状。

哺乳和睡眠规律性

哺乳的母亲的睡眠—觉醒周期比采用牛奶喂养的母亲更加混乱，从而使你面临躁狂症复发的风险。在产后期，获得有规律的睡眠对你来说尤其重要，但是产后期也是你最难获得有规律的睡眠的时期之一。

当然，进行母乳喂养是一个带有非常浓厚的感情色彩的决定。当你分娩后，你或许不会首先想到哺乳对你的睡眠周期的影响。尽管如此，也请你权衡哺乳的益处和风险。如果你决定哺乳，那么请你谋求你的家人（丈夫/伴侣、姻亲、兄弟姐妹）和其他人的支持，以帮助你在夜间照料宝宝，以免这些任务干扰到你的睡眠周期（Joffe，2007）。

"产后期可以进行什么样的其他治疗？"

产后期对每一位产妇来说都是一个非常紧张和混乱的时期。尽管你极可能沉浸在初（再）为人母的激动和喜悦中，但是你也需要应对宝宝的病情（或其他子女的病情）、姻亲的迟日旷久乃至有时引发矛盾的探访、始料不及的日常事务等。你可能觉得自己对丈夫或伴侣比以往更加亲密，但是，你们也可能比以往发生更多的争吵，这也是可以理解的。如果你有份工作，尽管你不想回去上班，但是你的雇主可能催促你重返岗位。此类应激源和你的生物脆弱性交织在一起，会导致你出现产后抑郁发作。

某些患有双相障碍的妇女选择在产后期（除了服用心境稳定剂之外）服用抗抑郁剂，以便应对焦虑症和抑郁症。如果你之前对此类药物反应不错，并且它们也未导致你出现混合发作或快速循环，那么你可以考虑服用辅助性的抗抑郁剂来应对产后抑郁症。由于抗抑郁剂对母乳转化率的影响各不相同，所以请你与医生商讨哪一种最适合你。尽管某些医生会向你推荐舍曲林、帕罗西汀、氟伏沙明而不是氟西汀、岁太来、依地普仑（Fortinguerra et al.，2009；Hale，2002），然而很少有关于双相障碍的研究。选择性五羟色胺再摄取抑制剂对婴儿的健康风险包括镇静、恶心和进食减少。

许多妇女在产后拒绝心理治疗，因为她们认为自己的情绪波动是荷尔蒙、睡眠干扰或单纯的疲惫所导致的。诚然，此类因素会影响你的心境。但是，你的抑郁症或许会发作，而你产前的抑郁症状或许会雪上加霜，或者你可能会出现混合发作（带有兴奋、轻度躁狂或完全躁狂的抑郁症）。如果你之前接受过心理治疗，那么现在是与心理治疗师重新联系甚或继续开展心理治疗的大好时机。

如果你没有精力或财力接受个体心理治疗，那么你可以考虑其他应对抑郁症的措施，比如说，参加新妈妈支持小组、瑜伽、静修课程，等等。请回顾本书第 10 章的内容，尤其是关于行为激活的部分（安排愉悦的活动）。请参阅《穿越抑郁的正念之道》（*The Mindful Way Through Depression*）（Williams et al.，2008），或大卫・伯恩斯所著的《感觉良好》（*Feeling Good*）这两本书。前一本书附有一张关于正念静修练习的光碟。

避孕选择

有计划地怀孕显然会使你更能掌控你的双相障碍和宝宝的健康发育。这也是有效避孕之所以显得重要的原因之一。即便你准备怀孕，你也必须了解你所服用的精神病药物与口服避孕药（避孕丸）之间的相互作用。某些包括卡马西平、奥卡西平片、妥泰在内的抗惊厥药物会增加像雌激素那样的性荷尔蒙的代谢水平，并加快避孕药的代谢速度。换言之，它们可能降低你所服用的避孕药的避孕效果（Ward & Wisner，2007）。因此，如果你正在服用此类精神病药物并不打算怀孕的话，那么你或许需要采用不同形式的避孕措施，比如说，阴道隔膜、安全套或具有更高剂量的雌性激素的避孕药（Joffe，2007）。

避孕药也会通过降低某些精神病药物（尤其是拉莫三嗪）的浓度而降低它们的疗效。因此，如果你在服用避孕药，那么你可能需要增加拉莫三嗪的剂量，或者采取其他避孕措施来使你保持稳定的心境。同样地，如果你骤然停止服用避孕药，那么你的雌性激素水平会下降，而拉莫三嗪的浓度会陡然上升，从而增加你出现皮疹或史蒂芬斯-强森综合征（Stevens-Johnson syndrome）的风险（参阅第 6 章）。因此，请你确保医生知道你何时开始服用或停止服用避孕药。

双相障碍与月经周期

你可能发现自己的月经周期受到了双相障碍的影响——这种疾病的生物

学和你所服用的药物都对它产生影响。典型的月经不规律包括月经缺乏(闭经)、月经周期超过 35 天(经量异常)、每月的月经周期都长短不一。一般来说,不规律的月经周期是指月经周期少于 25 天或超过 35 天,而约有 15%至 20%的妇女会出现这种情况。

新研究

哈迪琳·约菲和同事在麻省总医院发现,患有双相障碍的妇女的月经不规律的比例(约 34%)要高于患有抑郁症的妇女的比例(约 25%),或高于没有患心境障碍的妇女的比例(约 22%)。患有双相障碍的妇女更可能更早出现月经不规律的情况。

正常的抑或是不正常的月经不规律?

医生应该了解你的详尽的月经周期史,尤其是当你因服药而出现体重增加或出现月经不规律的情况时。月经不规律有两种原因:正常的与不正常的原因。典型的原因包括刚刚到达青春期(少女)、给婴儿哺乳或接近更年期。更棘手的原因包括多囊卵巢综合征、催乳素水平上升(一般由某些抗精神病药物导致)、甲状腺机能减退、脑下垂体前叶良性增生、锻炼过度或体重骤减、严重的心理压力。

药物对月经不规律有何影响?

如果你最近出现月经不规律的情况,那么你需要了解这种不规律的情况是否出现在你服用诸如锂盐、双丙戊酸钠和非典型抗精神病药物那样的药物之前。根据纳塔利·拉斯冈和同事的研究,约有 50%的患有双相障碍的妇女报告说,在她们第一次服药之前就已经出现月经周期不规律的情况。但是,即使你早就出现月经不规律的情况,你所服用的药物也会使它们雪上加霜,因为心境稳定剂会对下丘脑-腺垂体-性腺(HPG)轴产生影响,并对睾丸代谢分子产生外围影响。双丙戊酸钠对月经周期的影响超过锂盐(Joffe et al.,2006)。请你与医生探讨如下事宜:月经不调会降低受孕率并导致长期疾病,例如骨关节炎、非胰岛素依赖型糖尿病和心血管疾病,等等(Kenna et al.,2009)。

心境变化

有效治疗

你的心境图表有助于你理解月经失调或心境变化是否与你的双相障碍的生物学因素或你所服用的药物有关,或者与这两者都无关。

绝大多数妇女都报告说,她们的心境症状——尤其是抑郁症和焦虑症——在月经期变得更加糟糕。但是,患有双相障碍的妇女的心境变化受月经的影响更为强烈(Rasgon et al.,2003)。

我们很难区分前因后果:究竟是你的心境变化使月经变得更加没有规律?抑或是你的月经使你的心境雪上加霜呢?你所服用的药物使你的月经周期恶化还是更好?避孕药是否降低了月经对你心境变化的影响?同样地,当你不太确定时,请你在心境表格中记录你的月经周期的情况。某些妇女发现,她们所服用的药物使她们的月经愈发失调,而之前她们以为那只不过是她们的生理方面的固有特征。其他妇女则发现,她们之前把月经失调归咎于她们所服用的药物,而实际上此类失调是由她们自身的生理原因造成的。

第 8 章中的心境图表有助于你记录你的月经的开始和结束的情况。请你在下一次找精神科医生或妇产科医生看病时,将填写完的图表带给他们看,并与他们探讨你的选择。医生或许会决定让你停服某些药物或改变药物的剂量,以查看你的月经周期(以及相关的荷尔蒙失调的情况)能否恢复正常。

与双相障碍相关的其他身体疾病及其治疗

你所服用的治疗双相障碍的药物会导致许多内分泌(荷尔蒙)疾病甚或使它们恶化。其他内分泌失调可能就是导致双相障碍这种疾病本身的生物学因素。在某些情况下,药物和双相障碍的生物学因素共同导致了内分泌失调。至于你如何处理内分泌失调的问题,这可能要取决于它的主要原因是什么。

多囊卵巢综合征(PCOS)

多囊卵巢综合征是一种内分泌失调的疾病,它会增加你患有 2 型糖尿病、子宫内膜增生(子宫癌的预兆)、心脏疾病以及受孕率降低的风险(Kenna et al.,2009)。在出现多囊卵巢综合征的妇女中,约有半数的妇女有严重的体重问题(某些体重问题是由她们所服用的心境稳定药物所导致的)。顾名思义,多囊卵巢综合征的迹象包括卵巢上有异常囊肿、面部痤疮、男性型秃头、汗毛生长过盛、体重增加、睾丸激素过高(Thase,2006)。这种疾病可以通过排卵频率降低、雄激素过多症(睾丸激素等雄性类固醇水平上升或对它的敏感性上升)、胰岛素抵抗、不孕症等症状来进行诊断。卵巢上的异常囊肿可以通过超声波仪器来检测,而雄性激素过多症一般通过性类固醇(例如,睾丸激素)和生殖激素(例如,雌激素或孕酮)的验血来进行检测。

多囊卵巢综合征和其他生殖疾病的有效预防措施

在你开始服用任何新的心境稳定药物后,请密切关注月经不规律或体重显著增加的迹象。

尽管在一般人口中,5%的妇女会患有多囊卵巢综合征,然而,如果你服用双丙戊酸钠的话,那么你患有这种疾病的风险会增加。尽管多囊卵巢综合征与双相障碍或许有相同的遗传基础(Jiang et al.,2009),但是双丙戊酸钠会显著增加你患有前一种疾病的风险。第 6 章表明,在患有双相障碍的妇女中,头一年服用双丙戊酸钠的患者有 10.5%出现月经不规律的情况和雄性激素过多症,而服用锂盐或如拉莫三嗪那样的抗惊厥药的患者只有 1.4%出现同样症状(Joffe et al.,2006)。当女性患者停止服用双丙戊酸钠后,她们的月经周期得到改善,而睾丸激素的水平也随之降低。

然而,当你服用双丙戊酸钠并出现月经不规律的状况时,不要以为你患有多囊卵巢综合征。月经不规律也昭示着意外怀孕、催乳激素水平上升(参阅以下内容)、压力或更年期的开始(本章其他地方也都有阐述)。

其他抗惊厥药物——尤其是卡马西平和奥卡西平——也容易使妇女患上多囊卵巢综合征。锂盐和拉莫三嗪似乎更少与多囊卵巢综合征有关。

请你至少记住这点:当你服用双丙戊酸钠、卡马西平或奥卡西平等药物,并且出现月经不规律、体重猛增、汗毛增生或出现上述其他生殖性疾病的迹象,那么你必须检查你的雄性激素水平,甚或必须通过超声波仪器来检查你的卵巢是否有多囊性变化(Isojarvi & Tauboll,2005)。如果真的出现上述症状,那么你极可能需要停止服用此类抗惊厥药物,并换服其他心境稳定剂(例如,拉莫三嗪)。在你停服双丙戊酸钠后一整年内,你的月经周期都可能不会恢复正常(Joffe,2007)。

催乳激素水平上升

催乳激素水平上升(高催乳素血症)会危及你的健康,因为它会增加你患乳腺癌的风险,并且当你的月经频次降低时,会导致雌性激素的产量过少。雌性激素水平过低会反过来导致不孕,降低骨质密度,从而给你带来患有骨质疏松症的风险(Joffe,2007)。当催乳激素水平上升时,它会导致月经频次减少、乳溢症(非正常泌乳)、乳房增生、闭经、偏头痛或性欲减退(Ali & Khemka, 2008)。

如果你的药物治疗包括某些抗精神病药物的话,那么你患有高催乳素血症的风险会更高。在服用利培酮的患者中,有48%至88%的妇女出现高催乳素血症。诸如氯丙嗪和氟哌啶醇那样的"典型"的抗精神病药物也会导致你血液中催乳激素水平上升。因此,如果你有乳腺癌家族史,那么你在服用此类药物时检查你的催乳激素水平就显得尤为重要。

如果你的催乳激素水平上升,不过并未出现月经不规律的迹象,那么你可能不需要对它进行治疗。但是,如果你有高催乳素血症活跃的症状,那么你可能需要停止服用抗精神病药物,而换服一种不太可能导致催乳激素上升的药物,比如说,喹硫平、阿立哌唑、吉布利酮等。如果医生检查出你的雌性激素水平过低而催乳激素水平过高,那么他(她)可能会建议你服用一种可以提升雌性激素水平的荷尔蒙避孕药。

体重增加与代谢综合征

尽管双相障碍的男性和女性患者出现肥胖症的风险都会增加,但是女性患者的风险更高。肥胖症一般被界定为体重的指标为30公斤/平方米或更高;体重超标一般被界定为至少有25公斤/平方米(如果你想采用英镑和英寸来计算你的体重指标,那么请利用网站上的在线计算器)。或许在你服用精神病药物之前,你就为体重超标的问题而苦恼;而此类症状被推测为双相障碍这种疾病的一部分。尽管如此,药物会使你之前存在的体重超标的问题雪上加霜。

体重增加和肥胖症一个特别令人担忧的影响就是代谢综合征,它是由胰岛素抵抗或葡萄糖耐受不良(身体无法正常利用胰岛素或血糖)、高血糖症(血糖过高)、腹部脂肪组织过多、血脂异常(一般由甘油三酯偏高、高密度脂蛋白偏低、低密度脂蛋白胆固醇偏高来表明)、高血压等症状构成。代谢综合征会影响16.7%至49%的双相障碍患者,并且与一般的体重问题那样,对女性患者的影响更大(Kenna et al.,2009)。肥胖症和代谢综合征是包括糖尿病、高血压、心血管疾病在内的严重健康问题的危险因素。

为了避免患上代谢综合征,你能做的第一件事就是弄清楚特定药物对体重增加的影响。不管你服用的是非典型抗精神病药物、双丙戊酸钠抑或是锂盐,请你要医生检查你的代谢综合征的证据(例如,检查你的胆固醇和甘油三酯的水平,进行空腹血清胰岛素检验或葡萄糖耐受性检验、血脂分析,等等)。如果你在服用此类药物后出现身体反应不佳的迹象,那么请你与内科医生探讨其他的治疗方案(参阅本页边栏的内容)。某些治疗双相障碍的药物的疗效更好:比如说,与服用双丙戊酸钠的双相障碍患者相比,服用非典型抗精神病药物的患者的体重增加更多(Novick et al.,2009)。而在非典型药物中,吉布利酮和阿立哌唑对患者体重的增加的影响就似乎比奥氮平要小。喹硫平和利培酮与体重增加都有关系,但是其关系都不如奥氮平与体重增加的关系那样明显。绝大多数非典型抗精神病药物和双丙戊酸钠都与胰岛素抵抗或血脂异常等风险相关(Kenna et al.,2009)。

有效治疗

如果你的体重开始增加,那么请你与医生商讨改变你所服用药物的剂量;在一天中的不同时段服药;换服那种体重增加风险更低的药物(例如,阿立哌唑和拉莫三嗪),或补服二甲双胍(Glucophage)来促进减肥。

在抗惊厥药物中,拉莫三嗪对体重增加的影响似乎比锂盐或双丙戊酸钠更小。尽管妥泰具有减肥的特性,但是关于它稳定心境的功效的证据并不多见。如果你的体重在增加,那么医生可能会建议你补服二甲双胍。它是一种治疗糖尿病的药物,似乎能够促进你减肥而较少出现副作用。

当然,如果你的体重增加,绝大多数医生将会建议你坚持锻炼并保持健康的饮食习惯。虽然我们大家都知道此类生活方式调适的重要性,但是当你陷入抑郁状态时,你会非常难以做到,从而导致你对自己更加失望。如果你没有按照计划坚持锻炼或保持健康的饮食习惯,请你尽量不要对自己过于苛刻——当你的心境得到改善时,你或许能够恢复此类健康的生活方式。

甲状腺机能障碍

抑郁症似乎比其他类型的精神疾病更容易导致甲状腺机能障碍。请你对此类疾病保持警惕,尤其是甲状腺荷尔蒙产量过低或甲状腺机能减退症。与男性患者相比,女性患者出现甲状腺机能减退症的几率更高。女性患者首次出现甲状腺机能障碍的时间不等,有的是在月经初潮前后出现,有的是在分娩之后出现,有的则是随着正常衰老而出现。甲状腺机能障碍的致病因素有很多,例如,自身免疫性疾病、碘缺乏病、遗传以及某些药物。

有某些证据表明,快速循环与甲状腺机能减退(二者在女性患者中更为常见)有关,但是并非所有的研究都证明这点。锂盐抑制了某些患者的甲状腺荷尔蒙水平,从而导致甲状腺机能减退。因此,医生必须把检查甲状腺水平作为血液常规检查的一部分,尤其是当你开始服用新药时。

如果你出现甲状腺机能减退症状,那么你可能需要服用像左旋甲状腺素(Synthroid)那样的甲状腺补充物。由于甲状腺补充物会降低抑郁症发作的频率,所以你未必需要出现甲状腺机能减退症状才开始服用它。但是,如果你开始服用甲状腺补充物,那么请你对甲状腺机能亢进症保持警惕,因为它有使你出现心房颤动或骨质疏松症的风险。甲状腺机能亢进的症状颇为明显:月经周期改变、感到火热或流汗、心悸、"咸乎乎的皮肤"、体重或胃口变化、焦虑、经常拉肚子或排便。医生可以采用标准的血液检验来判断你是否出现甲状腺机能亢进。如果你出现甲状腺机能亢进症状,那么你或许必须停止服用甲状腺补充物或改服其他补充物。因此,服用甲状腺补充物是一个需要仔细把握分寸的举措。但是,当你出现难以治疗的抑郁症时,一个更为简便而有效的措施就是服用甲状腺补充物,而不是补服另外的心境稳定剂或非典型抗精神病药物。

偏头痛

偏头痛与心境障碍或焦虑症(尤其是恐慌症)存在明显的关联。一项最近的研究表明,有偏头痛的女性患有双相障碍的比例是没有偏头痛女性的四倍,并且前者患有抑郁症的比例是后者的两倍(Jette et al.,2008)。尽管男性患者也会出现偏头痛,但是女性患者出现偏头痛的比例至少是男性患者的两倍。女孩一般在月经初潮前后出现偏头痛,并会在月经前期或月经期间重复出现这种症状。偏头痛比普通的头痛糟糕得多:它们一般从早上开始,至少持续四个小时;只在头部的某一侧出现,让患者产生头部一跳一跳的感觉;身体活动会使偏头痛加剧;经常需要患者卧床休息。为了治理它们,你可以服用专治偏头痛的药物,例如,佐米曲普坦(Zomig)。不过,也可以通过服用双丙戊酸钠或其他抗惊厥药物来治愈它。如果你患有偏头痛,那么请你避免服用像利培酮那样会增加泌乳素水平的药物。

尽管锂盐可以改善偏头痛的状况,但是它并非被视为治理偏头痛的首选药物。虽然实验表明,历史更为悠久的一种抗抑郁剂——阿米替林(Elavil)能降低偏头痛的频率,但是当你患有双相障碍时,就难以服用这种三环抗抑郁剂,这使得它成为一种有风险的选项。一般来说,确保与为你治疗偏头痛的医生与精神科医生相互沟通,探讨此类药物对你的心境的影响以及它们与你所服用的心境稳定剂之间潜在的药物相互作用。

更年期

“进入更年期真是一个地狱。我最终通过服用类雌激素补充物才使心境稳定下来,而过了这么多年,我的医生现在要求我停止服用类雌激素补充物。他难道不明白,假如没有它,我的生活会一塌糊涂吗?”

——一位52岁的患有Ⅱ型双相障碍的女士

现在人们对双相障碍与更年期这二者之间的关系知之甚少,除了知道更年期是出现心境波动和双相障碍复发的风险期之外。一项研究表明,20%的处于更年期的患有双相障碍的妇女报告有心境恶化的情况,并且一般说来,抑郁症状多于躁狂症状。约有三分之一的患有双相障碍的妇女在更年期后出现快速循环(Blehar et al.,1998)。

有效解决方案

如果你的心境在更年期前后变得更加糟糕,那么你或许需要增加你所服用的非典型抗精神病药物的剂量。你或许还需要减少拉莫三嗪的剂量,因为它会影响你的雌性激素的水平。

当然,你的心境在更年期前后或之中出现恶化,这并非意味着这完全由荷尔蒙导致的。许多女性患者在年届五十岁或五十多岁时,会经历其他生活变故,包括离婚、再婚、疾病、父母亡故、子女自立门户等。

因此,如果你步入围绝经期的年龄,并开始出现心境不稳定或恶化的情况,那么请你找妇产科医生做内分泌系统的检查(例如,卵泡刺激素、雌二醇、黄体化激素、甲状腺激素等激素的水平),并向精神科医生咨询,是否需要调整你所服用药物的剂量。此外，你通过心理治疗或群体治疗来探索最近的生活变故对你的情绪健康和身体健康的影响。

某些患有双相障碍的妇女决定采用激素替代治疗（HRT）（一般是雌性激素和孕酮，尽管某些妇女只服用雌性激素）。有证据表明，激素替代治疗有助于妇女在经历围绝经期转型时稳定自己的心境，它还能减少像潮热那样的症状。激素替代治疗还给患者带来健康方面的其他益处，比如说，增加骨质密度。不过，也有案例报告说，采用激素替代治疗的妇女会变得躁狂或出现快速循环（Arnold，2003），从而增加她们患有乳腺癌和心脏病的风险。请你与妇产科医生和精神科医生探讨激素替代治疗这个选项，并登陆网站，及时掌握这个日新月异的领域的有关知识。

新研究：关于心境和（月经）周期的哈佛研究

这项研究涉及976名年龄介于36岁与45岁之间的患有抑郁症和没有患有抑郁症的妇女，旨在考查抑郁症是否影响妇女的围绝经过渡期；这个时期紧邻绝经前，而女性患者的身体在该期间会发生许多生物学变化和荷尔蒙变化（Harlow et al.，2003）。平均而言，妇女的围绝经期从47.5岁开始，并会持续四到八年的时间。在这个时期，妇女的卵巢功能会衰退，而复发抑郁症的风险会增加。

与没有抑郁症病史的妇女相比，患有抑郁症的妇女出现月经初潮的时间更早。在一项为期三年的跟进研究中，具有抑郁症病史的妇女比没有抑郁症病史的妇女更早步入围绝经期，尤其是当她们患有重度抑郁症并服用抗抑郁剂时。此外，与没有患抑郁症的妇女相比，患有抑郁症的妇女的卵泡刺激素和黄体化激素的水平更高，而雌激素的水平则更低。

虽然此项研究没有双相障碍患者参加，但是其结果可能和你有关：当你步入更年期时，你可能会比同龄人更早出现围绝经期症状，尤其是当你服用抗抑郁剂和心境稳定剂时。如果你的月经周期开始变得不规律、偏短，或你出现排卵期出血或闭经，那么请你找妇产科医生检查你的荷尔蒙水平并确定你是否可能步入更年期。某些妇女倾向于在这个时期采用激素替代治疗。

你在本章所学的某些内容或许让你感到沮丧，并使你觉得陷入“服药不行，不服药也不行”这样的困境。的确，双相障碍的女性患者比男性患者需要更高的平衡艺术，并且你需要作出的决定往往看起来颇为不公平。幸运的是，你可以调整治疗方案，来尽可能降低药物在孕期的致畸危险和对你的月经周期的影响，并尽可能降低你出现多囊卵巢综合征、代谢障碍、甲状腺机能障碍或高泌乳素血症的几率。在你开始服用新药前，请你与医生探讨减轻药物副作用的方法。请你记住，包括阿司匹林在内的所有药物都有长期的副作用。

最后一章为自我管理的问题提供了一扇不同的窗口：如何在你出现双相障碍发作后有效应对你的家庭环境和工作环境。双相障碍患者往往在这两种环境中都遇到麻烦——那些并非完全归咎于她们自己的行为的麻烦。她们的许多问题其实源自其他人对双相障碍这种疾病缺乏足够的认识（请参阅第1章玛莎的例子）。

我将会讨论一些有助于你协调家庭、社交和工作关系的策略。如你在整本书中所看到的那样，管理你的双相障碍涉及让他人了解这种疾病的有关事实，并且涉及使你明白什么措施会有助于或无助于你的康复。

13.有效地应对家庭和工作环境中的问题

双相障碍这种疾病给患者在家庭中的日常生活和工作事务带来了重大的挑战。当你的家人第一次了解你的疾病,他们或许会表现出支持的、冒昧的、焦急的或愤怒的行为。某些家人或许会急于向你提供帮助,而其他家人或许对你表现出公开的排斥。但是,即使在每个家庭成员都似乎适应了家中有人罹患双相障碍后的生活后,当患者出现下一次双相障碍发作时,困境也往往会重现。

同样,你或许会在工作场所中遇到挫折。虽然你想去上班并且卓有成效地工作,但是你并不知道怎样去处理如下方面的问题:这种疾病带来的耻辱,雇主或同事对你缺乏了解,或工作场所的要求与你为管理你的疾病所做的尝试相冲突。我们从许多研究中得知,双相障碍的症状会影响患者在家庭和工作场所中正常运作的能力(Coryell et al.,1993; Dion et al.,1988; Goldberg et al.,1995; Miklowitz & Goldstein,1997)。令人欣慰的是,你可以通过学会各种各样的沟通技巧和自我照管策略,来成功地应对你的家庭和工作场所中的冲突和要求。

你还记得马莎(第 1 章)吗?当她出现躁狂发作并住院治疗后,她的孩子们变得多疑、孤僻和胆怯。她的丈夫在通过他俩的夫妻心理咨询更好地了解这种疾病之前,也在某些时候对她表现出排斥的行为,而在其他时候则表现出过度保护的行为。玛莎在重返电脑编程的工作岗位后,发现自己难以专心地工作。她觉得电脑屏幕最近变得模模糊糊,并且忘记了如何使用她以前操练得炉火纯青的程序。她的老板很快就对她的低劣表现感到恼火。她的同事在了解她的困境后,也对她敬而远之,甚至似乎会在她在场时感到惴惴不安。

如果你最近从一个躁狂、混合或抑郁发作中恢复过来,你或许会觉得自己准备好重新融入家庭和工作场所之中,不料发现那些和你一起生活和工作的人们不像他们惯常的那样对待你。你所挚爱的人或许会对你变得愤怒和挑剔,或变得对你过度保护。你的伴侣或许似乎会在与你重建亲密关系上表现得迟疑不决。虽然你或许觉得在工作中"我还是原来的我",而你的同事给你的印象却不是那么回事。如果你真的需要调整你的工作环境和工作例程来帮助你保持稳定的心境,那么你能向他们透露多少有关你的疾病的情况,并使他们依然像以前那样把你当作一个自信的和称职的人呢?

虽然此类问题提出了无可置疑的挑战,但是我不断对双相障碍患者如何可以学会有效地应对它们的技巧留下了深刻印象。即使在出现了最为严重的心境障碍的发作之后,患者也可能会建立亲密的家庭关系或夫妻关系,也可能会重新开拓成功的职业生涯并实现职业抱负。如同你马上将要看到的那样,保持成功的家庭关系和工作关系,与如下方面密切相关:随着其他人因你的疾病而经历那些不可避免的起起落落,你如何对他们进行教育,如何与他们交流,以及你如何和他们一起解决问题。

"在出现一次发作后,我可能会遇到什么样的家庭问题"

在康复期,你的近亲将对你的疾病产生纷扰的情绪,并对如何帮助你茫然失措。我将在下面的几节中探讨那些或许会出现的最常见的问题。

你的亲属的负面情绪反应

兰迪是一位45岁的管道工。他出现了两次抑郁症的发作和几次轻躁狂的发作。他最近出现的一个抑郁症发作导致他弄丢了饭碗。他的妻子辛迪尽管对双相障碍有粗略的了解,但是对他明显不能发挥正常机能的情况表现出相当的不满。她经常用贬损的精神病术语对他说,"这是你躁狂的说法";"我们昨晚发生争吵时,你完全是出现了快速循环的症状";"你又出现ADD(注意力缺陷障碍)了"。然而,在夫妻心理治疗的过程中,辛迪透露,自己其实并不相信他的心境问题是由生物学因素引起的。她将它们归咎于他的"疯狂的而功能失常的家庭"、他的"喜怒无常的性情"和与她有关的"无意识的和未解决的问题"。她也不信服兰迪的父亲患有双相障碍这种遗传学上的证据。

他们关于他的行为的原因的争论往往会蜕变为愈演愈烈的争

吵。在此类争吵中，辛迪会痛骂兰迪，而后者会设法为自己辩护。他最终一般会为了息事宁人而同意她的观点，但随后会感到愤恨，并通过变得冷淡来回敬她。由于她对他的冷淡感到烦恼，她会随后继续抨击他，指责他“从来不会直接处理问题”。他开始考虑停止服用药物，仅仅是为了证明“他无需任何人或任何东西的帮助就能应对一切局面”。

为什么辛迪会如此生气呢？在我合作过的双相障碍患者的家人中，大多数人都是善意和富于同情心的，他们也真诚地希望做对自己的患病亲属来说最好的事情。但是，当他们的患病亲属对他们提供帮助的企图做出负面的反应时，他们就并不总是知道该采取什么措施了。他们最终对自己为适应这种疾病所需要做出的努力感到灰心丧气和不堪忍受，然后经常唠叨某些吹毛求疵或无济于事的话或做某些类似的事情。

你的亲属对你的疾病的反应，尤其是当你处于康复期时，往往会反映出你在适应你的疾病的各个阶段时所用到的同样的应对风格或“归因”风格（请参见第4章）：对这种疾病“识别不足”（将你的行为变化归因于你的人格或习惯）或对这种疾病“识别过分”（将你的所有行为或大部分行为，即使是正常行为，也归因于你的疾病）。极为挑剔的亲属往往会对你的疾病识别不足，如同辛迪所做的那样。他们或许会认为，你的有生物学基础的和与疾病有关的行为变化——包括上次发作尚未完全清除而残留下来的心境波动——其实是由你的性格或道德品质、你的无意识动机或你所付出的努力不足所造成的。如果某个家人认为此类因素发挥了因果关系的作用，那么他或她也将会认为，你对自己的心境波动的控制能力高于你实际上具有的能力。你的亲属或许会因此而变得愤怒和挑剔（Hooley，1987）。

过分保护

另一方面，你或许会发现你的亲属想非常谨慎地看护你并管理你的疾病，乃至于你觉得自己被当成一个小孩（过分保护或过分投入）。那些表现出过分保护的亲属往往倾向于对你的疾病识别过分，或将你的平常反应当作你的疾病的征兆。例如，他们会说，你对生病前也非常可能惹你生气的事情发火，就是你生病的反映。有时候你和他们的看法都是对的——你的愤怒或许是由真实的事情引发的，但你的疾病使你做出了其强度与环境不相称的情绪反应。尽管如此,你或许会开始流露,他们对你的行为的标识使你感到更加糟糕。亲属或许会再三提醒你去服药,要你与你的医生或心理治疗师交流你在家庭中或工作中遇到的鸡毛蒜皮的问题,甚或背着你与你的内科医生互通信息。

你甚至会发现,如我的某些病人所发现的那样,当你对你的亲属的过分保护的行为表示反抗时,他们会把你的双相障碍的诊断用作武器来对抗你。譬如说,你可能会对一位对你的药物过于寻根究底的亲属表示恼怒,不料他或她对你说,你的这种反应就是你生病的征兆。你会陷于这样一种恶性循环:你抱怨你亲属冒昧,而你的亲属就像你正在循环进入一次发作那样做出反应,然后你对他们将你标识为心理疾病患者感到更为恼怒,而他们就更加确信你的心境正在陷于循环,然后变本加厉地保护你。

亲密关系的问题

现在让我们来考虑患者通常在康复期内与配偶或浪漫伴侣之间出现的一种不同的情感反应:在你与伴侣的关系中,对身体亲密的行为感到不舒服。你的配偶的不舒服感觉或许并不是与批评或过分保护相联系;相反,你或许会觉得他或她表现出情感冷淡的倾向。身体亲密的行为在你的上次发作之中或之后不久可能会完全停止(如马莎在住院治疗后与丈夫所经历的那样),或者它可能在多次发作之后随着时间的流逝而逐渐减少。

在患者的康复期内,亲密关系沦落到脆弱不堪的地步是相当常见的,即使患者只出现了一次微不足道的发作。许多配偶对发作中所发生的事件感到愤怒,从而不会对亲近的行为感到舒服。

如果你正处于轻躁狂的阶段,那么你的性欲或许会变得更加旺盛,但是你的配偶或许因为与你的疾病(例如,你越来越急躁)相关的猜疑而对性事感到索然寡味。也会出现相反的情形:你或许会感到抑郁,而你的配偶或许想与你重新建立起身体接触的关系,但是你可能会感到紧张和身体不适,或觉得自己是一个蹩脚的性伴侣。

如果你在一段时期内保持了健康的状态,那么你或许能更轻松地处理你与你的伴侣之间的亲密性的问题。但是,即使是那些保持在健康状态的患者也会抱怨说,他们早前的生病状态扰乱了他们与其伴侣之间基本的信任问题,并且他们与伴侣之间一直难以重新建立起情感的和身体的亲密关系。即使你遇到一个或更多的此类问题,当然也并非只有你一个人才是这样。幸运的是,此类夫妻之间的问题可以通过许多在下面几节中概述的关系建构技巧来予以处理。

在发作后,可以用来改善家庭关系的工具

教育你的家人

在你出现一次发作后,有效地应对你的家人的第一步是就你的疾病对他们进行教育。即使你的家庭正在发挥正常的机能,这也通常是个好主意。但是,当你尚处于康复期时,家庭中的负面情绪往往达到登峰造极的地步,此时对他们进行教育显得尤为重要。

你的亲属或许对这种疾病、它的治疗或你们的未来抱有许多误解。即使他们与你的医生进行了沟通,阅读了任何一本关于这个课题的优秀的通俗作品(Jamison,1995; Copeland,1998; Court & Nelson,1996; Fawcett et al.,2000; Mondimore,1999; Papolos & Papolos,1999),也聆听了你的解释,但仍然会出现这种情况。

那些关于双相障碍的有缺陷或片面的信息会导致你所挚爱的人苛刻地对待你或过分地保护你。请你复制后页中总结了双相障碍的基本事实的工具条,以便你的全部家人(不管他们是否直接分享了你的体验)都能够获得它,这包括你的成年子女或青少年子女、父母、兄弟姐妹以及其他旁系亲属。

当与近亲讨论你的症状或机能的变化时,采用同一种术语是很重要的。在你的家人讨论你的行为时所用不同的术语的背后,往往隐藏着关于是什么因素导致了你以此类方式行事的信念上的微妙差异。使你的亲属熟悉这种疾病的有关事实,将会使他们重新考虑你的心境波动的原因。例如,如果你的家人了解到,你表现得越来越急躁是你的疾病循环的一个征兆,而不是证明"你脾气变坏"或"你比平时更有敌意"或"你的性情有问题",那么他们将会对你提供更多支持。同样,他们可能会逐渐理解你正在遭受"抑郁的心境"或"疲劳"或"专心的问题"的痛苦,而不是"精神懒惰"或"对生活持悲观态度"。

那些了解你的疾病的基本事实的家人也将会更加支持你保持一贯的治疗。那些善意的而不了解你的疾病的亲属或许会把药物治疗或心理治疗当作拐杖,或认为你对自己的健康和心境过于警惕。他们或许会直接地表达或间

接地暗示，他们如何更喜欢你在开始药物治疗或心理治疗之前的样子。你本来就对自己的治疗举棋不定，而此类信息或许会使你更加踌躇不已。你的家人需要知晓，你为什么要服药，为什么要参加心理治疗和为什么要着手像醒睡周期调节之类的自我管理的任务。

在他们看完这份关于双相障碍的事实表格后，请你花些功夫回答他们的问题。他们或许难以理解，你是如何体验某些症状的，这种疾病或许会源自家谱中的哪一代，或你为什么要结合着服用某些药物（例如，一种心境稳定剂和一种抗抑郁剂）。如果你与你的学龄孩子分享有关你的疾病的信息，请你设法看自己能否用简单的语言来表述它，以适合他们的心智发展的水平。一位男性患者向他的年方 6 岁的儿子解释说："你知道你在自己的生日晚会上有多快乐吧！而我有时候会整整一个星期内都有这种感觉，然后这就使我难以专心工作了。"一位女士向她 7 岁大的孩子解释说："当你激动起来时，你通常知道如何平静下来吧？当爸爸变得激动时，他的思维转动得特别快，而一时半会儿平静不下来。"另一个女性患者向她的女儿们解释，当她变得悲伤时，她不能像她们那样转移对它的注意。她说："你们知道，当你们变得心烦意乱时，如果有人给你们讲个笑话，你们的心情就会变得好些了吧？当妈咪变得心烦意乱时，笑话之类的东西可不能马上使她摆脱这种心境——她需要更长时间。"她还向她们表明，当她变得抑郁或冷淡时，她们不应该责怪她们自己。

请你在描述你的疾病的情况时，使用与孩子年龄相称的术语。与诸如"躁狂"或"抑郁"之类的术语相比，小孩子们更容易理解诸如"快乐"、"激动"、"兴奋"、"极其兴奋"、"悲伤""讨厌"之类的术语。然而，你或许必须在不同的时刻以不同的方式向他们解释你的疾病。在一次冗长的关于这种疾病的讨论后，一位母亲听到她 9 岁大的儿子对他的一个朋友说："我的妈妈的脑袋中长了个双相障碍！"

帮助你的亲属理解你的疾病的医学基础

让你的近亲理解你的行为至少有一部分是由生物学因素和化学因素决定的，这点是很重要的。当他们最终逐渐接受这个事实时，他们的愤怒和敌意或许会减少，如同丽贝卡所做的那样：

家人应该了解的有关双相障碍的重要事实

什么是双相障碍？

患有双相障碍意味着我或许会有严重的心境波动。在这种波动中，我的心境从非常高涨和精力充沛的阶段（躁狂）滑入非常低落的、缺乏动机的和没精打采的阶段（抑郁）。我的心境高涨的阶段或许会持续几天乃至一个月甚或更长的时间。我的心境的低落阶段持续的时间或许会长得多，从几周到几个月不等。在美国，每70个人中，大约就有一个人患有双相障碍。它最可能首次在一个人的青春期或成年早期发作。

双相障碍有哪些症状？

我在心境高涨阶段中的主要症状或许包括感到"过度的高兴"和"激动"，或"过度的急躁"和"愤怒"。我或许也会感到自己能做其他任何人都做不了的事情（夸大）。我或许会比平时睡得更少，或者根本就不睡觉，会同时做很多事情，精力更充沛，说话的语速更快，表达很多想法（某些想法是现实的，而某些想法则是不现实的），注意力容易分散。当我处于躁狂阶段时，我或许会冲动地行事，譬如说不明智地大手大脚地花钱或鲁莽地驾车。

我或许会在其他时候体验到抑郁症的症状，包括感到非常悲伤、情绪低落、急躁或焦急，对人们或事物失去兴趣，睡眠过多或睡不着，没有食欲或基本上没有食欲，难以专心或难以做出决定，感到疲劳或精力不济，行动迟缓或讲话慢吞吞，对自己感到非常糟糕或愧疚，酝酿自杀或实际做出自杀的尝试。

双相障碍对家庭有何影响？

我的双相障碍或许会影响我与我的家庭中或工作环境中的其他人相处的能力，尤其是当我生病时。在我处于躁狂或抑郁发作之中或之后不久，我的家庭问题或人际关系的问题表现得最为明显，但是，随着我的病情好转，此类问题也许会得到改善。我们可以通过良好的沟通和问题解决以及彼此提供情感支持和鼓励的方式，来解决我们的家庭冲突。我们或许需要向家庭心理咨询师或夫妻心理咨询师或家庭支持团体那儿获得另外的帮助。

双相障碍的起因是什么？

罹患双相障碍意味着我的大脑出现了神经化学失调的症状，它牵涉到脑细胞彼此沟通的方式。没有谁会愿意罹患双相障碍。我可能是从我的血亲那儿遗传得来的这种失调的症状，尽管未必是从我的父母那儿遗传得来的。

我的心境波动或许也受到生活的压力或我的醒睡周期的突然变化的影响。

如何治疗双相障碍?

我或许会采用诸如锂盐、双丙戊酸钠、卡马西平、拉莫三嗪之类的心境稳定药物来治疗我的疾病。我也会服用抗抑郁的药物或药剂来控制我的焦虑症状或思维方面的问题。此类药物治疗需要我定期地找精神病医生就诊,以确保药物对我的副作用不会失控,并检查我的血药浓度。我或许也会因进行个体心理治疗和家庭心理治疗或参加支持团体而获益。心理治疗或许会帮助我更为详细地了解自己的疾病,学会预防复发、检测心境和醒睡周期,并在家庭和工作场所中更好地发挥正常的机能。如果我患有双相障碍并有使用毒品或酗酒方面的问题,那么匿名戒酒者协会之类的互助项目或许也会帮助我和我们的家庭。

未来像什么样子?

虽然我可能会在将来出现高涨的和低落的心境发作,但是完全有理由对未来抱有乐观的态度。凭借药物治疗、心理治疗和其他人的支持等方面的惯常项目,我的心境障碍的发作会变得愈来愈少,并且其严重程度也会越来越轻微。凭借着其他人的帮助和支持,我能实现我的家庭和职业生涯的许多目标。

“我买了音乐会的门票,并在好几个星期内都在盼望这项活动的到来。在我们拟定去参加音乐会的那个晚上,我老公说他不去看了,他说他太累了并觉得抑郁。”我火冒三丈——这简直像他以前应该知道的事儿。我觉得他这样做是为了伤害我并让我失望。我非常希望他和我一起参加这样的活动。我打电话取消婴儿的临时照顾任务,并在第二天去售票处拿退票款,似乎我在从一个软弱的立场进行论辩。令我感到意外的是,我对他们说,“我老公生病了”。莫名其妙地,这切断了我的愤怒的感觉。它帮助我摆脱了他这样做是为了伤害我的那种感觉。这是我决定如何向我自己和外界解释的。

丽贝卡意识到她的丈夫没有参加音乐会未必是因为他不想去,而是因为他去不了,这使她对他的疾病给他们的生活所带来的限制的怨恨减少了。不过,请你理解此类限制所导致的沮丧和不满将不会在一夜之间就烟消云散。家人需要时间和实践来认真处理他们生活之中的变化。现在不妨以埃文与他的父亲之间的关系的演变方式来予以说明。

> “多少年来，他一直不明白（我到底是咋回事），而我们彼此也很少交谈。我会对他大喊大叫，并将我对自己的憎恶之情对他发泄。当然，他会变得勃然大怒。接着我变得抑郁甚至感到更不容易处理与他的关系。但是当我与我的第二任妻子分手并随后弄丢我的饭碗后，我最终告诉他我患有双相障碍，并且我和他非常坦诚地讨论这个问题。我坦率地对他说，‘爸爸，这是我们之间出现太多问题的主要原因之一’。我向他解释，这是一种与化学因素有关的疾病，而与他养育我的方式无关。他起初不相信我所说的话。但是，他以另外一种方式理解了它——他有一个科学的头脑，而这使许多不同的东西一目了然……我的性情、我的工作的事情、我青少年期出现的问题等。当他逐渐接受它并且我们能够就它进行沟通时，他能够后退一步并考虑他自己对我的反应。我变得更为平静，对他的反应也不那么强烈了……我们现在更能和睦相处了。”

你的亲属不太可能立即采取一种医学的视角来看待你的疾病——埃文的父亲花了相当长的时间才做到这点。但是，随着你的亲属一再接触教育性的信息，他们或许会开始重新评价他们对你的如下信念：你是出于敌意或负面的意图才这样做的。格雷就是这种情况。他和他的妻子阿琳接受夫妻心理治疗来帮助他们适应阿琳的双相障碍。

> 阿琳：“当我变得抑郁时，我感觉像有一层面纱罩住了我。这根本不像你在工作后感到疲惫的情形。这就像一种麻木的感觉，似乎我的胸口上压了一吨水泥。”
>
> 格雷：“我知道，亲爱的，但是我只是认为，闷闷不乐不是解决的办法。你必须摆脱这种状态并处理问题。”
>
> 心理治疗师：“阿琳，你能更详细地说说那种抑郁是什么样吗？你觉得导致它的原因是什么？”
>
> 阿琳：“这或许与某种化学物质有关。这感觉像是身体出了故障，不像是因为缺乏努力而导致的。我知道你有多沮丧，格雷，但是你必须意识到，谁也不想这样。如果我能自己摆脱这种状态的话，我会立即摆脱的。”

用于减少批评和冲突的沟通技巧

在阿琳与格雷的对话中,阿琳努力去确认她丈夫的观点。有效的沟通是管理你的家庭关系或婚姻关系的非常重要的部分,它甚至能促进你从发病中康复(Falloon et al.,1984; Jacobson & Margolin,1979; Liberman et al.,1981)。根据我们对以家庭为中心的心理治疗的研究,在那些症状得到改善的双相障碍患者之中,一个随着时间的流逝而呈现的最稳定的变化就是,他们提高了与配偶或父母进行沟通的能力(Simoneau et al.,1999)。当你处理你的亲密关系中的批评、紧张或冲突时,请不妨试用下列精选的沟通技巧。

尽管此类技巧表面上看起来容易,但是它们实际上会难以应用并需要经常实践。当然,那些没有罹患双相障碍的夫妻和家庭也必须经常练习,以发挥此类沟通技巧的作用(Stanley et al.,1996)。然而,在你出现一次发作后,家庭生活的压力要求你比往常更加熟练地进行沟通。当你的心境跌宕起伏地变化,而你觉得亲属不公正地呵斥你时,使用新的沟通技巧就会难上加难。此类技巧需要你当感到自己怒火上升时后退一步,并设身处地为别人想一想。如同许多自我管理的策略那样,当你处于健康状态时就使自己熟记此类策略,你在生病时就更容易运用它们。

第一个技巧:积极倾听

在应对一次双相障碍发作或任何其他类型的重大应激源后,你将难以留心其他家人的感觉、异议或苦恼。这种困境是完全可以理解的。但是,如果你的家人认为你或其他家人不注意倾听,他们或许会不愿意完成某些对你的康复至关重要的其他任务(例如,保持一种节制的家庭氛围)。因此,如果你的父母、配偶或小孩对你做出负面的反应或提出批评,请你考虑通过倾听他们的意见并表达对他们的立场的理解来帮助他们平息怒火,即使你并不认同他们的立场。这种技巧叫做积极倾听,尝试着使用它将无疑会改变那种要不然将成为无济于事的争吵的结果。下列工具条上列出了此类措施。

在积极倾听中,你在沟通过程中的说话这一方面变得不如你通常那么活跃,而在倾听方面则变得更为活跃。请你不要只是坐在那里干听。你要与那个和你讲话的人保持目光接触,并进行非言语的确认。用意译转述你所听到的内容或以另外的方式予以核实(又称"反身性倾听"),并向说话者提问,旨在让他或她澄清自己的观点。无论你在什么时候与你的家人谈话,这都是可以使用的好技巧，但是当争论开始升级时，这种技巧会变得格外有用。没有什么东西可以比在争论中确认某个其他人的观点更能降低他或她的怒气了——当某人真正想试图了解你的时候，你是难以对他或她生气的。

积极倾听要求你避免说那些有责怪其他人的任何含义的话语。那就是说，请你避免使用任何暗含着其他人应该为他或她的反应受到责备或那些涉及辱骂的反身性陈述句或疑问句。譬如说，“因此，你觉得如果你对我态度恶劣一点，那么我将会变得好些”，这个陈述句就不是一个真正的反身性陈述句，而更像一种责难。再譬如说，“如果你试图让我独立地做某事，那你为啥喜欢唠唠叨叨呢”，这尽管是一个通情达理的疑问句，但是它无助于解决分歧。

积极倾听的措施

- 看着说话者；
- 留意他或她所说的内容；
- 对他或她点头或说“嗯-嗯”；
- 提出澄清性问题；
- 复核你所听到的内容（意译转述）。

经米克罗维兹和戈尔茨坦（Miklowitz & Goldstein，1997）许可改编。版权属于吉尔福德出版社所有。

当你变得愤怒或急躁时，你难免会说出诸如此类的话。但是，如果你保持提出简单的和直率的问题，并意译转述你所听到的亲属的话（必要时甚至可以逐字转述），你将更少可能会说出那些冒犯他或她的话。

请让我们以兰迪与辛迪之间的对话来予以说明。兰迪正在练习积极倾听的技巧。

兰迪：“今天早上你对我很生气。到底是怎么回事？”（澄清问题）

辛迪：“我试图和你谈谈缴税的事儿，而你只是把我的话当耳边风。我为什么要不停地努力呢？”

兰迪：（停顿了一会）“所以你对我失望。你希望我把它办好。”（意译转述）

辛迪：（仍然恼火）“是的，我当然希望这样！我已经问过你无数次。”

兰迪：（点头）“是的，我理解这会令人失望。但是，在某种程度上，这是因为我正在经历一段艰难的时期。你是否考虑过我会做不

了这事儿?”(澄清问题)

辛迪:(语气变得温和点了)“或许我对你过于苛刻了,但是问题在于,我们要到什么时候才处理这种事儿呢? 15 号转眼就要到了。”

兰迪的反身性倾听和对辛迪的观点进行确认,有助于减少她的恼怒和他们之间积累起来的敌意。理论上讲,这种讨论将与另一种技巧——问题解决相融合。后一种技巧将帮助你与配偶或父母建立一种更有建设性的关系(在本节后面予以说明)。然而,积极倾听的技巧并非总是能够达到其预期的效果,如在本节后面关于检查缺陷的技巧的内容中所讨论的那样。

第二个技巧:正面请求改变

缓解紧张局面并避免那些会导致全面战争的言语抨击的另一种方式,就是将你对家人的评论表述为“正面请求改变”(Falloon et al.,1984)。这涉及“明确而委婉”地表述你想在与亲属的互动中出现什么样的不同结果。批评是告诉人们做错了什么事情——“我恨你总是当着我的朋友们的面提到我的病情”——并自然会导致他们为自己辩护。请你用正面的方式来陈述同样的想法——“当我们和朋友们在一起时,请谈论对我们都很重要的事情而不是我的病情,这对我非常重要”——这几乎无疑会减少任何辩护,即使它不能保证完全会避免辩护。如果你不完全确信这二者之间的差异,那么请你注意,正面请求通常是要求某人做某种新奇而正面的事情,而批评则通常涉及要某人停止做某种事情。

在卡罗尔因出现双相障碍的混合发作而住院治疗后,她返回了自己的寓所,不料发现她的父亲罗伊不断地未经通知就来拜访,并批评她把起居室弄得乱七八糟。这种监督对卡罗尔来说是一个特别敏感的问题,因为她深深地感到,自主和独立对自己的康复是非常重要的。然而,罗伊变得草木皆兵,并担心她的病情会恶化到发生另外一个双相障碍发作的地步。他觉得,她最近出现了好几个心境发作,这个事实证明他的忧虑是有道理的。

卡罗尔开始说些诸如“请您再不要来我这儿串门了”或“您为什么就不能不干涉我的事儿呢”之类的话。对此,她的父亲就会这样回答,“我之所以这样做,是因为我觉得你不能照顾好自己”。在家庭心理咨询中,心理治疗师鼓励她尝试把她的批评转换为正面改变的请求。她起初难以运用这种沟通方法,说些诸如“爸爸,您能否少管些我的事儿呢? 这会使我的生活好过得多”之类的话。凭借着心理咨询师的辅导培训，她能够更委婉地表述她的请求，而她的父亲对此做出了更为正面的反应：

卡罗尔："爸爸，能否请您在打算来我这儿之前给我打个电话呢？那会让我有机会首先收拾一下。"

心理治疗师："很好，卡罗尔。这让你有何感受呢？"

卡罗尔："我喜欢这个方式。您对我和我所需要的东西的关心，我感到感激。我也很高兴见到您。"

心理治疗师："太棒了！罗伊，你对卡罗尔刚才所说的有何感想呢？"

罗伊："感觉好多了，听起来也更顺耳。我可能甚至也会这样做呢（笑起来）！"（Miklowitz & Goldstein，1997，第 210-211 页）

提出一个正面的请求

- 注视着你的家人；
- 确切地说出你想让他或她做些什么；
- 将你对它的感受告诉他或她；
- 使用诸如以下的措辞：

"我愿意您去________。"

"如果您________，我将非常感谢！"

"您________的方式帮助我，对我非常重要。"

经米克罗维兹和戈尔茨坦（Miklowitz & Goldstein，1997）许可改编。版权属于吉尔福德出版社所有。

你的家人往往会尽最大努力来设法帮助你。如果他们知道如何以某种不同的建设性的方式来做事，那么他们或许会因此而受益。以这种方式来提出正面请求或许起初让人感到别扭，但它将有助于使你的亲属知晓你的需要并且不会疏远你。

第三个技巧：用于缓和家庭冲突的问题解决策略

你与家人之间的某些争论可以简化为某个可以解决的特定问题。如你所了解的那样，双相障碍有时候会产生那些需要靠家庭或夫妻来共同处理的实际问题，特别是在你发作之后。此类问题会包括财务问题，关于你重新承担工作中或家庭中的角色的困境（例如，抚养小孩），有关你的治疗或药物的问题，家庭关系和生活状况的冲突(Miklowitz & Goldstein, 1997)。通常,此类未解决的但相对明确的问题会激起你的亲属对你进行批评或表达对你的怨恨。你越是能帮助你的家人把对话转向识别和解决明确的问题,你的康复期内就会越少出现紧张的局面。

下页中的"问题解决工作表"中的措施提供了解决你们的分歧的架构(Falloon et al.,1984; Liberman et al.,1981)。让我们来设想,譬如说,你与你的配偶关于从你上次出现双相障碍发作之后你俩缺乏亲密关系的问题发生了争执。你可能发现自己越来越急躁,尤其是如果你不清楚自己的配偶到底需要什么的话。首先,请你与配偶讨论这个问题的定义(第一步):这个有关亲密性的粗略的话题是否能够被重新界定为一个更加明确的问题(例如,你俩缺乏在孩子不在场的情况下一起度过的时光)?请设法让他或她平静下来,并帮助你界定分歧在哪儿。请你采用倾听技巧来帮助你的配偶界定究竟是什么问题在困扰他或她。

其次,请你鼓励你的配偶或其他家人对你所界定的问题提供尽可能多的解决方案(第二步)。让我们来设想你将问题界定为缺乏在一起度过的时光。潜在的解决方案会包括:

问题解决工作表

第一步:界定"问题是什么?"交谈和倾听,提出问题,并获得每一个人的观点。

____

____

____

____

____

____

____

____

第二步:列出所有可能的解决方案,甚至那些似乎并非切实可行的解决方案。请姑且不要评价任何解决方案的优劣。

1.______________________________

2.______________________________

3.____________________

4.____________________

5.____________________

第三步:讨论并列出每种可能的解决方案的优势与不足。

优 势	不 足
1.________	________
2.________	________
3.________	________
4.________	________
5.________	________

第四步:选择最佳的一种或多种可能的解决方案,并列出其清单。包括可能的解决方案的组合。

____

____

第五步:计划如何实施所选择的解决方案,并设定实施它们的日期。

日期________

请列出谁将做什么事情。

____

____

____

请列出你将需要什么资源(例如,金钱、临时照顾幼儿者、有车可以开、预订)。

____

____

第六步:实施所选定的解决方案并赞美彼此所付诸的努力。

第七步:当你实施解决方案后,请回到第一步,并确定问题是否得到解决。如果没有解决,那么请你重新界定问题并提出更有效的解决方案。

经米克罗维兹和戈尔茨坦(Miklowitz & Goldstein, 1997)许可改编。

在晚上设置一个小时或更长时间的时段，不让小孩打扰你们；安排你俩一起每周在外面玩一晚上，每周一起锻炼一次或两次，或者每周在孩子不在场的情况下一起在家吃一顿饭。在提出解决方案时，请注意暂时不要评估它们是好是坏。摆出所有的解决方案很重要。

在第三步中，请你权衡所提出的各种解决方案的优势与劣势。譬如说，你俩每周一起在外面玩一晚上这种解决方案的优势是，你俩会享受有趣而愉快的夜生活，而它的劣势可能包括费用过高。然后，请根据你俩共同讨论的每种可能的解决方案的利弊来选择一种方案或多种方案的组合(第四步)。譬如说，你们或许都会同意，每周在外面玩一晚上的费用太高，但是如果将小孩放在临时保姆的屋子里而你们在家一起吃顿饭，就可以无需花这么多钱而达到同样的目的(使你们更为亲近)。

在第五步中，请你考虑那些使解决方案生效而涉及的任务。在这个例子中，你们或许需要选择一个晚上在一起吃饭，购买食物回来烹调，并安排一个临时保姆。你将会发现，如果你将某些任务分配给自己做，某些任务分配给你的配偶做，那么就会更加容易实施解决方案，并且结果也许将更令人满意。

在第六步中，请实施你的解决方案并查看你原先的问题是否得到了解决。问题解决并不会保证你会提出一个将会生效的解决方案。尽管如此，即使你觉得问题仍未得到解决，也请向你的配偶给予某些鼓励或赞美。譬如说，你对他或她说："你和我一起解决这个问题，我真的很高兴。你的关心让我感到开心。"你的亲属需要知道他们什么时候做对了事情，而你尽可能经常地告诉他们这个情况，这是很重要的。

你或许仔细检查了问题解决练习，不料发现原来的问题首先并未被恰当地界定。例如，问题可能是你和你的配偶缺乏私密的交谈而不仅仅是你俩在孩子不在场的情况下一起待的时间不够。如果是这样的话，请你设法重新界定问题并重新仔细检查解决步骤(第七步)。你第二次做的时候或许更为成功。

某些家庭或夫妻发现，选择在每周的某个时段坐下来探讨并解决一周中突然出现的问题是有用的。通常，他们处理诸如做家务、理财或计划社交活动等问题。一个惯常的会谈所提供的架构有助于保证某些恼人的分歧得到解决，不管它们有多琐碎。

与过分保护的亲属沟通和解决问题

"双相障碍这种疾病使家人的情感不堪重负，而大多数家人都没有那些知道如何应对它的技巧。我们感到不知所措而黔驴技穷，我们从心理健康系统中也找不到解决的方法。我们自始至终地看到我们所爱的人陷入痛苦之中。在这种情况下，有谁不会变得过分保护呢？"

——一位34岁的照料他处于躁狂和抑郁发作中的母亲的男士

沟通和问题解决也可以帮助你妥善解决在你的亲属开始过分监控你的行为时所出现的困境。你的首要任务就是设法去理解他们的反应根源。如果你最近患病，亲属也许会非常担心你会再次生病。他或她或许会担心你自杀、伤害其他人、冲动地离家出走、大手大脚地花钱、以其他方式伤害你自己或其他人。这种焦虑会导致他们产生控制局面的欲望，从而使他们出现过分保护的行为。

如果你的亲属尚未向你表明他们对你的未来的忧虑，请你在温和地鼓励他们识别并说出此类忧虑时，采用积极倾听的技巧。请你使他们安心，你将自己努力地管理好自己的疾病。譬如说，你可以说："我知道你们都很担心我会再次生病，而我们家庭的情况会很艰难（确认他们的感情）。我正在照顾自己，可是，你们能帮助我的最佳方式，就是让我尽量去做我力所能及的事儿"。他们听到你这样说时，或许会感到松了一口气。你或许也可以采用正面请求的技巧来为他们设定合适的界限，就像卡罗尔对他父亲所做的那样。

此外，请你在应对那些对你进行过分监控的亲属时考虑问题解决的作用。你能否与他们达成协议，以便你做某些可以减轻他们的焦虑的事情，而他们反过来同意不对你监控得过于严密？巴特，现龄18岁，他的母亲格里塔不断地提醒他去服药和验血。而他以一种相当无济于事的方式予以报复：他将锂盐片剂满屋子乱放（例如，在厨房的地板上，在抽水马桶的后面），而让她去找。格里塔变得更为恼怒和焦急，并更加密切地监控他的行为。巴特说，他愿意服药甚至愿意验血，但如果这意味他的母亲"手里拿着药丸跟着他"的话，那么他可不干了。可以理解的是，他想让人感到，服药是他自己的选择。格里塔对他没有她的监督他也会服药这种情况表示怀疑。她抱怨说："如果我不问他，我怎么知道他是否服药了呢？"

通过问题解决技巧,巴特和他的母亲列出了多种可能的方案的清单:巴特完全负责自己服药;格里塔承担所有的责任;格里塔每天只提醒他一次;格里塔与他的内科医生有更多的电话联络。他们最终同意,格里塔在早上将他每天要服用的四片锂盐放在一个盘子里。他同意在白天服用它们,而她也同意不提他服药的事情,除非她在一天结束时发现药物还在盘子里或扔在房间里。他们还同意,她会在每个月的末尾查看他的锂盐水平报告。他们两人执行这种协议的过程都很顺利。

如果那个表现出过分保护的行为的人是你的配偶,那该怎么办呢?我的某些病人说,如果他们的配偶被允许参加精神病医生的药物监督面谈的话,他们会更少感到焦虑。这样做有几个好处:如果你的配偶能够提出照料你的有关建议并与你的内科医生保持联系(这会有助于处理紧急情况),那么他或她会感到更为放心。你的配偶或许也会记得某些被你疏忽的内科医生的建议(同样,你或许也会回忆起你的配偶所忘记的东西)。如果你决定采取这条路线,那么你或许应该提前制定某些协议,以规定你的配偶在陪你找医生就诊时应该扮演何种角色。例如,你可以说:"我想请你下次陪我去找医生查看我的药物治疗的情况,但必须主要由我来谈论我的状态和药物的疗效。你可以插话,但是真的得让我来描述自己的体验。"如果你的配偶的建议经常被融入你的治疗计划之中,那么他或她或许会觉得不再那么需要去密切地监视你的行为。

消除你采用沟通技巧和问题解决技巧时所遇到的障碍

在你的康复期内将沟通和问题解决技巧付诸实践会导致某些挑战。如我之前所提到的那样,即使是机能最为健全的家庭,也会难以清楚和高效地进行沟通。但是,当你也要处理你的心境和思维过程的障碍时,就更加难以后退一步并按我所概述的方式对亲属讲话,或更加难以采用按部就班的方式来解决问题。你或许会觉得自己容易被激怒和感到不耐烦。因此,当你和亲属发生冲突时,你或许会迅速地将此类技巧束之高阁,从而使事态陷入恶性循环。

你可以采取许多措施来应对那些在运用此类技巧中所遇到的问题。首先,当你过于心烦意乱乃至无法有效地去倾听他人讲话或解决问题时,请你设法标识那些场合,然后有策略地摆脱这种境况。例如,假设有这样一个场面,你的亲属对你吹毛求疵和横加指责,然后你的脑海中不断回荡着"这太不公平了"的声音。如果你觉得怒火正在上升并且知道对话正朝负面的方向发展,那么请你请求"暂停"。例如，你可以说，"我想我现在无法讨论这个问题，等我们两人都平静下来后再谈吧"。暂停给你提供喘息的机会，便于你考虑对你的父母、配偶或兄弟姐妹说些什么事情和不说些什么事情。它也使你得以查看是什么事情让你感到如此心烦意乱。你或许想等以后再与你的亲属解决这种分歧或完全停止考虑它，如果它不值得再费一番口舌的话。尽管你的家庭在"暂停"之后会在一段时期内出现尴尬或冷淡的气氛，但是，如果你任凭争执沿着它破坏性的轨道发展下去，你的家中迟早也会出现这种情况。

你可能会遇到另外一种困境：虽然你知道某种技巧的步骤（例如，提出正面的请求），但是一旦开始发生争执你就会把它们抛到九霄云外。当你发火或陷入争论之中时，你是难以记得利用沟通技巧的。当你后来回顾你们之间的对话时，你或许会想出许多话来帮助平息这场争执。

如果这种困境很熟悉，那么请你在家庭之外找那些不会激怒你的人和那些你一般会感到惬意的人来一起练习这种技巧。例如，向某位同事做出一项正面的请求（"如果你能够在下个周末替我值班以便我能请假的话，我将非常感激！"），或设法将某个朋友向你描述的他或她所遇到的问题进行意译转述（例如，"看来你似乎要度过一段艰难的日子"）。你或许会发现，通过在一种不具威胁性的环境中运用某种沟通技巧，将会使你更加容易在更具威胁性的环境中记得去运用它。

现在让我们来考虑这样一种情况：虽然你竭尽全力去利用此类沟通技巧，但是这似乎对改善你们的关系收效甚微。你或许会为如下情况感到苦恼：只有你自己一个人在试图进行有效沟通或解决问题，而其他人依然我行我素。例如，你或许会委婉地请求你的近亲去改变他们的行为，而他们却依然用非难的和贬损的口吻对你指手画脚。当然，假如你去征求你的家人对这个问题的意见，他们可能会说他们尽量想保持委婉的方式，而你却以极其自我保护的方式回敬他们。

如果你发现自己陷入这种僵局，那么请仔细考虑"单边改变"所能带来的长远利益。换句话说，请你设法首先改变自己对你的亲属的行为，而预期随着时间的流逝，他们将会改变对你的行为。换言之，请你坚持不懈地去做！你为解决问题或改善沟通方式所付出的不懈努力（例如，继续确认其他人的情绪，即使他们拒绝对你报之以李），最终会影响其他人的反应，特别是如果你能够坚持使用我所概述的积极倾听和提出正面请求的方式的话。当然，这要求你有百折不回的韧性，但是，随着时间的流逝，这可能会获得丰厚的回报。

为了使你的亲属改善他们与你进行沟通的方式,请你一定要慷慨地赞美他们,即使他们只是做出了一点点努力(例如,"谢谢你在我们交谈后问我是否感到心烦意乱,很高兴你注意到这一点")。随着你不断地和你的亲属进行探讨,他们极有可能会采取某些有益的措施或说出某些有益的事情,或极有可能表现出那些表明他们知晓你的观点的言行。请你随时准备向他们为改善状况而付诸的努力表示感谢,即使此类尝试在他们所说的其他话语面前显得黯然失色。行为矫正的一个最重要的规律是:"当人们的某些行为得到其他人的奖赏时,他们就会愈发做出此类行为。"

你或许会觉得这里所概述的沟通技巧或问题解决策略是矫情的或肤浅的。如果你仍然处于轻躁狂或精力充沛的状态,那么你或许会觉得,以这样一种非常慎重和小心翼翼的方式进行交谈是令人窒息的。但是,你与你的伴侣或兄弟姐妹用那种激动人心和信马由缰的方式进行交谈,其结局又如何呢?请你记住,你是在一个特定的时期——你的康复期内设法改善你的生活质量。在这个时期中,你需要具备格外有效的沟通技巧和解决问题的风格,而且其效率要高于其他不需要应对双相障碍的人的要求。请你将实施此类技巧比作试穿一双新鞋。起初,你不会觉得它们合脚或令你感到舒服。如果你在穿这双鞋有些时日之后,仍然觉得它们不舒服,你或许会断定你不喜欢它们并将它们脱掉。但是,如果你穿惯了它们,它们或许就适合你了。不断地练习此类技巧将最终使它们成为你的第二天性,并将会导致你的亲属改变对你做出反应的方式。随着你逐渐康复和家庭关系得到改善,你或许能够恢复使用一种更为自然的方式进行沟通或使别人知晓你的需要。

在发作之后重建与你的伴侣之间的身体亲密关系

在上一节中,你看到了一个解决涉及夫妻关系中的情感亲密问题的一个例子。至于身体亲密关系,你和你的伴侣或许需要某段时间来彼此重新熟悉。如果你俩都想重新开始建立身体亲密的关系,那么请你们考虑向某位专门从事性心理治疗的夫妻心理咨询师求助。传统的性心理治疗师会鼓励夫妻参与他们在家里一起进行的"感官专注"练习(例如,LoPiccolo & LoPiccolo,1978)。

在玛拉出现双相障碍的混合发作之后,她和丈夫凯文放弃了他们的性生活,决定"玛拉的康复是他们夫妻俩的主要目标"。当进行夫妻心理治疗时,他俩都意识到性生活让他们感到恐惧,而双相障碍成了他们彼此不进行亲密接触的借口。他们同意重建罗曼蒂克的生活后,他们的心理咨询师鼓励他俩在进行心理治疗的同时，逐渐建立更亲密的关系。起初，他们在某一周的某个晚上一起外出约会，在下一周互相搓背，在下下周进行拥抱和接吻，在再接下来的一周洗鸳鸯浴，并逐渐亲密到发生性关系的阶段。对玛拉和凯文重拾在她出现发作之前所共有的信任感和亲密感来说，这种放松的按部就班的方法是非常重要的。

你或许会觉得夫妻心理治疗师的指导多此一举。但是，许多夫妻的确出现了关于性生活的重大的焦虑症状。假如是这样的话，心理治疗师可以向你们传授放松的技巧和脱敏的技巧（如上述的技巧那样），以便你和配偶在治疗期之间进行练习。

要记住的最重要的一点是，对亲密关系感到焦虑或不适是夫妻双方应对双相障碍时的一种自然的反应，尤其是当患者处于康复期时。许多夫妻能够通过如下方式来克服这种不适之感：循序渐进；最初双方不要指望从对方那儿获得太多的亲密感；如果对亲密的性关系的初步尝试不尽如人意的话，仍然愿意再接再厉。

双相障碍与工作环境

路易丝是一位34岁的患有I型双相障碍的女士，她因出现一次躁狂的发作而导致短期（5天）的住院治疗。在她发作之前，她在一家律师事务所担任律师帮办。她住院治疗的一个触发因素似乎是一宗诉讼案。该律师事务所要求她连续几周熬夜来帮助他们准备法官的论据。

她的发作使她在差不多一个月的时间内都没有上班，在基本上康复了的时候才重返工作岗位。她决定不把自己住院治疗的事情告诉她的雇主，而只是向他们解释说自己患了一种不知名的身体疾病，然后再没有做详细的解释。但是在她上班之后第二周，当她的雇主又开始增加她的工作量时，她变得身体不适、容易疲劳和急躁。他们希望她头天晚上上晚班而第二天上午上早班。她发现，在头天晚上上完晚班而在第二天上午接着上班的情况下，自己的心智应付不过来。雪上加霜的是，他们在她上午一来上班的时候就给她安排了一项新的任务：给拖欠债务的客户或没有复函的客户打电话。她将自己的这次经历总结如下：

> “一大早就让我干这种事儿真是个糟糕的主意。我甚至难以早起赶来做这种事儿。我的身体变得迟缓,我的脑子也变得迟钝。我需要花很长时间才能使混乱的脑子醒过来。如果我要在9点钟上班,那么为了使我的脑袋开始运转,我就得在6点钟起床。我感到匆忙、急躁,然后就变得抑郁。我的上司变得指手画脚并开始对我的工作吹毛求疵,我感到紧张和焦虑,然后试图使自己平静下来,但是我做不到。我设法使自己忙碌起来,但是我却感到更加没精打采,完成不了工作。”
>
> 当路易丝决定和法律事务所的一位合伙人开诚布公地谈论自己的双相障碍时,她已经走到了辞职的边缘。这位合伙人是个女士,路易丝觉得她一直是支持自己的。路易丝对自己的急躁表示了抱歉,并向她解释,自己需要更一贯的办公时间,并补充说,让她上午去完成的那项使人不愉快的任务最好是被安排在下午去完成。这位律师事务所合伙人不愿意在路易丝的工作数量或工作质量上做出妥协。但是,鉴于路易丝是他们所重视的一位雇员,这位合伙人愿意在某些其他方面做出让步:限制她上晚班的次数,允许她在家里完成部分工作,将那项使人不愉快的任务推迟到当天更晚些的时段完成。此类调整使路易丝的情况大有起色。她最终决定将工作量缩减到每一周半工半薪的水平,而从使她的心境保持稳定,这种调整对她好多了。

即使你患有双相障碍,你仍然能够在你所选择的职业生涯中获得成功。波士顿大学精神病康复中心所做的一项调查发现,在500名之前被诊断患有一种严重的精神疾病的专业人士和经理人(包括护士、报社记者、公司管理人员、律师和教授)中,有73%的人能够在所选择的职业中保持全职工作(Ellison & Russinova, 2001)。在对该调查做出回答的人中,有62%的人在他们的岗位上工作了两年以上的时间,而有69%的人提升了他们的工作的职责水平。他们中的大多数人(84%)都服用某类精神病药物,而有三分之二的人曾经三次或更多次接受过住院治疗。最为重要的是,很多回答者都说重返工作岗位对他们的康复发挥了重大作用。

尽管如此,如路易丝的故事所说明的那样,双相障碍患者在工作场所面临着重大的挑战。某些此类挑战来自于双相障碍的耻辱和其他人的反应。但是对我的大多数病人来说,更大的挑战在于找到一份令他们满意而又有助于防止他们的心境产生循环的工作。在严重波动的心境与稳定的职业生涯之间保持平衡是困难的,如同路易丝所发现的那样。尽管难以找到那些容许此类平衡的工作岗位,但是它们的确存在或可以被创造出来。

保持稳定的心境对你在工作时发挥正常的机能是必不可少的。当然,这是你需要保持惯常的药物治疗方案的另一个原因。但是,同样真实的是,在一种支持性的环境中,工作对你保持稳定的心境来说也是重要的。关键在于在工作时间的稳定性、压力水平、刺激水平和工作令你感到满意的程度之间找到适当的平衡点。我很乐观地相信你会找到这种平衡。在本节中,我讨论了某些自我照顾的策略,来帮助你在发作之后重新融入到工作环境之中。

"双相障碍将如何影响我的工作绩效"

"我在上个周末中完全陷入轻躁狂的状态,真的是超越了极限。我和伙伴们在周五和周六的晚上狂欢痛饮至第二天凌晨3点钟,然后我睡到第二天上午11点钟,尽管我知道这不是个好现象,因为我必须在周一早上6点钟起床赶去上班。我在周日上午忘记服药了,而当晚没有睡好。到了周一的时候,我感到疲倦、暴躁和冷淡,并容易对我的老板发火,而且工作起来也完全不如平时那样有效率。我的老板做出了反应,提及我似乎心情不好,并暗示或许在这种情况下我最好是请一天假。他不知道我的双相障碍。我不仅开始感到早前的对'权威人士'的反感之类的东西在我心头泛起,而且意识到我有抑郁症的残留影响。我在周一下午下班后放松下来,做些轻松的事儿,譬如打一打电话和跑一跑步,然后吃晚饭并按平时的时间上床睡觉。我睡得很好,到周二时重新融入工作之中。我对我的老板表示歉意而此后万事大吉,但是,我意识到在某个时候,我可能必须将我的问题告诉给他。"

——一位患有Ⅱ型双相障碍的男士

如同大多数患者的情形那样,你的心境状态将影响你日常的工作绩效。这位男士在睡眠剥夺和过分兴奋之后,出现了烦躁的、没精打采的和抑郁的症状,这样的循环或许可以用来描述任何人的情形。不同之处在于,这种循环在双相障碍患者中得到放大,而由此引发的心境状态对你的工作绩效的影响程度,要大于对普通人的影响。

双相障碍的症状在工作环境中有何表现呢？躁狂或轻躁狂的反应表现为对那些通常不会招惹你的事情勃然大怒，或表现为心事重重乃至于你难以专心地工作。你或许会着手做许多你可能完成不了的项目，在任务之间游离不定，而不完成你当初打算完成的工作（"同时做多重任务"）。在轻躁狂期间，你或许会特别容易与恼人的同事发生争吵或与你的老板抬杠（一位病人说，"我通常'认为'我的同事是白痴，而当我变得躁狂时，我就'告诉'他们我觉得他们是白痴"）。

当你处于抑郁的阶段时，你的身体状态很像得了重感冒那样。在此类情况下，你（和其他人）将无法指望你能做太多的事情。你的思维和身体的敏感度（例如，你的打字速度）或许会降低。你会受到大量的焦虑的困扰，从而妨碍你的专心能力。如同在任何情况下那样，你可以利用心境表格来预期你什么时候会进入此类心境障碍的某个阶段。

另一方面，某些患者报告说，他们的双相障碍提高了他们的工作绩效。许多患有双相障碍的人在商业或政府部门的高级职位上工作，并以他们卓越的工作效率而出名。他们报告说，当要撰写重要的书面报告、做口头报告或参加重要的销售会议时，他们乘机利用轻躁狂的"奔放的激情"的优势。你将从第7章回忆起躁狂症与创造力或工作效率之间的联系（Jamison，1993）。

根据我的经验，双相障碍患者只有在能够驾驭轻躁狂的前提下，才能在工作环境中获得它的益处。驾驭轻躁狂包括学会如下方面的内容：识别你什么时候出现行动过快或说话过快的情况；当工作开始使你变得过分受到目标驱使时限定自己的工作量；设法每次只完成一项任务；了解他人对你的印象；当人们似乎对你的热情表示反感时后退一步。你的确可以将你的变得旺盛的精力转化成更高的工作效率，但是也请你意识到自己在什么时候需要放慢节奏并休息一下。

在工作场所中的自述："我是否应该向别人告知我的病情"

双相障碍患者能否使自己的病情秘而不宣呢？根据我和我的许多同事的经验，双相障碍患者通常采用有关透露病情的 4 种解决方案的某种方案：

1.他们将自己的病情告知每一个人，包括他们的老板和同事；

2.他们告知一个或多个自己信得过的同事，这些同事并没有高于他们自己的权威地位；

3.他们不告知任何人,但是在其工作投保的健康保险索赔时承认自己患有双相障碍(使得他们的雇主有可能会发现这个情况);

4.他们不会告诉工作场所中的任何人,也不会利用工作投保的保险来支付自己的精神病的医疗费用。

没有哪一种单一的解决方案适合所有人使用。请让我来仔细检查你将自己的病情告知雇主或同事所带来的利弊,以帮助你决定哪种选择方案看起来最适合于你目前的或未来的工作环境。

透露病情有何弊端:工作歧视的风险

如果你目前受雇于人,那么吐露你的病情所带来的最明显的弊端就是你或许会遭到解雇、降级或被拒绝予以晋升或加薪。同样,将你的病情告知你的潜在雇主也会导致他或她可能决定不聘用你,并且不会告诉你这么做的原因。

某些双相障碍患者,包括我的某些病人,报告自己遭到了工作歧视。现在尚不清楚这种情况有多普遍。在由伦敦精神病学研究所的尼古拉斯·格洛齐尔(Nicholas Glozier,1998)开展的一项研究中,80 名人事主管被要求对两位假设的职位候选人中的一位进行评估。在书面的人物简介中,这两位候选人被以完全相同的方式进行描述(例如,拥有良好的工作记录)。一位候选人被描述为诊断患有抑郁症,而另一位则被描述为诊断患有糖尿病。结果表明,人事主管更少可能会雇用那个患有抑郁症的应聘者,并更可能认为他或她在管理岗位上会表现不佳。换句话说,在向雇主进行关于抑郁症和双相障碍、它们与其他内科疾病的相似之处、它们如何会和不会影响工作绩效的教育上,我们任重而道远。现在尚不清楚,一旦真有罹患抑郁症或双相障碍的人被雇用的话,这种不愿意雇用假设中的抑郁症或双相障碍患者候选人的情形是否会转化成工作歧视。

如果你因为患有双相障碍而被解雇或没有被雇用的话,那么法律会站在你这一边。根据《美国残疾人法案》(美国公平就业委员会,1999),歧视一个“合格而带有残疾的个体”是违法的,这个个体是指“在经过或不经过合理的调整的情况下,能履行这个个体持有的或渴望持有的雇用岗位的基本职能”(第 4 页)。双相障碍的确算得上一种残疾,它可以被定义为“一种身体缺陷或心理缺陷,它会给这样个体的主要的生命活动带来相当大的限制”(第 3 页)。歧视是指雇主在工作招聘程序、雇用惯例、晋升或免职、酬金或培训上存在引起偏见的行为。你不会因为你患有双相障碍而被合法地拒绝同工同酬、与他人隔离开来、或被如此归类乃至于你的提升的机会受到限制(例如,被降级至在收发室工作)。

如果你具备从事某种工作的资格,你可以要求雇主提供“合理的调整”。对双相障碍患者来说,此类调整或许会包括修改工作时间表(例如,一贯的工作班次),将你安排到与你的压力承受水平相配的岗位,或重组你的工作环境以避免对你造成过度的刺激(请参见下面的案例和后面工具条中的例子)。当然,雇主必须知晓你的双相障碍后才能做出合理的调整。雇主不能因为你需要合理的调整而合法地解雇你或拒绝雇用你,除非他或她能证明,这样一种调整对他或她的业务来说被证明是过分艰难的(例如,使该企业债台高筑)。

不妨以简宁的经验来予以说明。简宁是一位 37 岁的女士,在一家广告公司工作。

> 简宁是她所在公司一位受到重视的雇员,因为她的工作效率很高。她说,自己总是天生地有几分轻度躁狂的倾向,而这种轻躁狂使她在高要求的工作场所如鱼得水。她的第一个双相障碍的发作是带有偏执狂症状的抑郁症,该症状逐渐发展并严重地妨碍了她的工作效率。她请了假,但是当时并不知道自己患有双相障碍。在成功地采用心境稳定剂和一种安定药制剂进行治疗后,她给她的公司写了一封信,以解释所发生的一切。在获悉她的病情后,她的雇主解雇了她。她向一位律师进行了咨询,并根据法律对这项行动提出了质疑。在经过几番来来往往的法律交涉之后,她被邀请回公司工作,但被告知其前提是她必须在一个不同的部门找到一份工作。她还真的在该公司内找到了另一份工作,但是干得不开心,最终决定辞职。她目前在另外一家与她的需要更为合意的公司供职。

证明出现了工作歧视会是一件棘手的任务。如果你认为因为自己的病情被透露而遭到歧视(不管是由你还是由某个其他的人透露的),那么我建议你向律师和美国平等雇用机会委员会咨询。他们能帮助你确定是否应该对你目前的或以前的雇主采取法律行动。

简宁本来可以继续采取法律诉讼,但是她确定自己不愿意在一家对自己抱有此类态度的公司工作。至于是否采取法律诉讼,这在很大程度上由个人来决定,往往也由全家人来一起决定。请你考虑诉讼案对你的心境稳定性的潜在影响以及它可能导致的结果（例如，你恢复原职，而你或许不想在这个职位上再干下去或觉得这个职位不舒服）。请准备好在你的案子尘埃落定之前，自己或许会经受长时间的挫折（和付出高昂的经济成本）。尽管如此，在权衡所有的相关因素之后，你有充分的理由可以决定提请诉讼是否值得。

“我的雇主能否询问我是否患有双相障碍呢”

《美国残疾人法案》明确规定，在你应聘时或在你的雇用期内，雇主不得直接询问有关你的残疾问题或要求对你进行精神病检查，“除非此类检查或调查被证明是与工作有关的和符合企业的需要的”（第 7 页）。如果他们要求对所有的新雇员进行一次体格检查，或作为雇员健康计划的一部分，那么他们可以在向你提供工作岗位后要求你进行一次体检。一个例子就是疗养院的所有新雇员都被要求进行一次体检。

你的雇主必须证明，对你的心理健康状态的调查对于了解你是否能胜任工作职责或是否你会危及他人的安全是必不可少的。在大多数情况下，你患有双相障碍并非意味着你会危及他人的安全，除非有文件证明你曾经有过暴力行为，或你有酗酒或药品滥用的问题。此类相关的问题会危及他人的安全（譬如说，如果你在儿童保育机构工作、操作重型机器设备或驾驶车辆的话）。

如果你所应聘的企业的确需要体检的话，那么它必须以一种可当作机密的病史档案的形式来收集这种信息。这意味着在你的病史档案被发送给任何人之前，你必须签署一份资料透露同意书。不过，给你进行检查的医生或护士可以将你的疾病所需要的工作调整告知一个主管或经理，如在体检中所揭示的那样。同样，如果你的公司有安全人员或急救人员，他们也或许被告知你的双相障碍会需要紧急治疗。此类透露可能会在你的工作环境中发生，也可能不会发生，而无论如何，它们都不能被合法地用来对你进行歧视。

如果你目前的或潜在的雇主要么直接地询问你的精神病史，要么在你应聘时询问此类问题，那么你应该如何做呢？你可以说自己不愿意回答这个问题（或不填写该问题一栏），或指出这个问题是不合适的（Court & Nelson, 1996）。如果你的雇主逼迫你，那么你不必要就患有双相障碍向他们撒谎。你就说你不愿意探讨这个问题，或说你想在讨论它之前做一下咨询。

一个潜在的雇主可以在获悉你患有双相障碍之后拒绝雇用你，但是只有当他或她能够证明，这种疾病将妨害你的工作职能并且不能做任何合理的调整时，他或她才可以这样做。在大多数情况下，他或她将难以仅仅因为你患有双相障碍而证明这几点。当然，你需要首先对你的潜在雇主采取法律行动来证明你有理。

透露病情所带来的弊端：应对工作中的耻辱

如果你的同事了解你患有心境障碍，那么你或许会体验到一种耻辱感——那种其他人会根据你的病情来负面地看待你的行为的感觉。通常，在你刚刚经历过一个重大的躁狂症或抑郁症发作之后，这种耻辱最为突出。这在某种程度上是因为你将仍然处于抑郁或轻度躁狂的阶段，并可能更容易对他人的反应表现出敏感的行为。但是，即使是那些双相障碍的病情得到稳定控制的患者，也会在工作中感到耻辱。例如，假设你的病情被一位同事“泄漏”给办公室的其他人。朱莉现龄 55 岁，她有一天对一位同事相当生气，而后者哭着离开了办公室。朱莉之前将自己的病情透露给一位她视为知己的女士。在这个事件发生之后，这位朋友将朱莉的病情告知办公室的其他人，以解释朱莉为什么做出如此不合理的反应。在那之后，朱莉感到其他人经常惴惴不安地看着她。

你或许会觉得，在工作场所中所体验到的耻辱类似于你在家中所体验到的那样。例如，同事或许会将你工作中的问题解释为是由你的疾病导致的，即使你可以指出其他雇员也有同样的问题（例如，不能按时完成任务，对没有条理的或严厉的上司做出急躁的反应）。你或许也会发现你的同事在与你交往时表现出冷漠或极度小心翼翼的态度。同事甚至会对你表现出溺爱或极为关心的态度（例如，经常问你是否想谈谈你的问题，一再提醒你“他们准备随时随地为你效劳”）。所有此类反应都会让你感到无济于事。公平地说，你的同事就像你的家人那样，通常想尽力寻求最好的方式来应对你的双相障碍。

从好的方面看，心境障碍现在带来的耻辱比过去要少。

由于许多社会名人勇敢地公开谈论自己的双相障碍或单向抑郁症的体验，例如，凯·贾米森、伊丽莎白·伍兹尔、卡丽·费舍尔、帕蒂·杜克、罗伯特·布尔斯廷、马戈特·基德尔、迈克·华莱士和威廉·斯蒂伦，也由于有诸如“美国全国抑郁症调查日”之类的活动，所以公众对心境障碍有更多的了解，也对它更为宽容。因此，你所得到的其他人的理解，或许会多于你的预期。

不透露你的病情会有什么样的弊端

也有论据赞同去公开你的病情。首先，透露可以洗清耻辱，并使自己更加宽容这种疾病。如果你将病情告诉你的同事，而他或她并未对此做出强烈的负面反应，那么你或许会觉得双相障碍并非那么丢脸。某个同事在获悉你的病情后，或许会承认自己曾经有过抑郁的体验或有某个家人或朋友也患有双相障碍。但是，至于向谁透露你的病情，则需要你三思而行。凯·贾米森（1995）在《躁郁之心》中描述了其他人在获悉她的病情之后出现了形形色色的反应，这包括从动情地包容到露骨地排斥和麻木不仁。

当你考虑是否将自己的病情透露给同事或雇主时，请首先问自己如下几个问题（Court & Nelson，1996）：

- 你为什么想让他或她知道？
- 这将如何使得你在工作场所的生活更为轻松——这是否会导致特定的工作调整？
- 如果在工作中出现紧急的情况，让某人知晓你的病情是否会有所帮助？
- 你是否对这位同事感到更加亲近——他或她是否可能会成为你的朋友？
- 他或她知晓你的病情，是否将有助于你向你的上司解释自己完全没有工作效率或工作效率下降的情况？
- 如果没有理由预期这种疾病将会损害你的工作绩效，他或她为什么需要知道？

我的某些病人选择与某位信得过的同事谈论自己的病情。分享此类私人的信息有助于增强彼此之间的信任感，并能在工作环境中营造出支持性的氛围。如果这看起来是合适的，请你采用那些原本用于家人的重要事实表格，来帮助你向这位同事解释这种疾病的有关情况。

你可以采用其他方法将你的双相障碍告知人们，而无需实际上使用“双相障碍”的标签。例如，你的疾病可以被描述为“影响我的心境的一种化学失调的症状”或“与我的精力有关的某种医学问题，它会对我的工作和专心能力产生影响”。此类简单的解释或许就足以让你的雇主或同事了解，你最近的工作绩效为什么会发生显著的变化，为什么你表现出急躁和冷漠的情况，或为什么会旷工。

如果你早点将你的病情透露给上司，那么或许就为随后改变你的工作的架构或要求创造了条件(请参见下列工具条)。如果你在自己处于健康状态时透露自己患有双相障碍,那么你或许会获得更多的法律保护。如果你的雇主提前知道你的病情,那么你可以与他或她一起解决问题。譬如说,在你生病期间和一旦你开始康复时如何做出合理的调整(如路易丝所做的那样)。

或许也会有这样的情形,譬如说当你多次旷工或工作效率明显下降时,你觉得自己必须将自己的病情透露给你的上司。某些患者决定先等待一下,以查看他们的工作绩效是否真的下滑,然后在请求休假或请求进行其他的工作调整时将自己的病情透露给上司。虽然这会是个明智的计划,但是选择恰当的时机是很重要的:如果你选择在你的上司正努力赶上某个重要的最后期限的时机进行透露,那么他或她或许会感到恼火。另外,当你处于疾病的活跃期时,你或许就无法弄清楚你的工作绩效是否发生了变化或你是否需要进行工作调整。

用于在工作环境中有效的自我照顾的策略

为适应你的双相障碍而调整工作环境

几乎没有任何研究性的文献表明,双相障碍患者最适合于从事哪些类型的工作。我们猜想,双相障碍患者应该避免从事那些涉及突然爆发社会刺激而中间很少有停工时间的工作,例如,在酒吧的"快乐时刻"当女服务员("快乐时刻"指酒吧或旅店主要提供减价饮料的一段时间,通常是在下午较晚的时候或傍晚的时间),经常做跨时区的旅行,或持续与他人进行紧张的交往(例如,在医院急诊室工作)。我们也猜想,相比于那些需要变动时间表的工作(例如,在某一周的工作日上班,而在下一周的周末上班,或上完晚班后紧接着上早班),那些有惯常的工作时间和可以预知的工作日的工作更加适合于双相障碍患者。那些在旅店、制造业、护理业和零售业内的工作往往会要求变动的班次,而在会计、电脑编程、银行业和学校里的工作的班次往往会更为惯常。但是,如果前一类的工作对你有吸引力,那么你或许不必将它们排除在外。虽然你可以从事此类职业,但是请确定你是否能够获得下列工具条上所列的调整。

什么是"合理的调整"? 合理的调整是指你的工作要求或工作时间表方面的革新或修改,它们为你成功就业提供了一个更为平等的机会。

为双相障碍患者所做的工作场所的合理调整

工作时间

- 惯常地上白班或上晚班，而不是轮流地上白班和晚班；
- 被安排到最适合你的生理节奏的工作班次（例如，上午 10 点到下午 7 点，而不是上午 8 点到下午 5 点；每周工作 5 天，每天 3 小时，而不是每周工作 3 天，每天 5 小时）；
- 如果你遭受“服药残留效应”（medication hangovers）的影响，那么请避免在清早工作；
- 缩减工作时间或将全职工作改为兼职工作；
- 免除加班的义务或减少加班的时间；
- 在家中而不是在工作场所完成你的某些任务。

压力管理

- 允许与其他人分担项目的责任；
- 被安排在一间能在某种程度上隔离噪声和刺激的办公室或小房间里工作；
- 在宽敞和明亮的房间里工作；
- 免除从事某些曾经引发你心境波动的工作任务的责任；
- 从雇员援助项目获得支持或咨询服务；
- 暂时放下工作休息一会儿或去吃午饭以缓解压力，健身锻炼、散步或使用自我放松技术；
- 在 8 小时的工作班次内，进行多次短暂的休息而不是两次较长时间的休息。

请假

- 允许请短暂时间的假去看病，并找机会补勤；
- 在有医生证明的情况下允许请更长时间的假期；
- 当出现难以应对的心境波动或焦虑（压力）反应时，允许早退。

与你的雇主沟通绩效评估的事宜

- 与你的雇主就你的工作绩效进行定期的和坦诚的沟通；
- 倾听雇主说你做对了哪些事情以及做错了哪些事情；
- 根据整体的工作效率和完成任务的情况以及出勤的时间来评价你的工作绩效；
- 不时地修订此类调整，以确定它们能否既使你卓有成效地工作又使你保持稳定的心境。

合理地调整通常是由作为雇员的你所请求的，而雇主一般不预先提供。请你记住，你不能指望你的雇主在不知晓你的疾病和为什么需要调整的情况下提供此类调整。

上述工具条中列出了可以对雇主提出的合理调整的例子。此类项目未必反映了所有双相障碍患者应该预期的调整。更确切地说，它们表示你可以请求的事情的例子。请你设法确定哪些调整是可以协商的，而哪些是不能协商的。任何雇主都极不可能允许全部的调整甚或大部分的调整（某些调整或许是违背公司的性质或政策的）。尽管如此，你的雇主仍然可能会批准足够多的此类调整，以帮助你在工作中更好地发挥机能。请你注意，某些调整或许也会让那些没有罹患双相障碍但想方设法来管理压力的员工受益。

你并非总是可能提前知道哪些调整将会对你有用，但是一旦你的雇主向你提供这份工作而且你们处于谈判阶段，雇主将最能心平气和地考虑此类要求。一旦你在这个工作岗位工作了一段时间并发现了现存架构的问题，你或许需要在以后再磋商某些项目（譬如说，从全职的工作转变为兼职的工作、协商请假、雇主（雇员）的绩效评价的方式、请求搬迁你的办公室）。

拉尔夫现龄 52 岁，是一家快餐店的主厨，他管理另外两位厨师。他确定自己容易在餐厅的客流量达到一定程度的晚上出现机能亢奋、急躁和工作效率低下的情况。

在雇主的帮助下，他学会了在此类场合将准备食品的监督工作授权给另外两位厨师中的一位。然后他会以第二厨师的身份接着上班，并在第二天重新以主厨的身份接管工作。

蒂娜现龄 59 岁，在一家研究公司上班。这家公司的雇员在相互紧密相连的小办公室里工作。她的一位同事坚持一边上班一边听收音机。虽然这种做法并未违反公司的政策，但是对蒂娜造成了严重的干扰。她变得无法专心地工作。她试图与这位同事评理，但后者对她表示假惺惺的同情之后，又继续播放他的收音机。她开始变得越来越急躁，并注意到自己开始出现奔逸的思维。她最终与她的上司就这个问题进行了磋商，而并未解释自己患有 II 型双相障碍。蒂娜的上司觉得她是一位优秀的员工，并决定让她搬进一间她可以与其他人更少接触的小房间里办公。这种调整有助于蒂娜将工作效率恢复到之前的水平。

贝思是一位 44 岁的患有 I 型双相障碍的女士。她发现当她的月经期来临时，她的心境波动得最为厉害。她在一家新闻单位工作，而工作班次经常变动。她因为各种各样的财务原因和个人原因，未能获得有规律的工作时间。尽管会蒙受报酬方面的损失，但是她还是决定请求在月经期来临之前的两天内不上 8 个小时的班。一旦她的与月经周期相关的最糟糕的心境波动结束，她就恢复之前的工作节奏。

在工作时间与心境低落的时间之间取得平衡

我听到许多双相障碍患者诉说的一个与工作相关的困境是，他们在工作时感到极其兴奋和干劲十足，可是一旦晚上回家就会感到疲惫、筋疲力尽或抑郁。如果他们在周末无所事事而身心似乎处于停顿状态的话，那么他们的问题就会雪上加霜。因此，某些患者在工作时感到轻度的躁狂，而在不工作时就会感到抑郁。

当你开始从事一份新工作时，最有可能会出现这种形式的心境循环。像大多数其他新雇员那样，你或许想发挥你的最高水准，并开始鞭策自己去努力地工作。但是，这会导致如下一种循环：你设法以最高效率进行工作，而有眼光的上司很快以赞扬、加薪或晋升的方式对你进行奖赏。这种奖赏或许会促使你更加卖命地工作，从而导致你获得更多的奖赏，但也会使你出现更多的轻躁狂甚或躁狂的症状。如我在第 5 章中所提及的那样，约翰逊和她的同事(2000)发现，"追求目标的生活事件"(涉及奖赏或晋升的事件和会导致你向其他目标更努力地迈进的事件)在导致躁狂的发作方面发挥着特别强大的影响。遗憾的是，此类躁狂的状态往往导致你出现抑郁或混合的发作，以及关于你自己的能力的负面思维和感觉("我过去能成功地完成很多项目")。反过来，你的上司可能并不知晓你的病情，他或她或许会将你抑郁时的工作绩效与你初来乍到时的绩效相比较(而不是与其公司的其他雇员的工作绩效相比较)。他或她或许会对你的变化感到困惑不解。

当你刚开始在一个新岗位工作时，请你尽量采取一种更为谨慎和更有分寸的态度。请你表现出一种稳定的工作绩效，并在新工作岗位上站稳根脚，但是不要在一开始就试图成为一位超级明星。了解你什么时候使自己承担了过重的压力。最好成为一位表现稳定的雇员而不是一位表现"起伏不定"的雇员。后者让其他雇员不敢确定是否值得依赖。

当你下班回家后，请允许自己放松，但是也请你从事某些有条理的活动(请参见第 8 章)或接受某种低强度的刺激。请你避免计划在工作日的晚间进行大量费神的社交活动。请你避免通过在周末"贪睡"(例如，睡 12 个小时或更长的时间,并很晚起床)来洗去你在每个工作日早晨6点起床所导致的疲惫。相反,请你将在周末上床睡觉和醒来的时刻与你工作日的此类时刻的偏差控制在一个小时之内。请你为周末的上午安排社交活动或锻炼项目,以确保你在某个时刻起床。这样的话,当你从工作日过渡到周末时,你的生物钟将保持惯常一致。

尽管此类建议或许显得呆板,但是它们将有助于你在新工作的早期阶段发挥正常机能。一旦你在某个岗位上工作了一段时间并习惯于某个例程,那么你或许能够在不妨碍你的心境稳定性的情况下,使你的日常习惯拥有更大的灵活性。这种平衡因不同的人而具有很大差异,所以请你耐心地找到最适合你的解决方案。

使用职业重建支持

如果你一直难以找到一份适合自己的工作或难以保住工作,你或许应该考虑进行职业咨询。美国的大多数州都设有专门帮助残疾人的职业重建部门。一般而言,你不需要为此类服务付费。为了查询你所在地区的此类服务,请你打电话给本地的心理健康中心或你所在城镇的商会,或在电话簿中的政府列表的"州"的条目下进行查询。

职业重建专家能帮助你制订一项找工作的并在工作中成功表现的计划。此类计划将集中关注你所追求的目标,例如:兼职工作与全职工作;人际取向的工作环境与单独的工作环境)。职业重建会涉及"职业测验"(例如,关于你的兴趣、你所喜欢的环境和工作技能的问卷),"找工作的技巧"的培训(例如,制作简历、给雇主打第一个电话、有效的面试策略)和"工作发展"(在社区内寻找工作,或有时设计那些合乎你的能力倾向和技能的工作)。

"工作辅导"往往是职业重建中最为活跃的部分。工作辅导员和你一起到新的工作地点,帮助你学习所需任务,并鼓励你继续朝目标努力。他或她或许会促进你与你的上司之间的沟通。工作辅导员或许会有助于向你的上司解释你的病情,并澄清你需要的任何特殊照顾(例如,一种干扰尽可能少的工作环境)。

雇主或许更容易倾听工作辅导员而不是雇员的意见,并对其做出反应。扎马勒是一位25岁的患有Ⅰ型双相障碍的男士,在他被从一个销售区域调到另外一个销售区域之后,就对汽车配件店的工作感到紧张。他不喜欢他的新上司,因为他发现这位上司对他的疾病所导致的缺陷持有挖苦的和冷漠无情的态度。在他差一点就要辞职时，他的工作辅导员进行了干预，并向他的上司解释他的病情。他们商定了关于他们的工作关系和策略的规章。按照此类规章，当扎马勒感到不堪忍受工作环境的压力时，就可以临时离开它。尽管他最终辞掉了这份工作并找到了一份新工作，但是当他离职时，他的上司改变了对待他的方式，这使他感到自己有能力应对局面。

如果你想请假，工作辅导员也能帮上忙。如果你因为躁狂的发作或抑郁的发作而需要住院治疗，你或许不便向你的雇主请假。工作辅导员可以通过写信或打电话的方式来代表你向雇主说情。

申请残疾救济金

如果你出现一连串的疾病发作或无间断的症状，并且在工作中无法发挥正常的机能，那么你或许应该申请残疾救济金。如果你之前通过你的雇主支付了短期的或长期的私人残疾保险，那么你可能在伴有医生的指令下享有获得救济金的权利。你或许也可以通过社会保障管理局申请残疾救济金。虽然社会保险支付的金额并不大（例如，每月 500 美元左右），但是它们能在你丧失工作能力期间向你提供帮助。

通常，你将通过本地的社会保障办公室的联络员申请残疾救济金。申请的过程会是漫长（约 6 个月）而令人沮丧的。这种程序往往需要你的医生和心理治疗师提供病史档案并回答有关你的工作能力的问题。如果你联络到一位职业重建咨询师，他或她或许能够帮助你熟悉申请程序或向你推荐某个熟悉这种程序的人。由于这个过程漫长，你或许在领到救济金时，心境会比你刚开始申请时更为稳定！

领取救济金并非意味着你必须放弃将来去工作的这个想法。你会在一段时间（例如，在药物治疗没有起色的长期抑郁期）之内依靠残疾救济金过日子，但是一旦你康复了，你会重新考虑重返工作领域。你不应该因靠残疾救济金过活而感到耻辱或可耻。实际上，许多患有双相障碍和其他内科疾病的人断定他们需要这种帮助。波士顿大学对专业人士和经理人的一项调查表明，三分之一的人在过去某个时段领取过残疾救济金（Ellison & Russinova，2001）。

* * *

尽管双相障碍会给你的家庭和职业生涯带来损害，但是我坚信你能够学会在这两种环境中有效应对。如你刚才所看到的那样，此类应对涉及如下方面：对自己关于这种疾病的理解感到舒服；向他人传授关于它的知识；了解你的缺陷;为你自己设定合适的期望;设法调整你的环境来尽可能使自己发挥最佳的机能。请你记住,在感觉似乎适当的情况下,要依赖他人(朋友、家人和同事)的帮助。康妮·哈蒙和她的同事(Connie Hammen et al.,2000)发现,在工作环境中做得最好的患者,是那些在工作之外拥有坚实的社会支持和关系支持的人。

既然你马上就要读完这本书了,我希望你对这里所提倡的策略确信不疑——尽可能了解该疾病的知识,获得一贯的药物治疗,充分利用心理治疗,依赖社会支持,使用自我管理工具——能帮助你逐日应对这种疾病。双相障碍提出了很多挑战,而除了这种疾病的患者之外,其他任何人都是难以理解它们的。正如一位其心境状态在一段时间内保持稳定的某个来访者精辟地表达的那样:“我已经学会驾驭我的疾病而不是被它驾驭。”